GUÍA COMPLETA DE

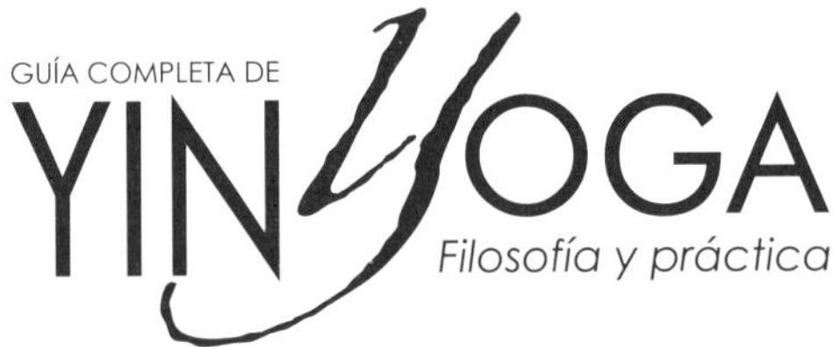
YIN YOGA
Filosofía y práctica

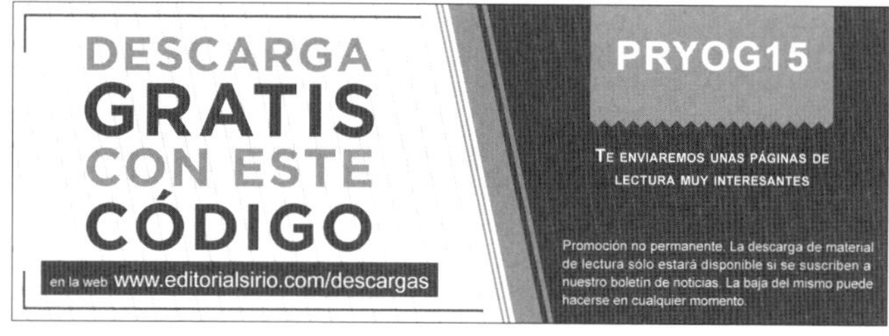

Capítulos II, III y IV: las fotografías de Cherise Richards, nuestra modelo de Yin yoga, son de Christy Collins. Copyright 2011 por Bernie Clark.
Capítulo VI: pág. 277: «El complejo miofascia-tendón», reimpresión autorizada de SEER Training Modules, Structure of Skeletal Muscle. U. S. National Institutes of Health, National Cancer Institute. http://training.seer. cancer.gov/anatomy/ muscular/structure.html; pág. 278: «Fibras de colágeno», reimpresión autorizada Matthew P. Dalene y Rensselaer Polytechnic Institute; pág. 285: «Los tejidos conectivos», reimpresión de Gray's Anatomy, 38th Edition, The Anatomical Basis of Medicine and Surgery Copyright, pág. 76, por Pearson Professional Limited 1995 y reproducido con su permiso; pág. 296: «Articulaciones sinoviales», reimpresión autorizada, Produnis de Wikimedia Share Commons.
Capítulo VII: pág. 362: «El citoesqueleto» de Energy Medicine–The Scientific Basis, pág. 46, copyright Elsevier Limited, 2000, reimpresión autorizada de Elsevier y James Oschman.

3ª edición: enero 2023
Título original: The Complete Guide to Yin Yoga
Traducido del inglés por Elena Sepúlveda
Diseño de portada: Editorial Sirio, S.A.
Diseño y maquetación de interior: Toñi F. Castellón

© de la edición original
2012 Bernie Clark

© de la presente edición
EDITORIAL SIRIO, S.A.
C/ Rosa de los Vientos, 64
Pol. Ind. El Viso
29006-Málaga
España

www.editorialsirio.com
sirio@editorialsirio.com

I.S.B.N.: 978-84-17399-47-4
Depósito Legal: MA-206-2019

Impreso en Imagraf Impresores, S. A.
c/ Nabucco, 14 D - Pol. Alameda
29006 - Málaga

Impreso en España

Puedes seguirnos en Facebook, Twitter, YouTube e Instagram.

El papel utilizado para la impresión de este libro está **libre de cloro** elemental (ECF) y su procedencia está certificada por una entidad independiente, no gubernamental, que promueve la sostenibilidad de los bosques.

Bernie Clark

Con prólogo de Sarah Powers

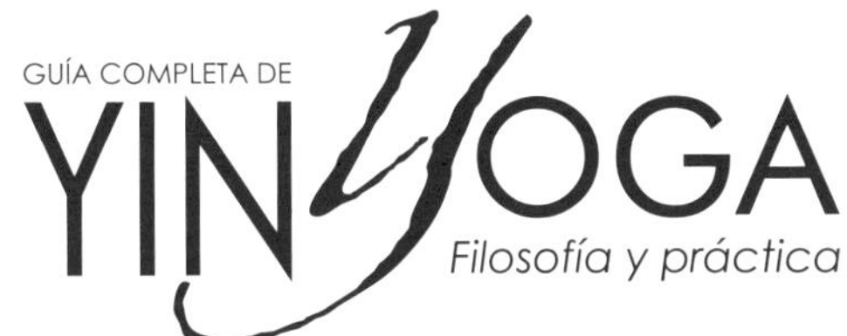

GUÍA COMPLETA DE

YIN YOGA

Filosofía y práctica

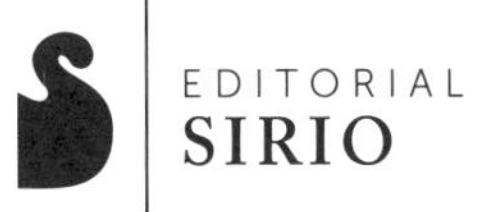

EDITORIAL
SIRIO

ÍNDICE

PRÓLOGO

La práctica de yoga está en constante evolución, pero en esencia, el yoga consiste en cultivar la atención. Aquello a lo que prestamos atención, así como la actitud con que lo hacemos, tiene una enorme influencia sobre la forma en que nos sentimos y cómo vivimos nuestras vidas. En yoga nos concentramos tanto en la forma (el cuerpo y los tejidos) como en lo que no tiene forma (la respiración, los canales de energía y los estados mentales). Estos aspectos de la realidad están interconectados e interactúan constantemente: son el yin y el yang de la vida. En yoga desarrollamos y equilibramos estas polaridades complementarias en el contexto de nuestra experiencia corporal/mental. Para la mayoría de las personas, comenzar por lo más tangible, es decir, el cuerpo (yang), es una puerta de entrada habitual a la práctica. A medida que se van eliminando distracciones y la salud física aumenta, la mayor parte de los alumnos se acaban interesando por el lado más profundo de la práctica. Podríamos llamarlo el aspecto yin de la realidad, que está relacionado con lo sutil. Este aspecto yin del yoga solo se revela si prestamos atención de manera relajada y armónica.

Cuando los alumnos comienzan a practicar yoga, quizá para reducir el estrés o ponerse en buena forma física, o tal vez simplemente por acompañar a una amiga, se los suele guiar para que pongan una gran parte de su atención en la forma de las posturas que intentan hacer. Así la práctica se va volviendo segura, aprendemos integración postural, nuestra experiencia corporal es más gozosa y saludable y vivimos las posturas con mayor alegría. Con el tiempo y si se los guía con destreza, los practicantes sinceros se empiezan a interesar no solo por las formas externas del yoga, sino también por la revolución interna que esta disciplina puede ofrecer. O como diría Bernie, empiezan a ir al *yinterior*. Es aquí donde se revelan los aspectos más profundos del yoga.

Prestar atención a las fluctuaciones de la respiración, notar el ir y venir de las sensaciones en el cuerpo físico, seguir las emociones cambiantes en el cuerpo emocional y reconocer el espacio de la mente, así como los pensamientos en el cuerpo mental: todo ello forma parte del yoga. Esta unción o unión de cuerpo, corazón y mente proporciona beneficios de salud que superan el hecho de estar más flexible o más fuerte. En inglés, la palabra *salud* (*health*) deriva de un término antiguo que significa «completo» o «pleno» (*whole*). El yoga restablece nuestra integridad natural: la plenitud equilibrada de nuestra naturaleza yin y yang.

Añadir un aspecto yin o más tranquilo a nuestra práctica de yoga nos brinda la posibilidad de lograr un equilibrio físico/emocional/mental al unir los aspectos más apacibles y contemplativos de la vida con las actividades más fuertes que con frecuencia se nos imponen. De este modo se van reduciendo los extremos compulsivos de comportamiento que hacen que perdamos el equilibrio, que nos desorientemos y que disminuya nuestra alegría de vivir. La energía yang es necesaria para traer vitalidad a nuestro interior yin, pero son nuestras cualidades yin internas más apacibles lo que equilibra nuestra intensidad yang. Si sueles sentir que la vida no es como te gustaría que fuese, aprender el antiguo arte de la escucha profunda y sintonizar con los aspectos internos, no conceptuales y más apacibles de nuestra naturaleza yin puede suponer un paso hacia el camino de la sanación.

El Yin yoga, si se enseña sabiamente, nos proporciona esta oportunidad de introspección y de reajustar nuestro sentido de la orientación. También afectará a nuestro cuerpo físico de formas que pueden sorprendernos. El Yin yoga es sencillo, pero con frecuencia supone un reto. Esta práctica proporciona periodos amplios de quietud en los que podemos empezar a prestar atención a lo que de verdad está ocurriendo, justo aquí, justo ahora. También puede provocar revelaciones que nos lleven a hacer cambios importantes en nuestras vidas, o a permitirnos aceptar que lo que está ocurriendo en este preciso momento es justo lo que debería estar ocurriendo en este preciso momento. Quizá descubramos que nos abrimos y conectamos con nuestra experiencia tal cual es, en lugar de aferrarnos a resistencias y sentirnos víctimas.

Para cualquiera que busque aprender la práctica de yoga y beneficiarse de ella, este libro será una guía inestimable. Bernie ha sido alumno y amigo mío desde hace muchos años. Sé que es un profesor atento y dedicado que ha ayudado a muchas personas con sus talleres, su página web y sus escritos.

Buscando ayudar a quienes deseen lograr salud real y plenitud, Bernie comparte en este libro su propia práctica para que todos nos beneficiemos. En estas páginas encontrarás un análisis de los beneficios físicos del Yin yoga y explicaciones sobre cómo nos ayuda energéticamente, además de emocional y mentalmente. También se describe en detalle la práctica de Yin yoga y sus diferentes asanas se examinan de forma sencilla, lo cual permite vivirlas plenamente. Para aquellos interesados, se presenta también la evolución del yoga en general y del Yin yoga en particular.

Te invito de todo corazón a vivir esta apertura interior a través del estudio y la práctica del Yin yoga.

Sarah Powers

Nueva York

Septiembre de 2011

PREFACIO

Muchos lectores de mi libro anterior, *YinSights: A Journey into the Philosophy & Practice of Yin Yoga*, me escribieron para contarme cuánto habían disfrutado leyéndolo y lo valiosa que les estaba resultando la práctica de Yin yoga. Además de muchos correos electrónicos, también aparecían entradas en el foro YinYoga.com en las que se me pedía aún más información: cómo entrar en las posturas que se describen en el libro y cómo salir de ellas de forma segura, cómo hacer Yin yoga para la parte superior del cuerpo, si el Yin yoga ayudaría en casos únicos y especiales y un sinfín de otras preguntas. Muchos lectores querían saber más sobre la historia del taoísmo, que también influyó en el desarrollo del Yin yoga y lo inspiró. La demanda de una segunda edición de *YinSights* que cubriese estas y otras cuestiones de la práctica de Yin yoga fue creciendo.

Pero surgió un reto técnico: añadir información a la ya presentada en *YinSights* haría que el libro fuese inmanejable. *YinSights* ya tenía más de cuatrocientas páginas y ampliarlas para responder a todas las preguntas que me planteaban haría que fuese demasiado voluminoso, por lo que una segunda edición no parecía una buena idea. Afortunadamente, se dio la oportunidad de solventar este problema creando no una segunda edición de *YinSights*, sino un libro que se centrara más en la práctica de Yin yoga y sus beneficios y menos en la filosofía y evolución del yoga en general. El resultado es lo que estás leyendo ahora mismo.

La guía completa de Yin yoga toma prestados muchos de los contenidos de *YinSights*, pero amplía considerablemente lo ya presentado en él. Los *yinsters* que conocen *YinSights* encontrarán algunas secciones totalmente repetidas, pero también hallarán una descripción ampliada de las posturas de Yin yoga, más secuencias para temas más amplios y posturas diseñadas para la parte superior del cuerpo. El libro cubre asimismo casos especiales, por ejemplo cómo modificar tu práctica de Yin yoga si estás embarazada o qué hacer para propiciar que te quedes embarazada. Además, incluye un examen más completo de los efectos del Yin yoga sobre la fascia y la musculatura.

Como los beneficios del Yin yoga van más allá del plano físico, esta obra describe también los enormes beneficios mentales, emocionales y energéticos que recibimos a través de esta práctica. Espero que los lectores del libro anterior disfruten *La guía completa de Yin yoga* tanto como disfrutaron *YinSights* y que los nuevos lectores se sientan inspirados para asomarse al *yinterior*. Después de todo, ¡el Yin es lo más *in*!

AGRADECIMIENTOS

Mostrando el camino sin miedo y con compasión,
la corriente de todos nuestros Maestros Ancestrales,
ante quienes nos postramos con gratitud.

De Touching The Earth,
un gatha *de los monjes y monjas de Plum Village, en Francia*

Escribir un libro empieza siendo un esfuerzo solitario, pero nunca da comienzo sin que alguien te anime. A lo largo del camino y a través de todos los parones y arranques, aparecen amigos que nos dan fuerzas para continuar. Deseo expresar mi gratitud a muchas personas por ayudarme a hacer de esta guía una realidad. En primer lugar, quiero dar las gracias a Steve Scholl y Paul Grilley por sugerirme inicialmente este proyecto. Ni que decir tiene que no podría escribir nada sobre Yin yoga si no fuese por todos mis maestros, a quienes saludo agradecido.

Estoy eternamente agradecido a mi primera profesora de Yin yoga, Sarah Powers, quien me ayudó a entender cómo aflojar el ritmo y practicar yoga con atención plena. *Pranams* a Paul Grilley, quien me introdujo a muchos de los conceptos que presento en este libro, y a Jim Clark por comprobar los contenidos científicos.

También me gustaría destacar la importantísima contribución del equipo de White Cloud Press: gracias a Raina por su excelente e infatigable labor de edición; a Christy Collins por su fotografía, diseño y maquetación; a Cherise Richards por posar una y otra vez, y a Stephen Sendar y Steve Scholl por su paciencia. Gracias también a Pilar Wyman por su ayuda con la indexación.

Finalmente, mis bendiciones y mi gratitud a todos los alumnos que me han permitido tener el honor de enseñarles: la mejor forma de aprender un tema es intentar enseñarlo. De hecho, mis alumnos han sido mis mejores maestros.

¡ADVERTENCIA! Antes de embarcarte en esta práctica, asegúrate de que puedes hacerlo: consulta con tu médico o con un profesional de la salud antes de comenzar cualquier práctica de yoga. Las indicaciones que se ofrecen en este libro no están pensadas como sustitución del consejo médico y, si estás recibiendo cuidados sanitarios, se deberían utilizar exclusivamente como suplemento. Aunque he reunido dichas indicaciones con sumo cuidado, no nos hacemos responsables de cualquier efecto negativo que se derive de tu práctica de yoga. Si tienes dudas sobre cualquier aspecto de la práctica o no te sientes bien, busca consejo médico. Lee las contraindicaciones para cada postura antes de adoptarla para saber si esa postura concreta es adecuada para ti. Fíjate en que se ofrecen diversas opciones para hacer que cada postura sea más accesible. Practica tanto con intención como con atención.

INTRODUCCIÓN

El yoga moderno ha surgido en un bosque figurativo compuesto por muchos estilos de yoga diferentes con intenciones bien diversas. En los primeros testimonios de la antigua India, los yoguis eran seres míticos con poderes que podían transcender el ámbito de lo físico. Un árbol en concreto de los que germinaron en ese fértil bosque hace unos mil años se llama Hatha yoga, que quiere decir «yoga fuerte». El Hatha yoga, a diferencia de los otros árboles que crecían en el bosque del yoga, estaba diseñado principalmente para fortalecer el cuerpo y prepararlo para otras formas de yoga. Algunas de estas formas podían ser las prácticas meditativas que conducían a la liberación y la iluminación, pero el Hatha yoga también podía ser un camino hacia el desarrollo de las artes oscuras y la magia negra. Muchos yoguis que lo practicaban eran famosos por sus proezas como guerreros y se los contrataba como mercenarios.

Hoy en día, en Occidente, conocemos el Hatha yoga principalmente como una práctica que nos vuelve más felices y más tranquilos. En la actualidad no son muchos los practicantes de yoga que aspiran al despertar espiritual aunque, si se da, no está de más. Las intenciones que se tienen al asistir a una clase de yoga hoy pueden variar, e ir desde buscar salud hasta buscar compañía. Recibir una clase de yoga es algo bastante nuevo: en tiempos pasados no había clases y aprendías sentándote a los pies del gurú. Si tenías suerte, este te impartía todos los conocimientos que él mismo había aprendido de su gurú, pero dicha transmisión llevaba muchos y largos años de dedicación al estudio y la práctica.

En el árbol del Hatha brotaron muchas ramas robustas. La práctica original enfatizaba, mucho más que las posturas físicas o asanas, la respiración y los círculos mágicos que se hacían con las manos y el cuerpo y que se denominan *mudras*. En los últimos cien años, las asanas han acaparado todo el protagonismo en las cambiantes versiones occidentales de Hatha yoga. Ahora existen docenas de ramas: algunas de las más antiguas se llaman Ashtanga yoga, Iyengar yoga o Sivananda yoga, mientras que algunas de las más modernas y pequeñas tienen nombres como Aqua yoga, Dance yoga y Wine & Chocolate yoga. La mayoría de estas formas modernas de Hatha yoga pone el énfasis en la salud y el bienestar a nivel físico, mental y emocional.

Con la modernización del Hatha yoga se han perdido algunas cosas. Las formas originales otorgaban la misma importancia a las actividades musculares fuertes (que se pueden caracterizar como prácticas yang) y a las actividades que abren los tejidos más profundos, como las articulaciones (que se pueden caracterizar como prácticas yin). El lado yin del yoga solo se puede encontrar ahora oculto en estilos de yoga más suaves como el yoga restaurativo y las prácticas de meditación, que atraen a pocas personas. Se trata de una triste omisión, pues priva al alumno de la oportunidad de desarrollar una mejor salud para la totalidad del cuerpo, el corazón y la mente.

Este libro es una investigación de esa mitad ausente: el Yin yoga. La investigación te adentrará en los puntales filosóficos de lo yin frente a lo yang y explicará los beneficios de añadir una perspectiva yin a tu práctica de yoga. Los beneficios son considerables y se encuentran en todos los aspectos de nuestra vida: desde nuestro bienestar físico hasta nuestro bienestar mental y emocional.

Aunque la práctica de Yin yoga se explica aquí en detalle, un libro nunca es un sustituto de un profesor. Si te atrae la idea de explorar con más profundidad esta parte del bosque del yoga, te animo a que busques un profesor o profesora de yoga con quien conectes bien. Como en todo yoga, la teoría por sí sola no es suficiente: tienes que practicar. Leer sobre el cómo y el porqué del Yin yoga es ameno e informativo, pero el verdadero valor reside en ponerse sobre la esterilla y hacerlo. Por eso… cuando empieces a leer este libro, levántate del sofá o deja la silla, pon un cojín en el suelo y comienza a leer mientras estás sentado o tumbado. Muévete todo lo que quieras, pero quédate en el suelo tanto tiempo como puedas. Con eso ya habrás empezado a practicar.

Capítulo I

LA DEFINICIÓN DE YIN YOGA

*Nuestro objetivo en la vida no es llegar a ser perfectos:
nuestro objetivo es alcanzar la plenitud.*

Los inicios del yoga moderno se remontan al misticismo oriental, aunque más tarde haya sido fertilizado por la gimnasia y la lucha libre del siglo XIX y moldeado por la sensibilidad occidental. La forma en que practicamos yoga en Occidente hoy en día es única: nuestro yoga no ha existido nunca antes en ningún lugar del mundo. Actualmente practicamos yoga occidental para obtener los beneficios que los occidentales deseamos. Dichos beneficios son muchos y los exploraremos en esta investigación. Si llevas ya un tiempo haciendo yoga, quizá solo estés experimentando la mitad de la práctica y obteniendo únicamente algunos de los beneficios que están a tu disposición. Yin yoga es la otra mitad.

La mayor parte de las formas de yoga actuales son dinámicas. Son prácticas activas diseñadas para trabajar solo con la mitad del cuerpo: la mitad muscular, es decir, los tejidos yang. El Yin yoga nos permite trabajar con la otra mitad: los tejidos yin más profundos como son ligamentos, articulaciones, redes fasciales profundas e incluso huesos. Todos nuestros tejidos son importantes y necesitan ejercitarse para que podamos lograr salud y vitalidad óptimas.

¿Ejercitar las articulaciones? ¿No es peligroso? Sí y no. Depende de cómo lo hagamos. Podemos ejercitar las articulaciones de forma segura si lo hacemos con inteligencia. Si no lo hacemos correctamente, podríamos dañarnos, pero lo mismo se puede decir de cualquier tipo de ejercicio.

Afirmar que el Yin yoga es la otra mitad y que incide sobre los tejidos más profundos del cuerpo es solo empezar a definir el Yin yoga de forma más completa. Hemos de estudiar las definiciones de los principios subyacentes de esta modalidad de yoga, y conocer nuestra intención al practicar, para explorar los beneficios y metodologías que se utilizan en una práctica de Yin yoga.

Para comenzar a practicar yoga hay numerosas razones; lograr una salud física óptima es solo una de ellas. Muchas personas se sienten atraídas por el yoga como herramienta que las ayude a reducir los efectos del estrés en sus vidas. Otros desean profundizar en sus prácticas de meditación, o simplemente poder estar más presentes en sus vidas diarias. Como veremos más adelante, el yoga en general (y el Yin yoga en particular) aporta beneficios físicos, mentales, emocionales, energéticos y, para algunas personas, también espirituales. Cuál de ellos disfrutes dependerá en gran medida de la intención que establezcas para tu práctica.

Cómo se practica es tan importante como aquello que se practica. La vida tiene un aspecto yin y un aspecto yang. Existe una forma yin y una forma yang de practicar yoga que van más allá de los movimientos y las posturas utilizados en cada sesión. Rendirse, aceptar y nutrirse son aspectos yin. Hasta en una práctica yang, activa y sudorosa, podemos adoptar una sensibilidad yin que nos ayudará a beneficiarnos mucho más de nuestra práctica de yoga. Incluso si llevamos un estilo de vida yang y activo, podemos adoptar una aceptación y una consciencia yin que nos ayuden a lograr la satisfacción en nuestras vidas.

El Yin yoga puede tener los mismos objetivos y las mismas metas que cualquier otra escuela de yoga. Lo que hacemos será diferente, pero la gran diferencia estará en *cómo* lo hacemos. Por qué hacemos yoga depende de nuestras intenciones únicas y particulares. Conocer los beneficios del Yin yoga te ayudará a tener claras tus intenciones para la práctica.

Al principio, algunos alumnos encuentran este estilo de yoga bastante aburrido, pasivo o suave, pero pronto descubren que puede suponer un gran desafío debido a la larga duración de las posturas. El Yin yoga es sencillo, pero eso no quiere decir que sea fácil. ¡Podemos permanecer en las posturas entre uno y veinte minutos! Cuando lo hayas probado, incluso si solo es una vez, te darás cuenta de que has estado haciendo tan solo la mitad de la práctica de asana.

¡ADVERTENCIA! El Yin yoga tal y como se describe aquí no es yoga restaurativo. Si los tejidos que buscas ejercitar están dañados de alguna forma, date tiempo para que sanen antes de reanudar tu práctica habitual.

Yin y yang

Las pautas definen nuestras vidas. Si miras a tu alrededor en este preciso instante, descubrirás las pautas que te rodean. Mira hacia arriba y verás cosas que están altas; mira hacia abajo y verás cosas que están bajas. Escucha y oirás cosas que 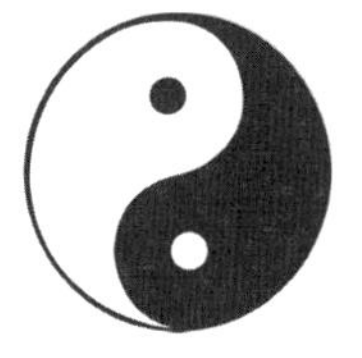 están cerca y otras que están lejos. Lleva tu atención hacia dentro; puede que sientas la punta de la nariz o el tope de la cabeza. Ahora quizá sientas la punta de los dedos de los pies. Arriba, abajo..., cerca, lejos... son solo algunos de los calificativos que podemos escoger para describir las pautas de la vida, de la existencia. Todas las pautas o patrones están formados por contrastes. El patrón

YIN	YANG
Oscuro	Claro
Frío	Caliente
Pasivo	Activo
Dentro	Fuera
Sólido	Hueco
Lento	Rápido
Tenue	Brillante
Hacia abajo	Hacia arriba
Sustancia	Función
Agua	Fuego
Materia	Energía
Misterioso	Obvio
Hembra	Varón
Luna	Sol
Noche	Día
Tierra	Cielo
Par	Impar
Dragón	Tigre
Plástico	Elástico

de un tablero de ajedrez lo constituye el contraste entre oscuridad y luz. El patrón de tu vida, si lo piensas, muestra un contraste de buenos momentos y malos momentos. Para los taoístas, la armonía y la salud se dan cuando surgen aquellas condiciones en las que los aspectos contrastados están en equilibrio.

El equilibrio no es un acto estático. Imagina una balanza clásica: dos platillos sujetos por una cadena común suspendida en un punto intermedio entre los dos. Cuando se colocan dos objetos con el mismo peso en la balanza, hay un movimiento suave de balanceo, como el de un péndulo. Pero si en un lado se pone demasiado peso, la balanza se inclina y pierde el equilibrio. Cuando ambos lados tienen el mismo peso, se sigue dando una pequeña oscilación en la posición intermedia. Este reequilibrarse es el regreso a la plenitud y la salud.

Los chinos de la Antigüedad llamaron Tao a este punto intermedio al que regresamos.[1] El Tao es la tranquilidad que se encuentra en el centro de todos los eventos, así como el camino que conduce hasta el centro. El centro siempre se halla ahí, incluso si nosotros no estamos para disfrutarlo. Cuando abandonamos el centro, asumimos aspectos de lo yin o de lo yang.

Yin y yang son conceptos relativos que describen dos facetas de la existencia. Como los dos lados de una moneda, el yin no puede existir sin el yang, ni el yang sin el yin. Ambos aspectos se complementan. Dado que la existencia nunca es estática, qué es yin y qué es yang varía y cambia constantemente.

Los antiguos chinos observaron que todo tiene atributos yin o yang. Los términos ya existían en el confucianismo y en los primeros escritos taoístas. El aspecto yin se refiere al lado sombrío de una colina o un arroyo. El aspecto yang se refiere al lado soleado. La sombra no puede existir sin la luz, y la luz solo puede ser luz en contraposición a la oscuridad. Aquí vemos cómo, incluso en el uso inicial de estos términos, se observaron pautas.

No existe yin absoluto o yang absoluto, pues siempre es necesario un contexto: en el contexto de la luz, oscuridad y luminosidad definen lo yin y lo yang respectivamente. En otros contextos, yin describe aquello que es relativamente más denso, más pesado, más bajo, más oculto, más flexible, más femenino, más misterioso y más pasivo. Yang describe las condiciones opuestas: aquello que es menos denso, más claro, más alto, más obvio o superficial, más masculino y más dinámico. En la tabla de la página anterior se incluye una lista de comparaciones. Los contextos relativos en los que se pueden aplicar yin y yang son ilimitados.

Yin contiene yang

Mira de nuevo el símbolo del yin y el yang que hay al principio de esta sección. ¿Ves el punto blanco que hay dentro del patrón oscuro con forma de lágrima de Cachemira? Incluso en la oscuridad del yin está la luminosidad del yang, y viceversa. En el contexto de la temperatura, decimos que yang es más caliente y yin más frío; pero el agua caliente es yin comparada con el agua hirviendo, que es yang. En sentido contrario, el agua fría es yang comparada con el hielo, que es yin.

En nuestra práctica de yoga hay conjuntos de asanas muy activas que podemos llamar yang, pero también encontramos aspectos yin dentro de estas prácticas. Un ejemplo sería observar con atención plena nuestra respiración mientras realizamos un *vinyasa* vigoroso.[2]

Yin se convierte en yang

Del mismo modo que vemos elementos yin dentro de los aspectos yang, también vemos cómo yin se convierte en yang y yang se puede transformar en yin. Dichas transformaciones pueden ser lentas y sutiles o devastadoramente rápidas. Las estaciones van pasando y cambiando casi imperceptiblemente. El yang de la primavera y el verano se transforma día a día en el yin del otoño y el invierno. Es imposible determinar el momento exacto en que una estación pasa a ser la siguiente, observaciones astronómicas aparte. Pero la transformación puede darse con rapidez: el ojo de un huracán llega rápidamente trayendo calma y, con igual rapidez, avanza para que la otra mitad de la tormenta azote.

En nuestras vidas solemos vivir tanto transformaciones rápidas como lentas de yin a yang y de yang a yin. Nos despertamos por la mañana; yin se vuelve yang. A veces nuestro despertar es lento, ocioso; es una transformación lenta. A veces nos despertamos de repente y saltamos de la cama, quizá porque hemos dormido más de la cuenta. Cuando trabajamos jornadas largas durante muchas semanas o meses seguidos (un estilo de vida muy yang), nuestro cuerpo puede buscar equilibrarse haciendo que nos pongamos enfermos y seamos incapaces de trabajar (un estilo de vida muy yin), o puede regalarnos una migraña grave para que bajemos el ritmo. Así lo yang se transforma rápidamente en yin.

Yin controla a yang

En el último ejemplo vimos que si permanecemos demasiado tiempo en una situación de desequilibrio, el universo interviene para restaurar el equilibrio y nos empuja hacia el otro extremo, quizá haciendo que nuestra salud se resienta y nuestra vida cambie. Si no prestamos atención a la necesidad de equilibrar yin y yang, la transición puede ser devastadora: un ataque al corazón podría ser la fuerza compensadora que nos toque vivir. Cuando hablamos de estos desequilibrios, nos solemos referir a exceso o a falta de energía, ya sea exceso o falta de yin o de yang. La cura consiste en aplicar la energía contraria para controlar el desequilibrio.

En el mundo oriental de los yoguis[3] indios y los alquimistas taoístas chinos, la necesidad de equilibrio se conoce y se comprende bien.[4] En Occidente, aunque no utilizamos los términos *yin* y *yang*, la necesidad de prestar atención a nuestras naturalezas opuestas y equilibrarlas ha sido reconocida por muchos estudiosos de nuestro paisaje psicológico. Carl Jung reconoció su lado oscuro, al que llamó «la sombra», y descubrió que si se dejan desatendidas, estas energías oscuras y reprimidas causan estragos en nuestras vidas. Los opuestos internos crean una tensión dinámica que puede llevar a la destrucción o a una creatividad increíble. Para Jung, la forma de trabajar con estas energías opuestas es integrarlas o individuarlas.[5] Tanto él como sus discípulos más tarde desarrollaron numerosas herramientas para llevar a cabo esta integración. El trabajo con la sombra puede incluir imaginaciones activas o la creación de rituales que honren ambas energías internas.

ESPIRITUAL	PRÁCTICO
Perder	Ganar
Gastos	Ganancias
Ayunar	Comer
Pasividad	Acción
Dar	Recibir
Pobreza	Riqueza
Reposo	Actividad
Celibato	Sexo
Observación	Decisión
Obediencia	Libertad
Deber	Elección
Éxtasis	Sobriedad
Visión	Enfoque
Menos es más	Más es mejor

Observa las diferencias y las similitudes entre la tabla de la página 26 de características yin y yang y la tabla de esta página previa, extraída del libro de Robert Johnson[6] *Aceptar la sombra de tu inconsciente*. En él, Johnson muestra valores opuestos a los que estamos sometidos en las culturas occidentales:[7] un conjunto define las creencias religiosas o espirituales que se nos exigen, mientras que el otro conjunto es lo que necesitamos para sobrevivir y prosperar en la vida secular y el mundo de los negocios. Observa las cualidades yin y las energías yang opuestas. Cómo reconciliemos las energías opuestas de un domingo por la mañana frente al resto de la semana conducirá a una crisis o a un avance, una revelación que solo es posible si realizamos el trabajo necesario, si hacemos nuestro yoga, ya sea con técnicas occidentales u orientales.

En Occidente no suele haber un entendimiento verdadero de lo yin y lo yang. Los occidentales no pensamos en estos términos; nuestros estilos de vida rara vez reflejan la necesidad de equilibrio. Únicamente lo buscamos cuando el universo nos fuerza a prestar atención, cuando sufrimos una crisis creada por eludir nuestro lado oscuro. Solo entonces buscamos ayuda para recuperar el equilibrio, nos tomamos tiempo libre cuando caemos exhaustos o enfermos o aflojamos el ritmo y preferimos formas más suaves de ejercicio cuando nos lesionamos el cuerpo. Si siempre actuamos de forma yang, es cuestión de tiempo antes de que nos quebremos. Si siempre actuamos de forma yin, es cuestión de tiempo antes de que nos estanquemos. Necesitamos equilibrio en todo.

Tejidos yin y tejidos yang

Como se mencionó anteriormente, los términos *yin* y *yang* son relativos y necesitan un contexto para poder aplicarlos correctamente. Se pueden usar como adjetivos, aunque se suelen emplear más como sustantivos. En nuestros cuerpos y si utilizamos el contexto de posición o densidad, podemos considerar tejidos yang a los músculos, la sangre y la piel, comparados con los tejidos yin, que serían los ligamentos, los huesos y las articulaciones. También se pueden utilizar los contextos de flexibilidad o calor: los músculos son elásticos, pero los huesos son plásticos.[8] A los músculos les encanta el calor, mientras que los ligamentos suelen permanecer fríos.

Normalmente, los estilos yang de yoga inciden sobre los músculos y utilizan movimientos rítmicos y repetitivos para estresar las fibras y células musculares. Al ser elásticos y húmedos, los músculos agradecen esta forma de ejercicio y responden bien a él. Sin embargo, los tejidos yin, que son más secos y mucho menos elásticos, podrían dañarse si se estresaran de la misma forma. Nuestros tejidos más plásticos agradecen y requieren presiones más suaves aplicadas durante periodos más largos de tiempo para responder al estímulo y fortalecerse. Esta es la razón por la que los correctores de ortodoncia se deben llevar durante mucho tiempo y con una presión razonable (no siempre cómoda) para llegar a remodelar los huesos de la mandíbula.

Las articulaciones se podrían entender como simples espacios entre los huesos donde el movimiento es posible. Para estabilizar la articulación están los ligamentos, los músculos y los tendones, que unen los huesos entre sí. Uno de los trabajos de los músculos es proteger la articulación; si hay demasiado estrés en ella, el músculo se desgarrará primero, luego los ligamentos y finalmente, la articulación misma puede sufrir un daño. En este sentido, el Yang yoga está pensado para *no* estresar la articulación. Por eso se cuida tanto la correcta alineación del cuerpo y la activación de los músculos antes de entrar en una asana durante una práctica yang. Sin embargo, el Yin yoga está diseñado especialmente para ejercitar los ligamentos y recuperar espacio y fuerza en las articulaciones.

Los diferentes papeles de los músculos y los ligamentos se pueden explicar mediante un ejemplo. Lleva el índice de la mano derecha a la mano izquierda. Extiende el dedo y tensa los músculos. Con ayuda de tu mano izquierda, intenta doblar el dedo hacia arriba. Observa que es prácticamente imposible moverlo. El trabajo de los músculos es unir los huesos y limitar el rango de movimiento en la articulación. Ahora relaja el dedo completamente. Sacúdelo unos segundos y después, manteniendo los músculos pasivos, intenta empujar el dedo hacia arriba. ¿Notas la diferencia? El dedo relajado se puede mover noventa grados o más. Cuando los músculos están relajados el estrés pasa a los ligamentos que mantienen unida la articulación.

Estabilidad y movilidad

¿Recuerdas el punto blanco que hay dentro del patrón oscuro con forma de lágrima de Cachemira en el símbolo del yin y el yang? Dentro del yang hay yin y dentro del yin hay yang, algo que también es aplicable a nuestros tejidos. Analicemos la musculatura, que acabamos de describir como tejido yang. Incluso aquí encontraremos yin dentro de yang, pues el 30 % de lo que llamamos músculo es en realidad fascia. Veremos cómo la fascia que hay en los músculos gobierna el rango de movimiento de estos, mientras que son las células de los músculos las que gobiernan su fuerza. El Yang yoga es estupendo para desarrollar el atributo de la fuerza en nuestros músculos, pero quizá nos sorprenda saber que es la parte yin de nuestra práctica, mantener la postura más tiempo, la que proporciona longitud.

También encontramos elementos yang en nuestros tejidos yin. En la fascia y los ligamentos, que son predominantemente yin, hay fibras que se contraen al igual que ocurre en nuestros músculos. Asimismo encontramos fibras elásticas llamadas elastina en nuestros tejidos yin. Otra vez yang dentro de yin: los tejidos conectivos pueden contraerse y acortarse.

Con nuestra práctica de yoga generamos estabilidad y movilidad a nivel fisiológico. Si miramos el arco de envejecimiento que todos seguimos, ya sea a un ritmo más rápido o más lento, vemos que comenzamos la vida de forma yang. Empezamos con la máxima movilidad que vayamos a tener jamás, pero sin estabilidad. Los bebés recién nacidos se han de sostener con mucho cuidado porque no tienen estabilidad interna. A medida que pasa el tiempo, comenzamos a endurecernos, a volvernos más yin, y vamos ganando estabilidad según cumplimos años. Cuando somos jóvenes, no es preciso que nos ejercitemos para ganar más movilidad porque ya somos muy yang: necesitamos trabajar nuestra musculatura para ganar fuerza. Se trata de una época yang de la vida y necesitamos formas yang de ejercicio.[9] Es en algún momento entre los veinticinco y los treinta y cinco años cuando alcanzamos el equilibrio óptimo entre yin y yang, entre movilidad y estabilidad. Pero el arco de envejecimiento no se detiene. Seguimos volviéndonos más yin según vamos cumpliendo años, hasta terminar completamente rígidos cuando aparece el *rígor mortis* en el cuerpo sin vida. A medida que nos hacemos mayores y nos volvemos más yin, necesitamos una forma yin de ejercicio para mantener la movilidad.

La teoría del ejercicio

Todas las formas de ejercicio comparten dos características:

- Primero debemos estresar los tejidos.
- Después debemos dejarlos descansar.

Los tejidos yang responden mejor cuando se los estresa de forma yang y los tejidos yin, cuando se los estresa de forma yin. El estrés tiene muchas connotaciones negativas en nuestra cultura, porque olvidamos la parte de «descanso» de esta ecuación. Pero no tener nada de estrés en nuestras vidas, o tener demasiado poco, es tan perjudicial como tener mucho. Necesitamos estresar el cuerpo y necesitamos dejarlo descansar. Existe un equilibrio entre lo yin y lo yang que se traduce en salud. Cualquier cosa en exceso no es saludable.

Los ejercicios yang van dirigidos a los tejidos yang: los músculos. A los músculos les encanta el movimiento rítmico y repetitivo; si se mantienen estáticos, es solo brevemente.[10] Los músculos son elásticos y pueden soportar este tipo de ejercicio. Pero aplicar ejercicio yang a tejidos yin podría dañarlos. Los tejidos yin son más plásticos y requieren un tipo de estrés más suave, pero mantenido durante más tiempo. Imagina que doblas una tarjeta de crédito hacia delante y hacia atrás ciento ocho veces cada mañana, día tras día. No pasarían muchos días antes de que se terminase partiendo en dos. La tarjeta de crédito es plástica, al igual que nuestros ligamentos. Doblar los ligamentos de forma rítmica una y otra vez, como hacen algunos alumnos al estar de pie y dejarse caer hacia atrás hasta la Rueda, o pasando de Perro Bocarriba a Perro Bocabajo, puede, con el tiempo, dañar los ligamentos de la misma forma que en el ejemplo anterior se dañaba la tarjeta de crédito. Aquí la advertencia es: ¡no utilices técnicas de ejercicio yang para tejidos yin!

Ejercitar los tejidos yang de forma yin también podría resultar dañino. Mantener un músculo en un estado de contracción durante un periodo largo de tiempo se llama «tetania»[11] y podría dañar al músculo.

¿Qué es mejor, tensar los músculos (yang) o relajarlos (yin)? Depende de cuál sea tu intención. Tensamos los músculos para proteger las articulaciones. Relajamos los músculos para ejercitar las articulaciones. ¿Cuál es tu intención en la postura que estás haciendo?

A muchos profesionales de la salud les horroriza la idea de ejercitar las articulaciones, pues tienen una visión errónea en la que todo tipo de ejercicio se considera yang. A pesar de estas objeciones, es posible ejercitar ligamentos, huesos y articulaciones de forma yin. De hecho, es necesario.

Tratándose de tejidos yin, debemos recordar ejercitarlos de forma yin. Y no olvides la segunda parte de esta ecuación: ¡debemos dejarlos descansar![12] Existen muchas investigaciones que demuestran la importancia del estrés y el descanso más allá del simple desarrollo de la fuerza física, pero profundizar en ellas va más allá del alcance de este libro.[13]

Estiramiento no es lo mismo que estrés

Sería necesario definir un par de términos que muchos profesores de yoga utilizan a la ligera: *estrés* y *estiramiento*. Estos términos no son sinónimos. Técnicamente hablando, estrés es la tensión a la que sometemos a nuestros tejidos, mientras que estiramiento es el alargamiento resultante del estrés. Solemos decir que estamos estirando los músculos cuando, para ser más precisos, les estamos aplicando un estrés que da lugar a un estiramiento. Un estiramiento, por su parte, no siempre acompaña al estrés, por lo que no son lo mismo. Tomemos el ejemplo de los ejercicios isométricos, en los cuales estresamos los músculos sin que se dé un cambio en su longitud.

También podemos estresar los ligamentos, especialmente en Yin yoga, pero como los ligamentos son más plásticos y menos elásticos que los músculos, hay menos posibilidades de que dicho estrés dé lugar a un estiramiento. Un tendón se puede estirar ligeramente pero, en general, no se deberían estirar tendones y ligamentos más allá de entre un 4 y un 10 %, o nos arriesgamos a dañarlos.[14] Con el Yin yoga *no* intentamos estirar tendones o cápsulas articulares. Lo que sí tratamos de hacer es estresarlos. Con el tiempo, los tejidos se pueden volver más largos, más gruesos y más fuertes, pero en una sola sesión de Yin yoga no buscamos alargar estos tejidos concretos. O dicho de otra forma: en Yin yoga, la clave es estrés y no estiramiento.

Cuando en este libro utilicemos el término *estiramiento*, o bien nos estaremos refiriendo a un alargamiento de los tejidos (por ejemplo, estiraremos un músculo para hacerlo más largo) o bien lo emplearemos para indicar que la intención del estrés aplicado es alargar los tejidos, incluso si no se da alargamiento como tal. Si nuestra intención no es alargar los tejidos, como suele ser el caso en Yin yoga, no utilizaremos el término *estiramiento*, sino que nos atendremos al término *estrés*.

Yin original

En un sello encontrado durante la excavación de Mohenjo-Daro, una de las ciudades más grandes de la antigua civilización harappa, que floreció hace más de cuatro mil años, aparece un yogui sentado en postura de meditación (una postura de Yin yoga).

El Hatha yoga, una de las formas de yoga que más se practican actualmente en Occidente, es una práctica física. La intención del Hatha yoga, que floreció alrededor del siglo x d. C., era preparar el cuerpo para las prácticas más avanzadas de yoga como son la meditación y la visión clara. El Hatha yoga surgió del estilo anterior de yoga Tantra, que a su vez se basaba en el yoga clásico de hace unos dos mil años.

Nunca ha existido un único yoga a partir del cual hayan evolucionado el resto de los yogas. Es imposible crear un árbol del yoga que muestre las correlaciones entre todas las diversas formas y expresiones de esta disciplina a lo largo de los milenios. Más bien tendríamos que esbozar un bosque de árboles del yoga para comprender bien su heterogénea y completa historia. Sabemos que el Hatha yoga, como práctica concreta, no tiene miles de años de antigüedad, pero sus raíces sí que datan de milenios atrás. Se sabe que los yogas antiguos de muchos linajes incorporaban algunas prácticas físicas sencillas. Por ejemplo, sentarse en meditación, tal y como muestra el sello antes mencionado.

Sentarse durante periodos largos de tiempo es una forma de ejercicio yin. Si alguna vez has intentado sentarte durante una hora seguida, sabes que no es fácil. Sentarse hora tras hora y día tras día requiere un entrenamiento especial del cuerpo y de la mente; los músculos de la espalda han de estar fuertes, la postura ha de ser correcta, las caderas necesitan estar abiertas y la mente tiene que permanecer concentrada. Si bien no se conservan textos de hace dos mil años o más que describan cómo preparaban el cuerpo para estos esfuerzos los antiguos practicantes de meditación, podemos asumir, sin temor a equivocarnos, que lo preparaban de alguna forma. Una de las mejores maneras de prepararte para una postura de yoga concreta es hacer esa postura concreta. Una de las mejores maneras de prepararnos para sentarnos es sentarnos. Sentarse en quietud durante un periodo de tiempo largo es una práctica yin.

Podemos especular que la mayoría de las prácticas de asana más antiguas (si no todas) eran de naturaleza yin. Aunque esta situación cambió con el tiempo.

Algunos textos que han sobrevivido a los siglos describen cómo se enseñaba el Hatha yoga en los siglos X a XVIII: el *Hatha Yoga Pradipika*, el *Gheranda Samhita*, el *Shiva Samhita* y algunos más. Sin embargo, ninguno de estos antiguos textos estaba pensado para ser leído en soledad. Todos requerían las indicaciones de un gurú para garantizar el entendimiento. Los libros se utilizaban más como notas, como recordatorios abreviados de las verdaderas enseñanzas. Gran parte del conocimiento real se mantenía oculto de forma deliberada; únicamente cuando el maestro sentía que el alumno estaba listo, se le revelaba el conocimiento. Leyendo estos antiguos textos no podemos saber cómo se realizaba la práctica física del yoga. Lo que sí podemos saber, y ya lo hemos mencionado, es que el objetivo de la práctica física era preparar al alumno para las prácticas de meditación más profundas.

En los Vedas, los libros espirituales más antiguos de la India, el yoga no se describe como un camino hacia la liberación, ni se detalla en forma alguna la práctica de asana. La palabra *yoga*, que tenía otros muchos significados, quería decir «disciplina», y el término que más se acercaba a *asana* era *asundi*, que describía un bloque sobre el que sentarse para meditar. Para cuando los *Yoga Sutras* se compilaron,[15] el yoga ya se definía como una práctica psicoespiritual orientada a la liberación final. Sin embargo, las asanas seguían siendo un aspecto de poca importancia en la práctica. Los *Yoga Sutras* mencionan esta palabra tan solo dos veces[16] en la totalidad de sus ciento noventa y seis aforismos. Todo lo que se dice sobre la asana es que debería ser *sthira* y *sukham*: firme y cómoda. Estas cualidades son bastante yin comparadas con el estilo de asana que vemos actualmente practicarse en las clases de yoga. Cuando estamos en quietud y la mente no se ve distraída por las sensaciones corporales, la meditación puede surgir.

El propósito de las prácticas de yoga es entrar en un estado meditativo desde donde pueda surgir la comprensión o liberación. Diferentes escuelas de yoga tienen diferentes técnicas para lograr dicho propósito. Algunas llegan incluso a afirmar que es imposible alcanzar la liberación mientras se esté en el cuerpo. El objetivo de estas escuelas dualistas tempranas era abandonar el cuerpo lo antes posible, si bien haciéndolo correctamente. Otras escuelas rechazaban este enfoque y sugerían que, como solo podemos meditar y practicar yoga mientras estamos en el cuerpo, debíamos tratarlo bien. El cuerpo debía estar saludable. La prioridad de las escuelas de Hatha yoga era llegar a tener un cuerpo saludable y fuerte que permitiese al yogui meditar durante muchas horas diarias. En el Hatha yoga, la práctica de asana comenzó a tener una importancia nueva y más amplia. No obstante, el objetivo final seguía siendo poderse sentar cómoda y firmemente durante horas.

El *Hatha Yoga Pradipika* fue escrito alrededor del 1350 d. C. por Swami Swatmarama.[17] Es casi el doble de largo que los *Yoga Sutras* y, desde que se escribiese, ha generado muchos comentarios. Se trata de uno de los textos más antiguos que se conservan donde se describe el Hatha yoga. Pero en comparación con las prácticas actuales, contiene muy poca práctica de asana. Tan solo incluye quince asanas, ocho de las cuales son posturas sentadas[18] y de naturaleza bastante yin. Muchas de las otras posturas sí podemos decir que son de naturaleza yang. El Pavo Real (*Mayurasana*) es una de las que se prescriben. Si has visto a alguien hacer esta postura, sabrás que no tiene nada de relajante ni es de carácter yin. Se nos dice que una de las quince posturas es fundamental: una vez que hayamos conquistado *Siddhasana*, el resto de las posturas no sirven para nada.[19] *Siddhasana* es una postura sentada, sencilla y de naturaleza yin.

El *Hatha Yoga Pradipika* afirma que el dios Shiva enseñó a Matsyendra, el sabio del Hatha Yoga, ochenta y cuatro asanas.[20] Otros mitos nos cuentan que existen ochenta y cuatro mil o incluso ochocientas cuarenta mil asanas. Y a pesar de ello, tan solo quince aparecen en el *Pradipika*. De las asanas se dice que debían practicarse para obtener una postura firme, así como salud y ligereza en el cuerpo.[21] En ninguno de los textos de Hatha yoga se menciona durante cuánto tiempo se deberían mantener las posturas. Aquí es donde se necesita la guía de un gurú. Aunque podríamos asumir que las posturas sentadas se debían mantener un buen tiempo, mientras que las más vigorosas, como el Pavo Real, se mantendrían durante periodos más cortos. Es en las posturas sentadas donde los *vayus* (los vientos o la respiración) se entrenan mediante *pranayama*. La postura del Loto (*Padmasana*) es la prescrita para realizar *pranayama*.[22]

Según fue pasando el tiempo, los textos posteriores ampliaban el número de asanas con explicaciones. En el *Gheranda Samhita*, escrito unos siglos después del *Pradipika*, quizá a finales del XV,[23] se describen treinta y dos asanas: una tercera parte de ellas se podrían considerar posturas yin y el resto, posturas yang. Con esto se iniciaba una tendencia a incluir más asanas yang que yin. Unas décadas después, el *Shiva Samhita* enumeraba ochenta y cuatro asanas. Durante la época del Raj británico, cuando Gran Bretaña comenzó a colonizar la cultura india y a cambiar el sistema escolar, las asanas se empezaron a combinar con formas que provenían de los gimnasios. De ese modo experimentaron una fertilización cruzada con la lucha libre, la gimnasia y otros tipos de ejercicios. Para finales del siglo XIX ya existían miles de asanas. Krishnamacharya[24] afirmaba que conocía unas tres mil posturas pero que su gurú, Ramamohan Brahmachari, sabía ocho mil. La era del yoga yang había llegado.

Esta evolución gradual, y más tarde repentina, alejaba la práctica de asana de su estilo yin original, en el que se mantenían posturas sentadas durante mucho tiempo como preparación para las prácticas meditativas más profundas, y la acercaba al estilo yang, en el que se busca generar fuerza y salud. Sin embargo, las posturas más yin no habían desaparecido. En su libro *Luz sobre el yoga*, B. K. S. Iyengar sugiere que la postura *Supta Virasana*[25] se debería mantener de diez a quince minutos. Eso es Yin yoga, aunque él nunca utilizase esa terminología.[26] Theos Bernard, un profesor de Hatha yoga muy conocido a mediados del siglo XX, también recomendaba mantener diversas posturas durante un tiempo más prolongado. Con esto surge un problema: a pesar de que las posturas yin permanecen en el glosario de asanas, se ven marginadas frente a las posturas más yang, que se favorecen. Y no es que unas sean mejores que las otras; simplemente son diferentes. Sentarse en meditación profunda y sin distracciones durante periodos largos de tiempo requiere un cuerpo que esté abierto y sea fuerte. Esta apertura, especialmente en la zona de las caderas y la parte baja de la espalda, se desarrolla mediante una práctica de Yin dedicada. Ni que decir tiene que no hay absolutamente nada malo en trabajar el corazón y fortalecer y alargar los músculos también.

Los estilos originales de yoga físico eran de naturaleza muy yin. En el transcurso de los últimos doscientos años, el estilo ha ido cambiando hasta volverse más yang. Como ocurre con todo en la vida, la armonía se da gracias al equilibrio. Al combinar ambos estilos se garantiza un mejor progreso en la práctica. Pero ¿por qué llamamos a este tipo de yoga «Yin» yoga? *Yin* no es una palabra india sino china. ¿Cómo llegó a darse este mestizaje? Examinemos el desarrollo paralelo del yoga físico desde la perspectiva china o taoísta.

Yoga taoísta

Hace diez mil años, los chamanes abrían caminos espirituales en todas las culturas. En la India, las tradiciones chamánicas evolucionaron hacia las prácticas y filosofías yóguicas que hemos estado explorando. Pero esta evolución no se limitaba a los valles de los ríos Indo, Sarasvati (hoy desaparecido) y Ganges. En Europa (sobre todo en Grecia), Oriente Medio y China se estaban haciendo los mismos descubrimientos. Los conocimientos se expandieron y compartieron entre culturas durante siglos, a pesar de las distancias y lo difícil que era viajar. No es de extrañar que encontremos debates sobre conceptos similares en las prácticas y filosofías espirituales de cada región. No obstante, los modelos y metáforas se modificaban para ajustarse al paisaje cultural local.

El concepto de espíritu (respiración) del mundo europeo tenía su equivalente en el concepto de prana (respiración) de la India. En China se le daba a esta misma energía el nombre de *Chi*. *Chi* es solo uno de diversos conceptos clave en las prácticas médicas chinas. Dichos conceptos evolucionaron a partir de prácticas espirituales nativas que se agrupan bajo el nombre de taoísmo.[27]

Existen muchas formas de taoísmo y muchas maneras de practicar las enseñanzas. A veces, el Tao se personaliza y adopta la forma de un dios, pero es más frecuente que aparezca impersonalizado y como un poder benevolente pero desinteresado: el camino del universo. Si vivimos en armonía con este camino, nos veremos beneficiados. Si luchamos contra la naturaleza de las cosas, sufriremos.

La mayoría de los occidentales conocemos el Tao a través de un libro de Lao Tzu titulado *Tao Te Ching*: *el camino de la virtud*.[28] En él se nos explica que el Tao es la fuente de todo. No tiene nombre, pues si intentas capturar la esencia del universo en un concepto, pierdes la totalidad de lo que estás intentando nombrar. El Tao es infinito e inagotable. Lo único que no cambia ni se puede cambiar es el Tao.

Como todo es parte del Tao, la tierra, el cielo, los ríos, las montañas, las estrellas y los seres humanos también son parte de él. El hombre no está fuera de esta realidad sino que forma parte de ella.[29] En el *Tao Te Ching* el mensaje es: ¡sé partícipe! Ayuda, pero no de forma invasiva. Cuando acabes, retírate. Actuar es yang. Retirarse es yin. El Tao es el equilibrio entre los dos.

En el taoísmo de Lao Tzu, la persona sabia es aquella que cultiva la vida y, para hacerlo, aprende técnicas físicas: regula su respiración, pone a punto su cuerpo, cosecha salud y gestiona sus energías internas, incluida la energía sexual, que es muy importante. Junto con las técnicas físicas, la persona sabia también se rige por principios éticos y controla su mente a través de la meditación. La dieta es asimismo un elemento fundamental a la hora de generar salud y mantenerla. Mediante todas estas prácticas, la persona sabia busca cambiar su cuerpo y su mente para recuperar la juventud y la vitalidad y poder vivir en paz.

Los cinco principales sistemas

En el taoísmo existen cinco sistemas principales que a veces son contradictorios y desconcertantes, especialmente para personas de otras culturas. Muchas de las prácticas de un sistema se utilizan en los otros, por lo que las líneas que definen estos sistemas no son fijas y definitivas. Los cinco sistemas son:

1. **Taoísmo mágico**: la forma más antigua de taoísmo y que aún se practica hoy en día. En esta práctica, se invoca el poder de los elementos de la naturaleza y los espíritus y se canaliza a través del practicante para obtener salud, riqueza y descendencia.

2. **Taoísmo adivinatorio**: se basa en la comprensión del camino del universo y en el reconocimiento de las pautas superiores de la vida. Saber cómo funciona el universo nos permite vivir en armonía con esas fuerzas universales. Lo que se da en el cielo, se da en la tierra. El taoísmo adivinatorio usa el estudio de las estrellas y las pautas identificadas en la tierra para ayudarnos a vivir armoniosamente. El *I Ching* (El libro de las mutaciones) es un libro adivinatorio.

3. **Taoísmo ceremonial**: el taoísmo fue en sus orígenes una práctica espiritual. A diferencia del yoga, que permaneció siendo una práctica espiritual personal, esta rama del taoísmo evolucionó hasta convertirse en una religión.

4. **Taoísmo de acción y karma**: la acción adecuada conlleva la acumulación de mérito. Tras la introducción del budismo

en China, la ética pasó a jugar un papel más importante en la práctica espiritual, aunque en realidad no era una novedad total, pues Confucio también enseñaba el valor del comportamiento y la moral adecuados. Las buenas acciones traen recompensas, tanto en esta vida como en la siguiente.

5. **Taoísmo alquímico interno**: el objetivo de esta práctica es la inmortalidad. El buscador se esmera por cambiar su mente y su cuerpo para lograr salud y longevidad. Fue en esta práctica donde se reconoció por primera vez el papel clave de *Chi* para obtener salud y una larga vida. Aquí se recoge, nutre y hace circular *Chi* mediante prácticas muy estrictas que, si se realizan incorrectamente, son peligrosas, por lo que esta rama del taoísmo requiere la presencia de un maestro experto. La medicina china evolucionó principalmente a partir de este sistema.

Si bien una investigación de todas estas formas de taoísmo va más allá del ámbito de este libro, podemos analizar más detalladamente una rama bien interesante: el taoísmo alquímico.[30]

Taoísmo alquímico

Los yoguis indios buscaban la inmortalidad espiritual: la liberación del ciclo interminable de muerte y renacimiento. Los yoguis taoístas que practicaban el taoísmo alquímico buscaban la inmortalidad física: lo que querían era, simplemente, vivir para siempre en su cuerpo. El tipo de alquimia del que hablamos no es la transformación de materiales base en oro, sino la transformación del cuerpo normal en un cuerpo perfecto. Convertir plomo en oro es una metáfora del verdadero objetivo. Hubo un periodo en el cual se intentó la alquimia externa y se utilizaban muchas sustancias venenosas como el mercurio. Pero tras cientos de años de no lograr más que envenenar y matar al alquimista, este tipo de alquimia se abandonó para adoptar un método interno: se empezó a buscar el cambio desde el interíor.

Para volverse inmortal físicamente había que llegar a estar muy saludable, algo que exigía mucha dedicación y esfuerzo. Pero ¡se podía conseguir! O al menos, se hablaba de unos pocos individuos portentosos que habían logrado la inmortalidad, aunque no fuera fácil encontrar a estos taoístas inmortales, y quizá podamos asumir que se trataba de seres mitológicos y no de humanos vivos a quienes es posible enviar un correo electrónico para preguntarles cómo lo han logrado. Muchos piensan que la verdadera inmortalidad que los taoístas alquímicos buscan es la espiritual, la que se alcanza una vez desechado este envoltorio carnal. En cualquier caso, ya se busque la inmortalidad espiritual o la inmortalidad física, la práctica del taoísmo alquímico interno es igual de exigente que las prácticas del yoga indio.

La prioridad de un alquimista interno es conservar sus energías. Al nacer se nos otorga una cantidad concreta de tres tipos principales de energía: energía generativa (llamada *Jing*) que alimenta nuestro deseo sexual, energía vital (que se conoce comúnmente como *Chi*) y energía espiritual (llamada *Shen*). Mientras estas energías van llenándonos a medida que crecemos en el útero de nuestra madre, la mente y el cuerpo ya se están comenzando a separar. Cuando nacemos y debido a nuestra ignorancia, empezamos a disipar nuestras tres energías principales. Perdemos nuestra energía generativa cada vez que pensamos en el sexo. Nuestro *Chi* se fuga a través de las emociones y nuestro *Shen* se pierde con el fluir de los pensamientos. Dichas pérdidas es lo que nos debilita, nos causa enfermedades y finalmente nos conduce a la muerte.[31] A través de la práctica alquímica y la transformación interior, es posible reponer nuestros depósitos originales de energía y recuperar la salud y la longevidad.

El taoísmo alquímico se enfoca en estimular y equilibrar la energía, tanto en su aspecto yin como yang. La energía yin es el dragón y la energía yang es el tigre. Para unificar yin y yang debemos eliminar todos los bloqueos que existen en la totalidad del cuerpo con el fin de que dichas energías puedan unirse en los calderos, también llamados *tan tiens*.[32] El proceso mediante el cual se estimulan dichas energías tiene que ver con nuestra respiración. La respiración rápida dirigirá fuego yang a los calderos medio y superior, mientras que una respiración más lenta y suave estimulará la energía yin para incubar nuestras energía internas.

La transformación también requiere ejercicios físicos y mentales para poder cambiar nuestras estructuras esqueléticas y nuestras formaciones mentales. Antes de trabajar con los cambios mentales, la persona debe dominar los cambios físicos. Para ello hay herramientas tales como conjuntos de ejercicios diseñados para poner a punto el cuerpo: prácticas para cambiar los tendones, masaje, artes marciales y las prácticas más conocidas de taichí y *chi kung*. Una vez que el entrenamiento básico haya dado resultado, el alquimista pasa a transformar su energía interna. Refinar y transformar la energía generativa que se encuentra acumulada en los riñones hasta convertirla en energía vital requiere ejercicios físicos en la zona del abdomen, así como prácticas mentales para minimizar el deseo sexual. Una vez llegados aquí, se debe poner cuidado para no disipar la energía vital mediante emociones negativas como la ira, el miedo, la frustración o la tristeza. Ahora el alquimista ya está listo para la fase final: la transformación de la energía vital en energía espiritual, lo cual requiere meditar. La mente debe vaciarse de pensamientos, y cualquier manifestación de dualidad debe extinguirse. Ya no existe un sujeto y un objeto: no hay pensador ni pensamiento.

Cuando el alquimista está lo suficientemente avanzado, ya puede empezar a hacer circular su energía mediante una práctica denominada la órbita microscósmica.[33] Si no se han limpiado anteriormente todos los bloqueos que obstaculizan el flujo de energía, o si la mente y los sentidos no se han estimulado, los resultados no serán satisfactorios. En la década de los años treinta del siglo XX, Richard Wilhelm[34] describía los beneficios de hacer circular la luz en su traducción de un antiguo texto: *El secreto de la flor de oro, un libro de la vida chino*. Esta obra se transmitió de forma oral durante cientos de años antes de ser escrita en el siglo VIII. Wilhelm, que era amigo de Carl Jung, escribió:

> Si las fuerzas vitales fluyen hacia abajo, o sea, sin trabas ni obstáculos, hasta el mundo exterior, el ánima triunfa sobre el ánimo; no se desarrolla un «cuerpo espíritu» o «Flor Dorada» y, llegada la muerte, el ego se pierde. Si el flujo de las fuerzas vitales se invierte, o sea, se conservan y se hacen «aumentar» en lugar de permitirles que se disipen, el ánimo triunfa y el ego persiste tras la muerte. Más tarde es poseído de *Shen*, el espíritu revelador. Un hombre que se apega al camino de la conservación durante toda su vida puede alcanzar el estado de «Flor Dorada», que luego libera al ego de los conflictos de los opuestos, y vuelve a formar parte del Tao, lo indiviso, el Ser Superior.[*]

Al final, ¡triunfo! La inmortalidad se logra mediante la práctica alquímica interna de cambiar el cuerpo, gestionar la energía y meditar. Durante el proceso se toman muchas hierbas, se sigue una dieta concreta y también se realizan cambios de estilo de vida. No se trata de un camino fácil.

Cultivar el cuerpo

¿Cambiar los tendones? ¿Qué narices es eso? ¿Cómo cambiamos los tendones y por qué es tan importante? Hacemos bien en preguntar. Los taoístas utilizan términos que pueden sonar familiares a nuestros oídos occidentales, pero no tienen exactamente el mismo significado que nosotros les damos. Por ejemplo, la palabra *órgano*, en nuestra mente occidental se asocia con tejidos

---

[*] N. de la T: traducción no extraída de la versión publicada en castellano.

físicamente diferenciados, que realizan funciones concretas y están ubicados en áreas específicas del cuerpo. Para los taoístas, la palabra *Órgano*[35] se refiere a los órganos físicos que conocemos y amamos en Occidente, pero también a una función de Órgano dispersa por la totalidad del cuerpo. Del mismo modo, para nuestros amigos taoístas, la Sangre no solo fluye por las venas, sino que también fluye por los meridianos y nutre los tendones. Los tendones tienen mayor complejidad de la que les otorgamos en nuestra perspectiva occidental, donde se limitan a ser tejidos conectivos que unen un músculo a un hueso. En taoísmo, los Tendones[36] incluyen ligamentos y músculos, fascia y nervios, así como otros tejidos corporales blandos.

Las prácticas para cambiar tendones son aquellas que inciden sobre una gama amplia de tejidos para estresarlos, fortalecerlos y masajearlos. Es interesante observar el hecho de que estas prácticas inciden de forma deliberada no solo sobre la musculatura, sino también sobre las articulaciones y los ligamentos; la intención es recuperar nuestro estado natural de dinamismo, nuestro rango de movimiento original u óptimo. Las prácticas taoístas para cultivar el cuerpo incorporan formas de ejercicio yin y yang, al igual que ocurría en las prácticas originales del Hatha yoga.

Los ejercicios de huesos incluyen una técnica llamada «lavado de Médula». Por suerte, no tenemos que extraer la médula ósea y limpiarla antes de volver a colocarla en su sitio. Estamos hablando de Médula, no de médula. El lavado de Médula consiste en aplicar una presión lenta y suave a articulaciones y huesos; es una forma yin de estresarlos. Además existe una forma más yang en la que se golpean y se hacen crujir los huesos, pero es una técnica bastante esotérica.

El trabajo con la respiración es también muy importante para cultivar el cuerpo eficazmente. Aquí se incluye la respiración abdominal profunda, natural y relajada, respirando por la boca, por la nariz, tanto por la boca como por la nariz, por el perineo y varias otras técnicas más esotéricas. La respiración de tortuga es destacable: estos animales viven mucho tiempo, así que algo bueno deben de estar haciendo. Las tortugas respiran tenuemente cuando están resguardadas dentro de sus caparazones. De hecho, apenas respiran.[37]

Es probable que ya conozcas algunos de los ejercicios clásicos que se realizan en el taoísmo y que se llaman taichí y *chi kung*. Estas prácticas, que parecen ejercicios de calistenia a cámara lenta, están diseñadas para movilizar la energía internamente y combinan estiramientos, respiración y meditación. Se pueden realizar mientras se está sentado, de pie o incluso andando. También mientras se duerme, pero no se trata del *Shavasana* del que disfrutamos al final de nuestra práctica de Hatha yoga. Si los tendones están saludables y blandos, si los canales energéticos están abiertos, estas prácticas facilitarán el flujo de energía interna.

Yinsters modernos

En el yoga de la India, el uso de posturas de naturaleza yin (es decir, estiramientos mantenidos durante un tiempo considerable) no es nada nuevo. Este tipo de posturas existe desde los inicios de la práctica física del yoga. Por lo tanto, no se le puede atribuir a una persona concreta la invención de las posturas yin, ni la creación del Yin yoga. Hubo una época en que todo el yoga era de naturaleza yin y, quizá, la balanza se inclinase demasiado en esa dirección. Cuando las posturas yang empezaron a tener más importancia, la situación se reequilibró. Sin embargo, según fue pasando el tiempo, la práctica de yoga se fue volviendo cada vez más yang. La naturaleza quiere equilibrio (podríamos decir que exige equilibrio). Si no somos nosotros los que lo buscamos, nos lo terminará imponiendo. El yoga no podía seguir siendo cada vez más yang sin que apareciese alguien que encontrase la forma de restablecer el equilibrio.

En la última década del siglo XX, dos profesores comenzaron a devolverles a las posturas yin la importancia que una vez tuvieran en el mundo del yoga: Paul Grilley y Sarah Powers. Paul se encontró por primera vez con ejemplos de posturas mantenidas un tiempo prolongado en 1989, cuando asistía las clases de un profesor de *chi kung* llamado Paulie Zink. En sus clases, Zink abría sus entrenamientos de artes marciales con ejercicios de estiramientos a los que llamaba yoga Taoísta.[38] Las posturas estáticas y mantenidas durante un buen tiempo eran parte de estos ejercicios. Si bien el conjunto del entrenamiento de *chi kung* de Zink era interesante, lo que realmente cautivó a Paul fueron las posturas largas. Durante varios meses, acudió semanalmente a las clases, aunque no se quedaba para el entrenamiento de artes marciales. Partiendo de los ejercicios de estiramiento, fue desarrollando la idea de que una clase de yoga entera podía ser de naturaleza yin, sin que hubiese ninguna postura yang: una práctica de Yin yoga completa era posible, incluyendo una meditación de inicio y un periodo de *Shavasana* de cierre. De ese modo, comenzó a ofrecer sus prácticas exclusivamente de Yin a sus propios alumnos de Hatha yoga, a los cuales también cautivó esta práctica. Se trataba de una nueva forma de entender un paradigma muy antiguo.

Paul Grilley

Paul Grilley leyó *Autobiografía de un yogui*, de Yogananda, y sintió el deseo de explorar el yoga. Por aquel entonces vivía en Montana y estudiaba anatomía con el doctor Garry Parker. Más tarde decidió mudarse a Los Ángeles para continuar sus estudios de Anatomía en la UCLA. Una vez allí, comenzó también a estudiar yoga, a enseñarlo e incluso llevó un estudio de yoga. Sus prácticas de asana en esa época eran muy yang: Ashtanga y Bikram.

El yoga y la anatomía están estrechamente ligados, y sus investigaciones en estos dos campos se enriquecían mutuamente. Paul es famoso por popularizar el Yin yoga, pero también se le ha de reconocer su contribución al entendimiento de la forma en que nuestra estructura anatómica única afecta, en última instancia, a nuestro rango de movimiento: en esencia, no todo el mundo puede hacer todas las posturas de yoga; habrá quien dañe gravemente su cuerpo al intentar lograr una postura estéticamente satisfactoria.[39]

En 1990, Paul conoció al doctor japonés Hiroshi Motoyama.[40] El doctor Motoyama posee doctorados en Filosofía y Psicología y es un experto yogui pero, además, ha estudiado medicina tradicional china y es un sacerdote sintoísta muy respetado. De joven estuvo bajo el ala del maestro de su madre, quien lo había adoptado.[41] La habilidad del doctor Motoyama para moverse libremente entre los mundos de lo espiritual y de lo físico le permitió investigar utilizando el rigor de la ciencia y la medicina occidental. Con el fin de cuantificar lo sutil, creó instrumentos que, tanto él como otros, aprendieron a usar para verificar y cuantificar el flujo de energía a través del cuerpo sutil.

Para impulsar su investigación y difundir sus hallazgos, el doctor Motoyama creó institutos tanto en Japón como en Estados Unidos.[42] Paul se sintió inspirado por sus descubrimientos y viajó con él a Japón para aprender más.

Lo que Paul aprendió explicaba por qué tiene tanto valor a nivel energético nuestra práctica de yoga. Gracias a su formación en anatomía, ya había agrupado muchos de los importantes beneficios fisiológicos del yoga en general y del Yin yoga en particular. Ahora empezaba a comprender las bases de los beneficios energéticos que también recibimos de nuestra práctica de yoga. La teoría del doctor Motoyama sobre los meridianos (la forma en que las estructuras físicas y energéticas del cuerpo se conectan mediante el sistema de chacras) y sus experimentos científicos demostraban el efecto del yoga sobre la totalidad del cuerpo.

Paul combinó el conocimiento que había recibido sobre anatomía, yoga Taoísta y teoría de meridianos para crear el núcleo de sus enseñanzas sobre Yin yoga, las cuales fueron muy bien recibidas por muchos que reconocían los beneficios de la práctica y se identificaban con el modelo de cuerpo-mente-alma que él proponía.

Contribuyó a demostrar cómo se podía aplicar correctamente el término *yoga* a los principios taoístas de «yin y yang».

De 1998 a 2000, Paul se tomó un periodo sabático y se mudó a Santa Fe, donde cursó un máster en St. John's College dedicado al estudio de los grandes libros del mundo occidental. Sus enseñanzas gravitaban cada vez más hacia el lado yin, aunque jamás volvió la espalda completamente a los estilos yang de yoga: después de todo, necesitamos ese equilibrio en la vida. Para dar una mayor difusión a lo que había aprendido, decidió autopublicar en el 2001 un manual llamado *Yoga taoísta*, que más tarde se convirtió en un libro publicado titulado *Yin Yoga*. En 2012 se publicó una segunda edición de este libro, que sigue vendiéndose y se ha reimpreso en numerosas ocasiones.

Junto con su esposa, Suzee, ha creado varios vídeos fascinantes que demuestran cómo nuestra anatomía particular y única afecta a nuestra práctica de yoga. En una de las secciones más interesantes de su página web aparecen diversos huesos humanos seleccionados por él para ilustrar la gama de variaciones que existe en nuestros cuerpos y en nuestro rango final de movimiento.[43]

Sarah Powers

Sarah Powers también daba clases de yoga en el mismo estudio que Paul a finales de los años noventa y solía ir a recibir clases de él al acabar su propia sesión. Cuando Paul se mudó, perdieron el contacto. Por suerte, solo durante un breve periodo de tiempo.

La llegada de Sarah Powers al mundo yóguico no fue planeada. Su objetivo original era conocer el funcionamiento de su mente. Sarah estaba cursando un máster en Psicología cuando tomó un desvío que cambiaría radicalmente su vida: escogió estudiar un tema basado en un libro que llevaba años dando vueltas por su casa, un libro sobre yoga. Sarah se enamoró del yoga.

Afortunadamente ya estaba casada cuando este nuevo camino se abrió en su vida. Con el apoyo de su marido, Ty, pudo profundizar en la práctica de yoga, hacer cursos de formación de profesorado y comenzar a enseñar en Malibú (California). Su práctica gravitaba hacia los estilos yang, pues por entonces no tenía conocimiento de que el yoga podía ser yin o yang.

Un día, tras una hermosa y sudorosa sesión de Ashtanga yoga, Sarah probó una de las clases de yoga Daoísta que Paul daba. Fue su primer encuentro con el Yin, y le encantó. Le gustó poder entrar profundamente en las posturas, si bien en aquellos tiempos Paul daba sus clases principalmente en silencio, sin explicar los diversos y grandes beneficios del Yin yoga. Con el tiempo, los vaivenes de la vida llevaron a Paul y a Sarah por caminos divergentes y no volvieron a verse hasta mucho tiempo después.

Tras varios años de desarrollar su práctica física de yoga, Sarah sintió que había llegado el momento de vérselas con su mente y decidió ir a un retiro de meditación Vipassana de diez días en Asia. A pesar de la flexibilidad muscular y el amplio rango de movimiento que su práctica de Yang yoga le había aportado, Sarah encontró que sentarse durante una hora varias veces al día era muy doloroso. Le sorprendió lo poco preparada físicamente que estaba para la práctica de meditación. Es difícil vérselas con la mente cuando el cuerpo grita y no te deja escuchar nada.

El camino de Sarah se volvió a cruzar con el de Paul y retornó a la práctica de Yin que había abandonado unos años atrás. Para entonces, Paul ya había empezado a explicar los beneficios de la práctica. Este entendimiento de los beneficios físicos y energéticos convenció a Sarah de que necesitaba seguir tanto con el estilo yin como con el estilo yang de la práctica de asana. Su siguiente retiro de Vipassana fue una experiencia completamente diferente: pudo sentarse en quietud y profundizar en la atención plena sin las distracciones que la afligían anteriormente.

Ahora le tocaba a ella compartir lo que había aprendido. Sarah ya tenía una buena reputación como profesora experta y elocuente, pero solo enseñaba los aspectos yang del yoga. Ahora se disponía a compartir también lo que sabía sobre Yin. Comenzó a llamar «yin» a las posturas de suelo mantenidas durante periodos largos de tiempo y «yang» a la práctica de Vinyasa. Siguiendo esta clasificación de Sarah, cuando Paul encontró una editorial para el manual que había escrito, lo tituló *Yin Yoga*. Como hemos visto, esto no supuso en absoluto el nacimiento del Yin yoga, sino solo el nacimiento de un nombre.[44]

Durante los años que Sarah había estado explorando el lado yin del yoga, tanto ella como su marido también habían investigado la atención plena budista.[45] Sarah comenzó a combinar este aspecto de la práctica con el trabajo físico y energético del yoga. Sus enseñanzas son diferentes de las de Paul: ella entreteje la visión clara y las prácticas de yoga y de budismo para crear una práctica integral que vivifica el cuerpo, el corazón y la mente. Su página web[46] describe sus enseñanzas con más detalle.

Su estilo de yoga combina secuencias de Yin yoga con posturas mantenidas un tiempo prolongado para potenciar el sistema de meridianos y órganos internos, con prácticas de Yang yoga fluidas e inspiradas en las enseñanzas de Viniyoga, Ashtanga e Iyengar. Sarah siente que estimular el cuerpo físico y el cuerpo pránico, así como aprender a abrirnos a nuestras dificultades emocionales, son pasos imprescindibles a la hora de prepararnos para nutrir la visión clara de nuestra naturaleza esencial (un estado natural de consciencia) y profundizar en ella.

Sarah continúa viajando con Ty, su marido, y ofreciendo *Insight* yoga por todo el mundo. El *Insight* yoga entreteje Yin y Yang yoga con budismo y psicología espiritual. Sarah es también cofundadora de Metta Journeys, una organización orientada al servicio que ofrece retiros de yoga en todo el mundo para ayudar a mujeres y niños en los países en vías de desarrollo. En el 2010, Sarah y Ty crearon un instituto que permite a los alumnos profundizar más en la filosofía y práctica de su *Insight* yoga. El *Insight* Yoga Institute ofrece dos retiros de diez días en un programa de dos años, tanto en Estados Unidos como en Asia, y cuenta con más de quinientas horas de certificación de Yoga Alliance.

Los alumnos de Sarah y Paul se acabaron formando como profesores y, a través de ellos, el Yin yoga se convirtió en un linaje de código abierto. La práctica continuó expandiéndose: se estaba creando una masa crítica que no tardaría en llevar el lado yin del yoga a miles de estudios de yoga en todo el mundo.

Notas

1. Este concepto del Tao no es exclusivo de China; también se ha identificado en muchas culturas a lo largo de la historia. En la India, se llama *Dharma*, la ley que sostiene la unidad del universo. En el antiguo Egipto, se llamaba *Ma'at*: el equilibrio cósmico de esta diosa se encargaba de pesar el alma de la persona al final de sus días; sin *Ma'at*, solo existiría el caos. *Logos* jugaba un papel similar para los griegos: es el orden subyacente del universo.

2. Un *vinyasa* es una secuencia de posturas o asanas que fluyen suavemente de una a otra. Su significado literal es «colocar de una manera especial».

3. El término *yogui* se refiere a «una persona que practica yoga» y por lo tanto es de género neutro. Para referirse a un practicante hombre en concreto, se utiliza el término *yoguin* y para una practicante mujer, se utiliza *yoguini*.

4. Los yoguis tienen palabras análogas para yin y yang: *tha* y *ha*, que juntas crean el vocablo *hatha,* del cual deriva el nombre de la conocida escuela de yoga.

5. Individuación es el proceso de integración psicológica del individuo. En este contexto, se asemeja a diversos conceptos yóguicos, pero la individuación se aplica en el ámbito de la psicología, mientras que el yoga se aplica en el ámbito de la espiritualidad. Necesitamos ambos. Como Georg Feuerstein dijo en una ocasión: «La iluminación no es un sustituto de una personalidad integrada».

6. Robert Johnson es analista junguiano, catedrático y autor de varios libros explicativos de conceptos junguianos tales como *Él, Ella* y *Nosotros*. Ha estudiado en el Instituto Jung de Suiza y en el *ashram* de Sri Aurobindo, en la India.

7. De *Owning Your Own Shadow*, de Robert Johnson, pág. 78.[*]

8. Los materiales elásticos regresan a su forma original una vez acaba el estrés al que se los somete. Los materiales plásticos mantienen la nueva forma.

9. En otras palabras, los niños no necesitan Yin yoga por motivos fisiológicos. Aunque algunos se pueden beneficiar de ciertos aspectos energéticos o meditativos de la práctica, no es algo que se recomiende para niños. La niñez es un tiempo para jugar, no para sentarse en quietud y meditar.

10. *Breve* quiere decir cinco u ocho respiraciones, o hasta uno o dos minutos.

---

[*] Publicada en castellano por Obelisco con el título *Aceptar la sombra de tu inconsciente*.

11. La tetania es un calambre involuntario de un músculo. Acuérdate de la última vez que tuviste un calambre: ¡los calambres no son agradables! No queremos causar deliberadamente calambres en la musculatura manteniéndolos contraídos durante periodos largos de tiempo.

12. Esta teoría tiene validez más allá de los tejidos del cuerpo. Necesitamos estrés y luego descanso en todas las áreas de nuestra vida para poder estar sanos, incluidas las relaciones, las habilidades mentales e incluso nuestros sistemas inmunitarios. Por ejemplo, los pacientes de cáncer rara vez se resfrían antes de contraer esa enfermedad. Sus sistemas inmunitarios no se ejercitaron a base de tener resfriados y, por lo tanto, estaban más débiles que los sistemas inmunitarios de personas que sufren resfriados periódicamente. Necesitamos estresar apropiadamente nuestros sistemas inmunitarios para que puedan estar fuertes. Pero también necesitamos descansar.

13. Si los ejemplos anteriores despiertan tu curiosidad, no dudes en comenzar un debate en la sección de debates del foro www.YinYoga.com.

14. Ver Michael Alter, *The Science of Flexibity* (Champaign, IL: Human Kinetics, 2004).

15. Probablemente alrededor del 200 d. C. y míticamente atribuidos a Patanjali.

16. *Yoga Sutras*, págs. II-29 y II-46.

17. Georg Feuerstein, *The Shambhala Encyclopedia of Yoga* (Boston: Shambhala, 2000), pág. 121.

18. El *Pradipika* describe otras posiciones que se utilizan para trabajar con *pranayamas* y *mudras*, pero no están incluidas como asanas en sí.

19. *Hatha Yoga Pradipika*, pág. I-43.

20. Ibíd., pág. I-35.

21. Ibíd., pág. I-19.

22. Ibíd., págs. ii-7 y 8.

23. Feuerstein, *The Shambhala Encyclopedia*, pág. 105.

24. Entre los alumnos famosos de Krishnamacharya se encuentran B. K. S. Iyengar, Pattabhi Jois y su hijo T. K. V. Desikachar.

25. En Yin yoga, *Supta Virasana* se llama postura del Sillín.

26. B. K. S. Iyengar, *Light on Yoga* (Nueva York: Skyhorse Publishing, 1979), pág. 125.[*]

27. *Tao* es la forma, o el camino. *De* significa «virtud», aunque muchas veces se traduce como «poder». *Ching* es un libro o un cuento.

28. Esta filosofía se ve reflejada en muchas enseñanzas en lugares al este de Irán, pero en Occidente es una blasfemia, ya que el Hombre es parte de la creación y no parte del Creador: nos situamos separados

---

[*] Publicada en castellano por Kairós con el título *Luz sobre el yoga*.

del Creador. Se trata de una visión dualista de la creación. En Oriente, la mayoría de las filosofías defienden una visión no dualista en la que el Hombre es parte del Creador y el Creador está en cada uno de nosotros.

29. Hemos utilizado las definiciones de Eva Wong de los cinco sistemas de taoísmo. Si quieres profundizar en el estudio de este fascinante tema, podrías empezar con su libro *Taoísmo*.

30. Eva Wong, *The Shambhala Guide to Taoism* (Boston: Shambhala, 1996), pág. 173.[*]

31. El *tan tien* inferior se encuentra en el abdomen, en la zona del ombligo. Es el hogar de la energía generativa. Gracias al fuego (energía yang) que se halla en el área del estómago, la energía generativa se transmuta en energía vital. El *tan tien* medio se ubica en la zona del pecho. Aquí la energía vital se transforma en energía espiritual. El *tan tien* superior se ubica en el mismo lugar donde los yoguis sitúan el sexto chacra, en el entrecejo. Aquí se recoge y almacena la energía espiritual que con el tiempo se fusionará con los vapores originales del Tao mismo.

32. Esta práctica se describe detalladamente al final del capítulo II.

33. Conocido como el Marco Polo del mundo interior chino.

34. Observa la mayúscula inicial aquí. Para distinguir entre el uso occidental de una palabra y su equivalente taoísta (cercano pero no exacto), usamos una mayúscula inicial en los términos taoístas.

35. Wong, *The Shambhala Guide to Taoism*, pág. 212.

36. Curiosamente, en el yoga indio se asevera que uno nace con solo las respiraciones suficientes para permitirnos vivir hasta los ciento ocho años. Si respiramos demasiado deprisa, agotaremos las respiraciones que se nos han asignado demasiado rápido y no llegaremos a vivir hasta esa edad de tan agradable madurez. Muchos admiten que respirar con mayor lentitud es una de las claves de la longevidad (como ocurre con las tortugas). Volveremos a este tema en el Capítulo II, cuando veamos los ejercicios de respiración en Yin yoga.

37. Paulie Zink afirmó en su página web que «el yoga taoísta es una forma de *chi kung*». De la página web de Paulie Zink, consultada el 4 de marzo de 2003.

38. En el Capítulo VI entraremos en más profundidad en los descubrimientos de Paul.

39. En los libros del doctor Motoyama hallamos retazos de su vida. Los lectores curiosos encontrarán más información en *Awakening of the Chakras and Emancipation*. En él se puede saber más sobre el rigor de

---

[*] Publicada en castellano por Oniro con el título *Taoísmo: Introducción a la historia, la filosofía y la práctica de una antiquísima tradición china*.

sus primeros entrenamientos y el despertar de sus muchos *vibhutis* o poderes: su capacidad para ver los campos de energía, para influir sobre energía defectuosa y corregirla y para curar tanto a las personas que tiene cerca como a quien lo necesita y está lejos. Aquí encontrarás una breve biografía: http://www.cihs.edu/cihs/Dr_Motoyama_bio.htm.

40. El nombre de su madre era Kinue Motoyama y fue la fundadora de la organización religiosa Tamamistsu Jinja. También se la conoció como Myoko no Kamisama.

41. El instituto americano se conoce como California Institute of Human Science (CIHS) y se encuentra en Encinitas (California). El CIHS otorgó un doctorado honorífico a Paul en el año 2005.

42. Puedes obtener mucha más información sobre Paul Grilley en su página web, www.paulgrilley. com.

43. La idea de sostener una postura durante un periodo largo de tiempo ya existía desde antes de que los yoguis de la Antigüedad practicasen asanas. Otras disciplinas físicas, como la gimnasia o la danza, también utilizan esta misma forma de práctica para ayudar a abrir el cuerpo. Por ejemplo, las bailarinas suelen desarrollar la apertura de caderas sentándose en *split* o *spagat* durante largos periodos de tiempo.

44. El maestro tibetano de ambos, Tsoknyi Rinpoche, tuvo una gran influencia sobre ellos, al igual que su maestra zen, Toni Packer. Sarah también menciona a Jennifer Welwood, Lama Tsultrim Allione, Lama Pema Dorje y Stephen Batchelor como personas que han tenido una gran influencia sobre ella.

45. https://sarahpowers.com/sp/approach/about-us/.

Capítulo II

LA PRÁCTICA DE YIN YOGA

Cómo practicamos es mucho más importante que qué practicamos. Con frecuencia, los alumnos de yoga se esfuerzan por adoptar posturas contorsionadas sin tener en cuenta si lo que están haciendo les resulta beneficioso o dañino. Es el ego quien está al mando; y el ego siempre quiere quedar bien en presencia de otros. El yoga nunca ha sido un deporte competitivo:[1] es una práctica interior diseñada para crear consciencia, desapego, ecuanimidad y satisfacción. No usamos el cuerpo para entrar en una postura; usamos la postura para entrar en el cuerpo. Si se practica de forma adecuada, el yoga puede proporcionar todos los beneficios fisiológicos a la vez que aporta la paz interior profunda y las revelaciones que tanto valoraban los yoguis de la Antigüedad. Todo lo que hemos de hacer es practicar con consciencia plena, con atención y con intención.

En las siguientes secciones abordaremos el tema de cómo practicar Yin yoga. De ese modo, estaremos preparados para conocer las asanas más comunes utilizadas en este estilo de yoga. El número de asanas necesarias en Yin yoga no se acerca ni por asomo al de otras prácticas más activas. Cómo máximo, puede que haya unas tres docenas de posturas sin contar las variantes. Exploraremos las posturas más comunes y las estudiaremos en detalle, incluidas sus variantes, opciones y algunas contraindicaciones.

A continuación, investigaremos diversas secuencias o cadenas de asanas ordenadas con una lógica determinada y con un tema central u objetivo en mente. Las asanas que estudiaremos no son todas las que se pueden hacer en Yin yoga; las secuencias serán incluso menos exhaustivas.[2] El Yin yoga suele incidir sobre la parte inferior del cuerpo, si bien es posible aplicar esta filosofía a cualquier zona corporal. También examinaremos brevemente algunas posturas para la parte superior del cuerpo, así como estados concretos en los que el Yin yoga puede ayudar, como el embarazo, los problemas de rodillas y los trastornos de la parte baja de la espalda.

¡ADVERTENCIA! Antes de embarcarte en esta práctica, asegúrate de que puedes hacerlo de forma segura. Consulta a tu médico o a otro profesional de la salud antes de comenzar cualquier práctica de yoga. Las indicaciones que se ofrecen en este libro no están pensadas como sustitución del consejo médico. Aunque hemos confeccionado dichas indicaciones con sumo cuidado, no nos hacemos responsables de cualquier efecto negativo que se derive de tu práctica. Si tienes dudas sobre cualquier aspecto de la práctica o no te sientes bien, busca consejo médico. Lee las contraindicaciones para cada postura antes de hacerla. Cada una incluye diferentes opciones para volverla más accesible. Practica tanto con intención como con atención.

Cómo practicar Yin yoga

«Una vez se haya sentado en [...] una habitación y se haya liberado de toda ansiedad, (el alumno) debería practicar yoga tal y como le indique su gurú».[3]

Un consejo claro y directo. Aunque quizá te preguntes: «¿Qué tipo de habitación?». Bueno, la habitación sería fácil de encontrar, solo has de estar en:

> ... una estancia pequeña de cuatro codos cuadrados, sin piedras, fuego, agua ni distracciones de ningún tipo, y en un país donde la justicia se imparta adecuadamente, donde vivan buenas personas y la comida se pueda obtener con facilidad y en abundancia [...] La habitación debería tener una puerta pequeña, sin agujeros ni huecos, ni demasiado alta ni demasiado baja, bien enlucida con excremento de vaca y sin basura, suciedad ni insectos.[4]

Encontrar un lugar así no debería ser demasiado complicado. Excremento de vaca hay por todas partes y seguramente lo encuentres en el supermercado de tu barrio. La justicia es algo universal hoy en día. Todo eso es fácil, pero... ¿qué narices es un codo?[5]

Estas enseñanzas ilustran cómo el consejo ofrecido en tiempos pasados puede no ser el más adecuado en nuestra época actual. Tener un buen maestro que sepa interpretar las enseñanzas e intenciones de los gurús de la Antigüedad y transmitírnoslas en formato moderno es algo inestimable. En la India, donde los días eran muy cálidos o incluso abrasadores, la práctica de asanas se solía hacer por la mañana bien temprano. ¿Es esa la mejor hora para Yin yoga? Examinemos esta pregunta.

Cuándo practicar Yin yoga

No hay absolutamente nada absoluto. La pregunta sobre cuándo practicar Yin yoga no tiene una respuesta única. Según qué deseemos lograr con nuestra práctica, tendremos numerosas opciones a la hora de elegir un momento para practicar Yin yoga. Todo se reduce a la intención que tengamos.

Podríamos hacer nuestra práctica de Yin yoga:

- Cuando nuestros músculos estén fríos (para que no resten estrés a los tejidos más profundos).
- Por la mañana temprano (cuando es más probable que nuestros músculos estén fríos).
- Por la noche antes de acostarnos (para calmar la mente al irnos a dormir).
- Antes de una práctica yang activa (de nuevo, antes de que los músculos estén demasiado calientes).
- En primavera o verano (para equilibrar estas épocas más yang del año).
- Cuando la vida se vuelva demasiado ajetreada (para equilibrar las energías yang en nuestra vida).
- Tras un viaje largo (viajar es una actividad muy yang, aunque estemos sentados mucho tiempo).
- Durante el ciclo menstrual de la mujer (para conservar energía).

Podríamos establecer una intención para maximizar los beneficios fisiológicos de nuestra práctica de Yin yoga, por ejemplo trabajar con articulaciones y tejidos conectivos. O podríamos enfocarnos en obtener mayores beneficios emocionales o psicológicos, por ejemplo profundizar en nuestra práctica de *mindfulness* o atención plena. También podríamos decidir trabajar con nuestro cuerpo energético, por ejemplo aumentar el flujo de energía o eliminar bloqueos. El mejor momento para practicar Yin yoga será diferente según la intención que establezcamos.

Fisiológicamente, el Yin yoga incide sobre los tejidos conectivos más profundos. Si los músculos están calientes y activos, tenderán a absorber la mayor parte del estrés de la postura; por eso buscamos tener la musculatura relajada. Cuando hacemos Yin yoga por la mañana temprano, los músculos aún no se han despertado (esa es la razón de que a veces nos sentimos más rígidos al despertarnos).[6] De igual modo, una práctica yin antes de una práctica yang activa permite que el estrés penetre con más profundidad en nuestros tejidos.

Los músculos ya se han calentado y están más largos al final, por lo que los beneficios de una práctica de Yin yoga serán menores por la tarde o noche, aunque sus beneficios psicológicos serán mayores. El día en sí es yang y una práctica yin antes de irse a dormir puede equilibrar esta energía. Igualmente, la primavera y el verano son momentos yang del año. Otros momentos yang son aquellos en que andamos muy ocupados o viajamos durante horas. En estos casos, el equilibrio se logra cultivando la energía yin.

La práctica de Yin yoga no se recomienda tras un periodo de inactividad. Después de haber estado sentado frente a un escritorio durante ocho horas en pleno invierno, una práctica más activa puede ayudar a crear equilibrio mucho mejor que una práctica yin. Escucha tu voz interior, pues puede ofrecerte la mejor respuesta a la pregunta: ¿es momento para una práctica yin o yang?[7]

Antes de practicar

Aunque el Yin yoga está considerado como una práctica más suave que su hermana yang, sigue siendo importante tomar las precauciones habituales. La lista de precauciones que aparece a continuación no es exhaustiva. Si tienes dudas, consulta con un profesor o con un profesional de la salud.

- Si estás embarazada o tienes problemas de salud graves, tales como articulaciones lesionadas, una operación reciente, epilepsia, diabetes o problemas cardiovasculares (sobre todo, tensión alta), asegúrate de que comentas tu intención de practicar yoga con un profesional de la salud.

- No te pongas perfume o colonia cuando vayas a practicar. La respiración profunda es parte de la práctica y no es buena idea estar inhalando profundamente estos vapores.

- No comas nada al menos de una a dos horas antes de practicar y no hagas ninguna comida pesada al menos tres horas antes (para las prácticas yang deberías dejar más tiempo).

- Es agradable darse una ducha antes de empezar. Vacía los intestinos y la vejiga. Todo esto forma parte del ritual matutino normal, así que no harás tu práctica de Yin yoga nada más levantarte de la cama. Deja que pasen al menos treinta minutos entre levantarte y empezar cualquier práctica de yoga.

- Si ya estás físicamente agotado, mantén tu práctica corta y suave.

- Evita practicar si has tomado mucho sol ese día. Tomar el sol durante periodos largos agota al cuerpo; permite que se recupere antes de exigirle más.

- Quítate el reloj o cualquier accesorio metálico que se cierre completamente en círculo alrededor de cualquier parte del cuerpo.[8] Si es posible, quítate las gafas también.

- Ponte ropa suelta y cómoda que no restrinja tus movimientos.

- Como no vas a generar calor interno, es una buena idea ponerse capas de ropa adicional y calcetines. Mantén la habitación un poco más caldeada de lo habitual.

- Ten cojines, bloques y mantas a mano como soporte blando y para sentarte en la mayoría de las flexiones hacia delante y en la meditación.

- Elimina las distracciones obvias: desconecta el teléfono, saca al gato, dile a la familia que necesitas un tiempo de tranquilidad.

- Evita las corrientes y los flujos de aire frío.

Pero por encima de todo, practica de forma relajada. Si tienes que hacer algo justo después de la práctica, termina un poco antes para no sentirte apurado al final. Abandona las expectativas de tener «una práctica excelente», pues puede resultar contraproducente. Plantéate hacer lo mejor que puedas y permanece presente ante lo que surja.

Los tres *tattvas* de la práctica de Yin yoga

Un *tattva* es la realidad de un fenómeno, o su categoría o naturaleza principal. Sarah Powers nos ofrece tres principios muy sencillos y eficaces para la práctica de Yin yoga:

1. Entrar en la postura hasta una profundidad apropiada.
2. Comprometerse a permanecer en quietud.
3. Mantener la postura durante un tiempo prolongado.

Si recordamos estos tres principios mientras practicamos, todo será más sencillo. El primer principio es aplicable a todas las asanas de yoga y se suele definir como «explorar nuestros límites».

Explorar nuestros límites

Este es el primer principio de Yin yoga: cada vez que entres en una postura, llévala solo hasta el punto en que sientas una resistencia importante en el cuerpo. No intentes ir inmediatamente tan profundo como te sea posible. Dale al cuerpo la oportunidad de abrirse y deja que te invite a ir más allá. Normalmente se suelta, por lo que puedes profundizar más pasados treinta segundos o un minuto. Pero ¡no siempre! Escucha a tu cuerpo y respeta sus demandas.

Piensa que tu voluntad y tu cuerpo son dos bailarines que se mueven completamente al unísono. Muchos principiantes, e incluso algunos estudiantes de yoga avanzados, convierten su práctica de yoga en un combate de lucha: la mente compite con el cuerpo y lo fuerza a entrar en posturas que se le resisten. El yoga es una danza, no un combate de lucha.

La esencia de lo yin es rendirse. Lo yang es lo que cambia el mundo; lo yin acepta el mundo tal y como es. Ninguno de los dos es superior al otro. Por supuesto que hay momentos en que es adecuado, e incluso necesario, cambiar el mundo. Otras veces es mejor dejar que las cosas se desarrollen sin interferir. Parte de la práctica de Yin yoga consiste en aprender a rendirse.

Esta filosofía se ve bien reflejada en una oración de origen incierto que quizá lleve circulando por el mundo cien años[9] y que habla del reto de equilibrar lo yin y lo yang:

Dios, concédeme la serenidad para aceptar lo que no puedo cambiar,
el valor para cambiar lo que puedo cambiar
y la sabiduría para conocer la diferencia.

La armonía o el equilibrio en la vida proviene de esta sabiduría, una sabiduría que debemos ir obteniendo y aprendiendo a través de nuestra propia experiencia.

El primer *tattva* es la oportunidad de obtener esta sabiduría: escucha a tu cuerpo y ve a tu límite. Cuando el cuerpo se abra, si lo hace, y te invite a ir más profundo, acepta la invitación y muévete hasta el siguiente límite. Una vez allí, pausa de nuevo y espera a que se vuelva a abrir. Es así como exploramos nuestros límites, esperando cada nueva invitación.

Nos vamos moviendo de límite en límite con una respiración suave y fluida, como una surfista surca las olas del océano. La surfista no lucha contra el mar sino que va con él.

Cuando entres en la postura, suelta las expectativas de cómo debería verse o cómo debería ser. En la práctica de yoga occidental hay oculto un destructivo mito: que deberíamos lograr una forma modélica en cada postura. Es decir, que deberíamos parecer una modelo en la portada de una revista. Para acabar con este mito, tendríamos que adoptar el siguiente mantra:

No usamos el cuerpo para entrar en una postura;
usamos la postura para entrar en el cuerpo.

Una vez que hayas llegado a un límite, párate. Entra y observa cómo te sientes. La postura funciona si puedes sentir que el cuerpo se estira, comprime o torsiona.[10] Otro mantra que sería conveniente adoptar en nuestra práctica es:

Si lo sientes, lo estás haciendo.

No es necesario que vayas más allá si ya estás sintiendo un estiramiento, una compresión o una torsión considerable. Ir más allá es una señal de ego; permanecer justo donde estás es asumir lo yin. Pero no utilices esto como una excusa para quedarte parado y no profundizar más en la postura. Al explorar nuestros límites, llegamos a un punto de gran resistencia que conlleva cierta incomodidad. El Yin yoga no tiene por qué ser incómodo, pero te va a sacar de tu zona de confort. Muchos de los beneficios de la práctica se derivarán de permanecer en esta zona de incomodidad, a pesar de que la mente te suplique salir urgentemente. Esto también forma parte de la práctica.

Permaneceremos en la postura siempre que no estemos experimentando dolor. El dolor es el motivo principal que nos lleva a salir de la postura; es una indicación de que estamos desgarrando el cuerpo o estamos a punto de hacerlo.[11] Sensaciones de quemazón, punzadas agudas y cosquilleos eléctricos son definitivamente un «no-no» y justifican que salgamos inmediatamente de la postura. Sin embargo, ninguna profesora puede saber qué estás sintiendo, así que en esos momentos debes ser tu propio gurú y desarrollar tu propia sabiduría.

La posición de Ricitos de Oro

¿Recuerdas el cuento *Ricitos de Oro y los tres osos*? Ricitos encontró la cama de Mamá osa demasiado blanda y la de Papá oso demasiado dura, pero la de Bebé oso le pareció perfecta. La posición de Ricitos de Oro no es una postura, sino más bien un consejo sobre el grado de profundidad que deberíamos adoptar en nuestras posturas para garantizar una salud óptima. Nota: ¡no estamos hablando de rendimiento óptimo! Hemos de entender este compromiso siempre que practiquemos yoga; debemos ser claros con respecto a nuestras intenciones: ¿estamos buscando lograr una salud óptima o trabajando para alcanzar un objetivo de rendimiento? Atletas, bailarines y gimnastas quizá busquen maximizar su rango de movimiento, pero eso no quiere decir que estén cada vez más saludables. Más bien todo lo contrario: muchos atletas y bailarines terminan con graves problemas en las articulaciones porque de jóvenes han forzado sus cuerpos peligrosamente para obtener el máximo rendimiento.

La posición óptima para la salud es la de Ricitos de Oro: ni demasiado, ni demasiado poco. En la siguiente página se muestra gráficamente esta idea mediante una curva clásica con forma de «N» que ilustra el peligro de salirse de los límites óptimos. Si no aplicamos suficiente estrés a nuestros tejidos, se atrofian, pues todo lo que tiene vida requiere cierto estrés para estar saludable. Pero si aplicamos demasiado estrés, los tejidos se degeneran. La curva con forma de «N» que se muestra en el gráfico ha sido comprobada en numerosos estudios científicos.[12] Para obtener una salud óptima, hemos de encontrar ese punto donde la tensión en nuestras posturas es «perfecta»: ni demasiado profunda, pues da lugar a degeneración, ni demasiado leve, pues fomenta la atrofia.

Nuestros límites no son solo físicos; también tenemos límites emocionales y mentales. Puede que, inconscientemente, te estés frenando a la hora de ir más allá para evitar una avalancha de recuerdos, pensamientos o sentimientos dolorosos. Quizá aún no estés lista para afrontarlos. Honra tus límites siempre que se manifiesten y, sobre todo, ¡sé consciente de ellos!

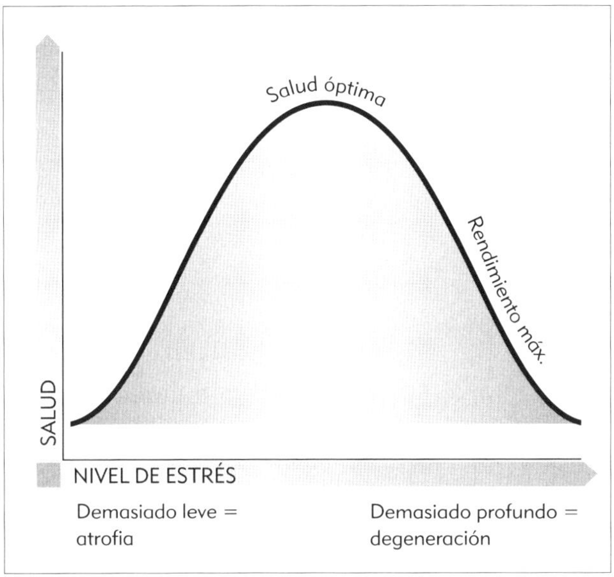

Explorar los límites no es siempre un proceso de «ir más allá». Con frecuencia avanzamos, pausamos, quizá retrocedemos un poco, esperamos y luego seguimos avanzando o nos quedamos parados donde estamos. Nuestros límites siempre están cambiando: los de hoy pueden ser muy diferentes de los de ayer porque nuestros cuerpos cambian. Algunos días retenemos más agua en los tejidos que otros[13] y la retención de agua afecta a la flexibilidad. Nuestros límites no estarán en el mismo sitio cada día. Acepta estos cambios y toma lo que se te ofrezca. Aceptación: esa es la esencia de lo yin.

Comprometerse a permanecer en quietud

El segundo *tattva* de la práctica de Yin yoga es la quietud. Una vez encontrado el límite, nos instalamos en la postura y esperamos sin movernos. Esta es nuestra resolución, nuestro compromiso. Sin importarnos qué urgencia surge en la mente o qué sensaciones se manifiestan en el cuerpo, permanecemos en quietud.

Este consejo tiene dos excepciones. La primera es que nos movemos si experimentamos dolor o si sentimos que estamos luchando para poder permanecer en la postura. La segunda es que nos movemos si el cuerpo se ha abierto y nos invita a ir más profundo. A menos que una de estas dos circunstancias se dé, permanecemos en quietud.

Los tipos de quietud que buscamos son tres:

1. En el cuerpo, como una montaña majestuosa.
2. En la respiración, como un lago tranquilo.
3. En la mente, como el azul profundo del cielo.

Quietud en el cuerpo

El cuerpo se vuelve tan tranquilo como una gran montaña a la cual no afectan los vientos y los dramas que la rodean. Las nubes viene y van, la lluvia cae y la nieve se derrite, pero la montaña permanece en quietud.

Quietud en el cuerpo quiere decir que los músculos están inactivos. Cada vez que nos movemos, los músculos se activan, pues siempre quieren hacerse cargo de cualquier estiramiento corporal. Una de las funciones de los músculos es proteger las articulaciones. Tan solo manteniéndolos muy quietos conseguiremos que el efecto de un estiramiento profundo llegue hasta las articulaciones.

Cuando nos movemos, usamos energía que obtenemos de la respiración. Cuando nos movemos, la respiración se ve afectada. La quietud en el cuerpo conduce a la quietud en la respiración.

Quietud en la respiración

Aquí *quietud* no quiere decir cesación. La respiración se vuelve tranquila, natural y suave. Como la superficie de un lago de montaña que permanece imperturbable ante las brisas rebeldes, la respiración está en calma. Una respiración en calma es regular y uniforme, lenta y profunda, natural y nada forzosa.

Algunos alumnos prefieren una respiración *ujjayi* suave durante su práctica de Yin.[14] Esta respiración es adecuada siempre que sea suave. La respiración *ujjayi* que se utiliza en las prácticas yang puede crear olas en la superficie del lago. Una respiración con un sonido oceánico suave y rítmico ayudará a calmar la mente.[15]

La respiración no debe ser superficial y corta, pero sí uniforme y natural. Quizá puedes intentar alargarla cuatro segundos o más en cada inhalación y cada exhalación. Puede que surjan pausas naturales entre las inhalaciones y las exhalaciones. En estas pausas entre las respiraciones es donde se da la mayor quietud. Permitir que la respiración sea larga, uniforme y profunda forma parte de permitir que surja esta quietud.

La quietud más profunda aparece una vez que la respiración se ha vuelto tranquila.

Quietud en la mente

Tiempo atrás, los yoguis observaron que controlar la mente usando la mente era muy difícil. Esa es la práctica zen del guerrero samurái y requiere una enorme fuerza de voluntad. Sin embargo, existe una puerta trasera de entrada a la mente: la respiración. La mente y la respiración son como dos peces en un cardumen: cuando una se mueve, la otra también. Si la mente está inquieta, la respiración es corta y agitada; si la respiración es corta y agitada, la mente se vuelve inquieta. Pero si hacemos que la respiración sea más calmada y respiramos con mayor profundidad, la mente también se calma.

El cielo siempre nos acompaña. Las nubes pueden obstaculizarnos la vista, pero sabemos a ciencia cierta que, más allá de las nubes, el cielo azul profundo sigue estando ahí. El cielo es una metáfora de nuestra verdadera naturaleza. Raramente vemos quién o qué somos porque un sinfín de pensamientos y distracciones nos impiden ver claramente. La visión de nuestra naturaleza verdadera es posible solo cuando las nubes de pensamiento se han desvanecido. Para lograr esta claridad, se requiere quietud en la mente. La quietud no se puede forzar; debe surgir espontáneamente y por sí sola. Lo que sí podemos hacer es crear las condiciones para que surja.

Para que la mente esté en quietud, la respiración ha de estar en calma. Para calmar la respiración, el cuerpo ha de estar en quietud. Cuando estas condiciones se dan, es posible tener una consciencia profunda, y dicho estado solo se puede lograr con compromiso y dedicación. Comprométete con la quietud y deja que cualquier cosa que surja sea simplemente lo que es.

Mantener un tiempo prolongado

Una vez hemos llegado a nuestro límite, una vez hemos entrado en quietud, lo único que nos queda por hacer es permanecer ahí. Los tejidos yin con los que estamos trabajando no son elásticos y no responden bien al movimiento constante. Son tejidos plásticos que requieren una cantidad razonable de tracción, mantenida durante un tiempo prolongado, para recibir el estímulo adecuado.

Los tejidos yin no responden bien a estiramientos profundos mantenidos durante poco tiempo. Paul Grilley observó que los jugadores de baloncesto que saltan constantemente y someten a los ligamentos de los pies a cargas enormes no desarrollan arcos caídos (pies planos). Los arcos de estos deportistas no se caen porque la tensión extrema es muy breve. Antes que desarrollar arcos caídos, es más probable que se rompan algún hueso o se desgarren los ligamentos de los pies. Sin embargo, una camarera que pesa cincuenta kilos y se pasa ocho horas al día de pie es la candidata perfecta para desarrollar arcos caídos. Al estar de pie, la camarera experimenta una presión suave durante un periodo de tiempo prolongado. Esa es la condición que hace que nuestros tejidos yin cambien.

Las posturas en las prácticas yang se mantienen entre cinco respiraciones y un par de minutos, según el estilo de yoga que se practique. Los tejidos yang requieren ejercicio yang. Las posturas de Yin yoga se suelen mantener durante al menos un minuto y, a veces, hasta veinte minutos. Los tejidos yin requieren ejercicio yin: una presión suave, mantenida durante un tiempo prolongado, que los va persuadiendo para que se estiren.

Mezclar estos dos tipos de ejercicio puede ser peligroso. Los tejidos yang se pueden dañar si se estresan de forma yin. Ningún entrenador físico te sugeriría que intentes fortalecer los bíceps sosteniendo una mancuerna pesada en una postura a medio flexionar durante cinco minutos. Los músculos necesitan movimiento repetitivo para fortalecerse. De igual modo, estresar los tejidos yin de forma yang puede dañarlos. Ir hacia atrás desde la postura de pie para entrar en la postura de la Rueda una y otra vez puede sobrecargar los ligamentos de la parte baja de la espalda hasta llegar a desgastarlos. Debemos asegurarnos de que ejercitamos los tejidos yang de forma yang y los tejidos yin de forma yin.

¿Cuánta profundidad?

Cada cuerpo es diferente pero, en general, el nivel de tolerancia de un tejido desciende cada vez que lo estresamos. Ejercitarse consiste precisamente en eso: en someter a los tejidos a estrés para hacerlos más débiles, al menos inicialmente. Una vez que soltamos el estrés, los tejidos se recuperan y se vuelven más fuertes. Si aplicamos demasiado estrés, lo mantenemos durante más tiempo de la cuenta o no descansamos lo suficiente, nos ponemos en peligro.

Los gráficos de la siguiente página muestran cómo funcionan estas tres variables juntas. La curva superior muestra el nivel de tolerancia que el tejido puede soportar antes de dañarse. La curva inferior muestra el grado de tensión o estrés que se aplica, bien mediante estrés repetitivo o bien mediante estrés prolongado y estable. El eje horizontal representa el tiempo.

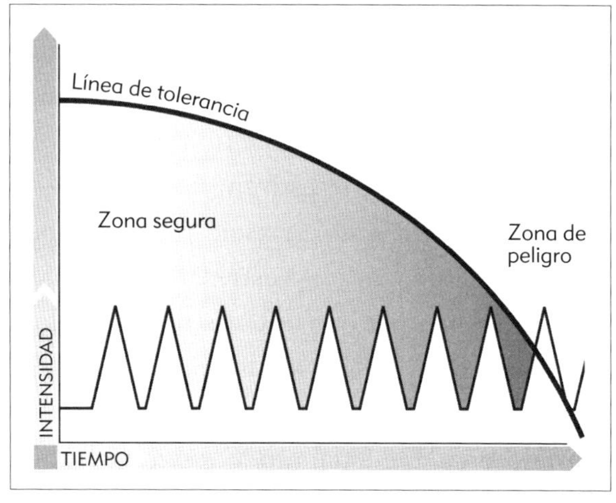

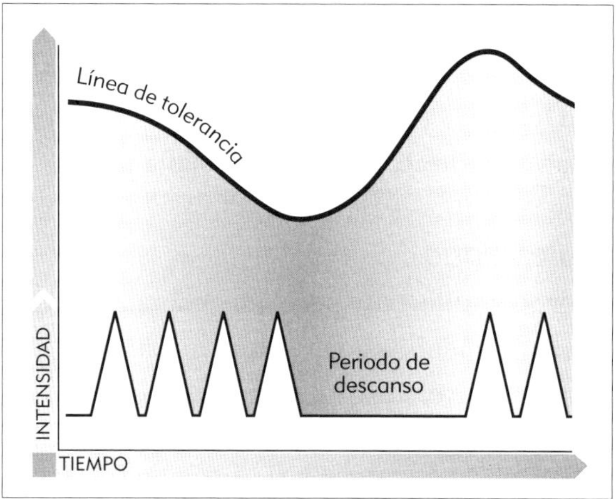

Observa cómo la cantidad de estrés (la línea superior) que nuestros tejidos pueden tolerar disminuye a medida que aumenta el estrés y el tiempo. A la larga, si seguimos estresando los tejidos hasta el punto donde las dos líneas se cruzan, nos lesionaremos.[16] Pero mira el gráfico siguiente. En él se ve el efecto recuperador del descanso.

Si sometemos a estrés al tejido y luego lo dejamos descansar, sus niveles de tolerancia aumentan. Por lo tanto, la clave consiste en no sobrecargar los tejidos, ya sea sometiéndolos a demasiado estrés o manteniendo el estrés durante demasiado tiempo. Se trata de dar a los tejidos tiempo suficiente para recuperarse y fortalecerse.

Todo consiste en encontrar la posición de Ricitos de Oro en todas las posturas, ya sean yin o yang. No vayas demasiado profundo ni abuses de la intensidad (a menos que tu objetivo sea el rendimiento y no la salud). Pero tampoco te quedes corta. Desde el punto de vista fisiológico, en la práctica de Yin yoga el ingrediente mágico es el tiempo, no la intensidad. Ir más profundo en Yin yoga significa mantener la postura más tiempo, no necesariamente llevar la postura más allá.[17]

Recuerda también que nos podemos exceder con todo. No mantengas tus posturas de Yin yoga durante tanto tiempo que empieces a sobrepasar los niveles de tolerancia de tus tejidos. ¡Encuentra el camino del medio!

¿Cuánto tiempo?

Encontrar la profundidad adecuada es importante, pero también hay que tener en cuenta cuánto tiempo hemos de permanecer en la postura para obtener beneficios de salud óptimos. Repito: cada cuerpo es diferente; lo que puede funcionar para un amigo puede ser peligroso para ti.[18] Date tiempo para abrirte. Quizá necesites semanas e incluso años. En el capítulo sobre asanas encontrarás recomendaciones de tiempos para cada postura. Los principiantes deberían empezar con los tiempos más cortos, excepto quienes ya sean bastante flexibles y estén muy abiertos. La escala de tiempo es solo una sugerencia. Algunos alumnos podrán permanecer mucho más tiempo; otros tendrán que salir de la postura antes. Todo dependerá de tus circunstancias únicas y de tu experiencia.

Si practicas por tu cuenta, utiliza un temporizador o un cronómetro. Permanecer en la postura entre tres y cinco minutos puede irte bien. Si eres principiante, empieza manteniendo uno o dos minutos y ve incrementando el tiempo poco a poco. Quizá notes que en algunas posturas puedes estar más tiempo que en otras. Es normal: reinicia el temporizador y permanece más tiempo. Nuestros cuerpos no están abiertos uniformemente. Puede ser mejor permanecer menos tiempo en una postura más difícil, como el Sillín, que en una postura más fácil, como la Mariposa. Si sientes que estar en la postura se convierte en una lucha, sal de ella (independientemente de si ha sonado o no el temporizador).[19]

¿Con qué frecuencia?

En el mundo yang se nos recomienda descansar la musculatura al menos un día entre ejercicios. La razón es permitir la reparación del daño muscular microscópico que se da durante los entrenamientos y la eliminación de los productos de desecho del metabolismo. Para adaptarnos a esta regla, seleccionamos diferentes grupos de músculos con los que trabajar en días sucesivos: la parte superior del cuerpo un día y la parte inferior otro. En el mundo yin las cosas son bastante diferentes. Los productos de desecho que se generan en nuestros entrenamientos yang son el resultado de la producción de energía en las células musculares. En la práctica yin, los músculos están quietos y no metabolizamos energía, por lo que son pocos o ninguno los productos de desecho que se deben eliminar.

Durante nuestra práctica yin, ocasionamos un daño microscópico a los tejidos conectivos y necesitamos tiempo para sanarlos y que se vuelvan más fuertes. Sin embargo, los estudios han demostrado que no tenemos que esperar días entre práctica y práctica para que sanen. En un estudio en concreto que investigaba el estrés terapéutico de una articulación dañada se llegaba a la conclusión de que «... el tratamiento terapéutico ideal para un paciente con una limitación de articulación pasiva no ósea debería ser un estiramiento suave, en la medida que sea práctico y posible, a lo largo de las veinticuatro horas del día, los siete días de la semana, así como empezar tan pronto como la movilidad de la articulación lo permita».[20]

¿Recuerdas el arco de envejecimiento que mencionábamos antes? Cuando somos jóvenes, estamos en la época yang de la vida y tenemos mucha movilidad; lo que necesitamos durante la juventud es estabilidad y ejercitarnos de forma yang. A medida que vamos cumpliendo años y envejecemos, nos acercamos a la época yin de la vida y nos volvemos más rígidos; lo que necesitamos en la vejez es movilidad. Cuanto mayores nos hacemos, más deberíamos hacer Yin yoga cada día.

Presta atención a cómo te sientes, tanto durante la práctica como en los días siguientes. Si comienzas a sentir dolor o cosquilleo, piensa en qué hiciste durante tu práctica de yoga (¡yin o yang!) que pueda haber ocasionado la molestia y modifica la práctica, ya sea no yendo tan profundo o no manteniendo la postura durante tanto tiempo. Recuerda: practica tanto con intención como con atención.

El Yin portátil

La práctica de Yin yoga es portátil: la puedes llevar contigo a cualquier sitio. No necesitas un estudio de yoga, ni siquiera una esterilla; todo lo que te hace falta es un espacio de cuatro codos en el suelo. Es decir, necesitas suficiente espacio para poder estirarte. Es posible hacer estas posturas mientras realizas otras actividades; si bien de este modo no te proporcionará los mayores beneficios (la meditación resultante de una práctica dedicada estará ausente), sí podrás incidir físicamente sobre tus tejidos. Sentarse en posturas de Yin yoga mientras se lee un libro o se habla por teléfono, mientras se come ante una mesa baja o se ve la televisión, ayudará que se abran las caderas más rígidas.[21]

Un último consejo. A todos nos encanta hacer lo que nos gusta. Es obvio, ¿no? Dicho de otra forma: cuando estás equilibrado, tenderás a seguir haciendo cosas que te mantengan equilibrado. Pero si estás desequilibrado, tu tendencia será a seguir haciendo cosas que te desequilibran. A las personas activas les encanta hacer yoga activo; a la gente más tranquila (una forma agradable de llamar a los menos activos) le encanta hacer yoga suave. No practiques siempre lo que te gusta; ¡practica lo que necesitas! Es muy posible que la gente activa necesite Yin yoga más que nadie.

Intención y atención

Habrá más probabilidades de que logremos nuestros objetivos si tenemos una imagen clara de lo que queremos conseguir y vamos comprobando cada cierto tiempo que andamos por buen camino. En última instancia, se trata de tener una intención para nuestra práctica, o incluso para nuestras vidas, e ir prestando atención a qué hacemos. Estas dos cualidades pueden convertirse también en mantras: «¿Cuál es mi intención?» y «¿Estoy prestando atención?». Volveremos una y otra vez a estas cualidades para hacer todo con intención y con atención.

Comenzar la práctica

Al enfrentarse al reto de practicar yoga en casa, muchos alumnos se sienten abrumados por las diferentes posibilidades que se les presentan y no saben bien cómo empezar. Los profesores principiantes se enfrentan al mismo dilema: «¿Qué hago para lograr un buen comienzo?». Plantearte cuál es tu intención, incluso antes de empezar tu práctica, te será de gran ayuda. Una vez que lo tengas claro, será más fácil escoger las asanas que vas a practicar.

Intención

¿Por qué vas a hacer yoga hoy? Quizá nunca te haces esta pregunta y, aún así, sientes el deseo de practicar. ¿Por qué? No hay respuestas correctas o incorrectas: cualquier motivo que te lleve a la esterilla es respetable. Pero comprender tu impulso interior te ayudará a concentrarte en tu objetivo y a prestar atención.

Acordarte durante la práctica de la razón por la que estás haciendo yoga te ayudará a lograr tu propósito. Algunos buscan ganar salud. Si esta es tu razón, acuérdate de sentir tu estado de salud mientras practicas; siente las energías sanadoras fluyendo por ti. Acordándote de que esta es tu intención, te sanarás más rápido. Otras personas buscan fortalecer el cuerpo y abrirlo.

Quizá estás atravesando un periodo muy ajetreado en tu vida y necesitas desacelerarte. Ese será tu objetivo para hoy: lograr equilibrio. Algunas personas hacen yoga como parte de una práctica de meditación, o simplemente porque saben que se sentirán mejor después.

Son razones totalmente válidas para hacer yoga. Pero se puede ir más allá: podemos establecer una intención que exceda nuestro propio beneficio, y podemos hacerlo al principio de todas y cada una de las prácticas. Los beneficios físicos, psicológicos y emocionales seguirán estando ahí, pero lograremos aún más. Las oraciones se han usado durante siglos de la misma forma al dedicar nuestros esfuerzos a un propósito superior a nosotros mismos.

En los textos de yoga, esto se conoce como *ishvara-pranidhana* o dedicar los resultados de tu esfuerzo a algo superior a ti mismo. Al iniciar tu práctica, ya estés de pie o sentado, piensa en alguien o algo que necesite ayuda, atención o gratitud y dedica los beneficios de tu esfuerzo a esa persona o cosa. Esta dedicación te aporta determinación para practicar con la atención plena que acompaña a la intención. Cuando surja un momento difícil durante la práctica (pues suele surgir), tu dedicación hará que encuentres esa fortaleza adicional que necesitas.

Invocación

Convertir una intención en una dedicación es enviar tu energía hacia fuera. Pero hay veces en que eso no es lo que necesitas. En ocasiones lo que realmente necesitas es llevar la energía hacia dentro mediante una invocación. Invocar una fuente y un apoyo externo a una misma es una forma corriente de empezar la práctica de yoga.

Las invocaciones pueden ser tan sencillas como cantar *Om* y permitir que la vibración llene nuestro cuerpo y persista. Asimismo puede ser agradable entonar un canto devocional más largo. Cantar con devoción es una forma maravillosa de trabajar con la respiración, pues no solo estimula la energía que nos recorre, sino que también tiene un efecto calmante sobre la mente y la centra. Muchos alumnos recitan cantos provenientes de la música de kirtan que cada vez está más disponible, como la de Deva Premal, Wah! o Das Brothers.

No todas las invocaciones tienen que ser cantadas. Puedes invocar cualquier símbolo o energía que resuene contigo y, simplemente, pedir mentalmente su apoyo, fuerza, guía o lo que sientas que necesitas en ese preciso instante. Con tu práctica pagas por el favor que recibas.

Meditación inicial

Una vez tengas claro por qué vas a practicar hoy, ya estás lista para comenzar. Normalmente se empieza con suavidad, y un periodo de meditación viene bien. Siéntate, túmbate o permanece de pie en la postura de la Montaña y medita. Tómate tres minutos o más para «hacer inventario» y observar desde dónde empiezas.

Comienza permitiendo que tu consciencia se dirija hasta la parte baja de tu abdomen y, desde ahí, observa el ritmo de tu respiración. Siente el elevarse y descender que acompaña a cada inhalación y exhalación. No intentes cambiar nada. Nota lo que hay y acepta la respiración tal y como se está dando.

Tras unas respiraciones, permite que tu consciencia se amplíe. Observa otras sensaciones que pueda haber en tu cuerpo: tu peso sobre el suelo, la temperatura del aire en contacto con la piel, los sonidos que te rodean...[22]

Pasado un tiempo, lleva tu consciencia a la altura del corazón y comprueba el estado de tus emociones. Pueden ser difíciles, pero no tienen por qué ser sentimientos poderosos y dramáticos.

Examínalos de cerca y no te pierdas nada de lo que surja. La emoción puede ser tan trivial como el aburrimiento. Quizá encuentres algo de irritación; de vez en cuando también puede surgir la satisfacción. La clave consiste en observar lo que va surgiendo sin juzgarte por lo que aparezca. No te critiques si te sientes aburrido o irritado; no te congratules si te sientes satisfecho. Solo observa lo que está ocurriendo en cada preciso momento.

Tras otro minuto aproximadamente, permite que tu consciencia se eleve hasta el punto entre las cejas. Desde ahí, comienza a prestar atención a los pensamientos que surjan. No intentes pararlos; simplemente mira cómo surge cada pensamiento nuevo, obsérvalo y deja que se aleje flotando.

Empieza a movilizar tu energía. El Yin yoga elimina los bloqueos profundos de nuestros tejidos conectivos y permite que el *Chi* o prana fluya sin restricciones. En la práctica yang, utilizamos el movimiento para dar comienzo a este flujo de energía, pero al hacerlo, activamos los músculos, algo que intentamos evitar en la práctica yin. En Yin yoga podemos usar otras técnicas.

Mientras entras en las posturas, mientras las mantienes o sales de ellas, sigue «haciendo inventario». Observa cómo te afecta la práctica a nivel físico, emocional y psicológico. Acepta cualquier cosa que descubras y permanece curioso. Puede que no haya suficiente tiempo en una meditación corta para todos los pasos que se han mencionado. No te preocupes, pues tendrás tiempo de sobra para volver a ellos durante las posturas.

Secuencias

Tus asanas variarán según la intención que hayas establecido al principio de la práctica. Saber qué quieres hacer facilita enormemente la decisión sobre las posturas que vayas a elegir. Por ejemplo, supongamos que tu intención de hoy es trabajar con las caderas. De la lista de asanas incluidas en el siguiente capítulo, escogerías cualquier postura que incida sobre las caderas o las abra. Si una postura concreta no te funciona, intenta otra, pues existen diversas asanas capaces de incidir sobre un área concreta.

En el Capítulo IV hay varios ejemplos diseñados y pensados para intenciones o temas concretos. Hay secuencias para las caderas, la columna, la parte superior del cuerpo y las piernas. Incluso hay una para trabajar con la totalidad del cuerpo de forma yin. Si tu intención es trabajar con la energía, hay dos secuencias que puedes elegir: una trabaja con los riñones y la otra con el hígado. Si tu intención es hacer una práctica más meditativa y consciente, cualquiera de estas secuencias funcionará.

Para quienes están empezando y tienen poca experiencia de Yin yoga, se ofrecen unas secuencias introductorias. Con el tiempo, sabrás de forma intuitiva qué asanas funcionan mejor para ti y crearás tus propias secuencias.

Asanas de inicio

Al principio de la práctica, lo que buscamos es abrir lentamente el cuerpo. Antes de entrar con profundidad en una extensión de la columna, necesitamos hacer una extensión más suave que nos prepare. La misma lógica se usa para flexiones o torsiones. Hay que abrir el cuerpo con posturas más fáciles antes de entrar en las aperturas más profundas.

En Yin yoga no queremos calentar el cuerpo; queremos que los músculos permanezcan fríos para que no acaparen todo el estrés de las posturas. Cuando la musculatura está fría, el estrés puede penetrar con mayor profundidad en los tejidos conectivos. Las posturas que realmente funcionan como inicio son pocas:

- La Mariposa: suelta las caderas y la columna.
- Postura del Niño: enraíza y calma.
- La Oruga y el Colgado: sueltan la columna para las flexiones más intensas.

- La Rana (en versión Renacuajo): suelta las caderas y la parte superior de la espalda.
- La Esfinge: suelta la columna para las extensiones más profundas y estimula el meridiano del Riñón, que ayuda a fortalecer todos los demás órganos.

Cada una de estas posturas comienza a trabajar una zona concreta del cuerpo y la prepara para las posturas más intensas que siguen. Ten en cuenta tus intenciones y qué zonas del cuerpo quieres trabajar para escoger bien tu primera asana y que esta te ayude a avanzar hacia tus objetivos. Una alumna muy flexible podría empezar su práctica casi con cualquier postura si recuerda el primer *tattva* del Yin yoga: explorar nuestros límites adecuadamente. No obstante, hay unas cuantas asanas que necesitan preparación previa. Por ejemplo, incluso los alumnos más flexibles tendrán que prepararse para el Caracol, la Foca y el Dragón Alado. Antes del Caracol, suelta el cuello. Antes de las extensiones más profundas de la columna, como la Foca, haz una extensión más suave. Antes de las aperturas de cadera más intensas, empieza por las más suaves.

La Mariposa puede ser una primera postura estupenda para casi cualquier práctica, pues incide suavemente sobre las caderas y la columna. Se trata de una flexión suave de la columna y las caderas, una abducción suave de los muslos y una rotación externa suave de las caderas. Desde aquí puedes continuar en muchas direcciones: trabajar en mayor profundidad con las caderas, con la columna, etc. Pero si practicas Yin yoga por la tarde y te has pasado el día entero encorvado frente a la pantalla del ordenador, en lugar de la Mariposa quizá sea mejor que empieces tu práctica con una extensión de la columna suave como la Esfinge. La cuestión es que debes elegir tu primera postura deliberadamente y teniendo en cuenta hacia dónde quieres ir y también de dónde vienes.

La respiración oceánica

Llegado este momento, ya estás practicando. Has entrado en una postura y aplicado los tres *tattvas*. Investiguemos ahora el tipo de respiración yin del que hablamos antes: la respiración oceánica.[23]

En yoga existen muchas técnicas de respiración o *pranayama*. Algunas son muy activas y estimulantes y resultan beneficiosas en determinados momentos. Pero para activar el sistema nervioso parasimpático (el sistema de descanso-digestión) necesitamos un *pranayama* lento y suave llamado *ujjayi*. *Ujjayi* significa «respiración victoriosa» o, como se conoce poéticamente, «respiración oceánica».

En su libro *A Life Worth Breathing*, Max Strom describe bien la práctica de la respiración oceánica:[24] imagínate que quieres limpiar tus gafas y les aplicas vaho con el aliento. Intenta hacer este sonido de «haahhh» tanto en la exhalación como en la inhalación. Al principio, hazlo con la boca abierta hasta que puedas crear el leve sonido de las olas al romper en la orilla de forma natural y sin pensar. Cuando lo consigas, pasa a hacer el mismo sonido con la boca cerrada.

La respiración oceánica reaviva y expande los pulmones, trae hacia ellos aire fresco de forma dinámica y expele aire estancado y estrés. También calma la mente y puede ser muy eficaz para procesar la tristeza. Si surgen emociones o incluso lágrimas al usar la respiración oceánica, recíbelas como una experiencia sanadora.[25] En su libro *El corazón del yoga*, T. K. V. Desikachar recomienda que centremos la atención en la exhalación al principio. Practica observando tu exhalación hasta que te familiarices a fondo con ella. Una vez logrado, permite que tu consciencia abarque las inhalaciones y familiarízate a fondo con ellas. No te preocupes de la práctica de retención de la respiración con pulmones llenos o vacíos.[26] Céntrate en permitir que tu respiración oceánica se alargue, pero sin forzarla. Imagínate que haces *surfing* con la respiración y estás fluyendo con las olas. Desikachar advierte que alargar la respiración no es el objetivo, aunque esté bien. El objetivo es hacer todo lo posible por permanecer centrados, presentes y prestando atención a la respiración. Alargar la respiración tiene beneficios psicológicos y fisiológicos concretos que examinaremos más tarde.

La práctica sería algo así: cuando hayas logrado un punto de quietud en tu postura, empieza a hacer el sonido del océano. Comienza primero con la boca abierta y deja que la respiración se vuelva más lenta. Cuenta hasta cuatro al inhalar, pausa contando uno, cuenta hasta cuatro el exhalar y pausa de nuevo contando uno. En total, has contado hasta diez, el equivalente a seis respiraciones por minuto. Luego inténtalo con la boca cerrada y conviértelo en un hábito. Siempre que hagas una postura, imagina que surfeas con tu respiración oceánica. Llegará el día en que podrás utilizarla todo el tiempo y no solamente durante tu práctica de yoga.

El siguiente paso será llevar toda la atención hacia dentro. Observa cómo se siente el respirar. Observa todo lo relativo a tu respiración y qué ocurre mientras respiras. Explora el lado yin de tu respiración.

Enlazar asanas

En el mundo yang, a los yoguis les encanta crear bonitas secuencias en las que se mueven de una postura a otra como en una danza. Estas secuencias tienen un ritmo y una lógica: abren el cuerpo en fases, nos preparan para las posturas más exigentes, nos elevan y nos proporcionan periodos de calma. El mundo yin es bastante diferente. Como mantenemos las posturas más tiempo, no podemos incluir tantas.

Empezaremos el viaje con posturas más superficiales antes de entrar en las más profundas. Las posturas superficiales preceden de forma natural a las profundas. Por ejemplo, si quieres trabajar con extensiones de la columna o estimular los riñones, puedes empezar con la Mariposa o el Sillín. Después de una extensión suave, tu cuerpo estará preparado para entrar en la Foca o el Camello.

Muchas asanas casi nos piden que las practiquemos en parejas. El Lazo parece fluir de forma natural y orgánica hacia el Cisne.

Las torsiones fluyen desde un lado hacia el contrario. La Libélula flexionada sobre una pierna invita a llevar la flexión hacia la otra después, o viceversa. Tras ellas, flexionar hacia delante por el centro resulta muy natural.

En los estilos yang de yoga, después de cada postura intensa se busca algún tipo de contrapostura para soltar los tejidos. Las contraposturas mueven el cuerpo en dirección contraria a la de la postura anterior. En el estilo yin también se recomiendan contraposturas, pero no es necesario que sigan inmediatamente a la postura. Los movimientos yang suaves son agradables entre posturas yin para aliviar cualquier tipo de estancamiento incipiente y para hacer fluir de nuevo la energía. En Yin yoga no es necesario hacer la contrapostura inmediatamente después de la asana. Puedes realizar todas tus flexiones hacia delante antes de pasar a las extensiones de la columna. Haz todas tus posturas de caderas antes de pasar a las contraposturas. Pero sin dogmatismos: si sientes que te apetece mucho hacer una postura, ¡hazla!, en cualquier momento.

Las contraposturas son muy lógicas: las extensiones de la columna equilibran a las flexiones hacia delante, y viceversa. El lado derecho equilibra al lado izquierdo. La rotación interna de las caderas equilibra a la rotación externa. Las torsiones se pueden utilizar para equilibrar casi cualquier postura que trabaje con la columna. A veces, estas contraposturas son movimientos simples y otras veces son posturas concretas mantenidas durante un tiempo. Algunas posturas yang parecen estar hechas para cuando salimos de las posturas yin. Por ejemplo, el Perro Bocabajo es muy agradable después del Cisne. Y si nunca te ha atraído el Perro Bocabajo, tras cinco minutos de jugar con los Dragones, pronto te darás cuenta de que el Perro es el mejor amigo del yogui.

Antes de acabar tu práctica, asegúrate de haber hecho contraposturas para todas las posturas intensas que hayas realizado. Al final del Capítulo III se sugieren algunas contraposturas yang.

Deja que el cuerpo descanse un momento entre cada asana, sobre todo si ha sido una postura intensa. Respeta los deseos del cuerpo y tómate tu tiempo entre postura y postura.

Acabar las asanas

En los estilos yang de yoga, el profesor deja un buen tiempo al final de la práctica para enfriar el cuerpo. En Yin yoga no es necesario. Pero aunque no hemos llegado a calentar el cuerpo, tenemos que encontrar una forma de retornar a la neutralidad y el equilibrio. Cualquiera de las asanas de inicio podría funcionar de cierre, si bien una postura que se suele hacer con frecuencia es la torsión espinal supina. Esta postura permite al cuerpo relajarse y soltarse completamente y es una de las asanas más yin que existen.

La torsión de la columna se puede dirigir hacia arriba o hacia abajo para aliviar la zona que más se haya trabajado durante la práctica. Mover las rodillas hacia las axilas hace que la torsión se dé más alta en la columna cuando la redondeamos hacia delante. Colocar las rodillas a la altura de las caderas endereza la columna y permite que la torsión se dé uniformemente a lo largo de esta. Mover las rodillas hacia abajo arquea la columna ligeramente y lleva el énfasis de la torsión hacia la zona lumbar y del sacro.

Puedes realizar la torsión de la columna en distintas orientaciones y sentada o tumbada. Aunque no es la única forma posible de acabar la práctica, la torsión restablece el equilibrio en el sistema nervioso y elimina cualquier torcimiento residual.

Otras consideraciones

Algunos alumnos tienen un lado del cuerpo claramente más abierto que el otro. Erich Schiffmann nos da un consejo estupendo: empieza tus asanas por el lado más abierto. El doctor Motoyama se muestra de acuerdo con él. Tu lado más cerrado observará con asombro lo que ocurre y se sentirá inspirado a abrirse hasta el mismo punto. Si no sabes qué lado está más abierto, no importa.

Pero asegúrate de que no haces el mismo lado dos veces para no acabar cojeando. En serio, es algo que ocurre. Una forma de asegurarte de que no te sucede a ti es empezar siempre con el lado derecho. Así sabrás que el lado siguiente es el izquierdo. Si tienes poco tiempo, haz menos posturas en lugar de mantenerlas durante menos tiempo. Las últimas respiraciones son las que te proporcionan el mayor beneficio en una postura. Es como esa última flexión de brazos o *push-up* que te fortalece más que el resto, o ese último *donut* cremoso y lleno de azúcar que te engorda más que los demás. Pero como hemos dicho que no hay nada absoluto, haz lo contrario si así lo sientes: haz más posturas más cortas si tienes menos tiempo. No obstante, acortar el tiempo de las posturas nos aleja de la verdadera naturaleza yin de la práctica. Si solo tienes tiempo para una postura, haz la Mariposa.

Finalmente, sé consciente de cuánto tiempo le vas a dedicar a practicar. La meditación y las posturas iniciales pueden ocupar un 15 % de este tiempo; las posturas finales, incluida *Shavasana*, quizá otro 15 %. Te queda un 70 % de tiempo para las posturas principales a las que realmente te quieres dedicar. Sé consciente del tiempo a medida que vas practicando. No acortes el final porque te has entusiasmado con las posturas más divertidas de la parte central y te has dedicado más a ellas. *Shavasana* es la parte más importante de la práctica, tal y como veremos a continuación.

Acabar la práctica

Si bien no necesitamos enfriar el cuerpo tras una práctica de Yin yoga, sí hemos de restaurar su neutralidad. Una vez terminada nuestra última postura, llega la hora de descansar y luego de hacer la transición de vuelta al mundo que habíamos dejado atrás. Este periodo de descanso se llama *Shavasana*.

Todo tipo de ejercicio tiene dos partes: una en la que se estresa el cuerpo y otra en la que se le permite descansar. La mayoría de los profesores, entrenadores y alumnos dedican mucho tiempo a aprender cómo estresar el cuerpo en un sinfín de formas. A *Shavasana*, el periodo de relajación al final de la práctica, se le debería otorgar la misma importancia aunque, desgraciadamente, muchos alumnos no son conscientes de la necesidad de contrarrestar el estrés con descanso. Al practicar en casa o por cuenta propia, puede que se salten su *Shavasana* o que la hagan demasiado corta. Es mejor acortar las otras asanas y mantener intacto el tiempo disponible para *Shavasana*.

No todas las formas de descanso son iguales. Un estudio médico[27] demostró que los efectos del estrés se reducían mucho más rápido en *Shavasana* que sentándose o tumbándose en quietud. *Shavasana* es una manera activa de relajarse, aunque pueda sonar a contradicción, y ha demostrado ser la forma más eficaz posible de descanso. ¡No te la saltes!

Una vez hayamos terminado, nos deberíamos sentir totalmente equilibrados. Después de *Shavasana*, o incluso justo antes, se suele hacer un *pranayama* tranquilo o algún trabajo energético. Tras *Shavasana* puede que te encuentres en un estado yin alterado y profundo. Realizar algún tipo de respiración guiada ayuda a equilibrar tus energías yin y yang y a despertarte de nuevo. *Nadi Shodhana*, la respiración por fosas nasales alternas, es un buen modo de nivelar estas energías.

Meditación final

Tras relajarte y equilibrar tu energía, podrías concluir con una meditación corta que sea un reflejo de tu meditación inicial. Podrías recordar tu intención para la práctica o volver a hacer inventario interior. Compara la forma en que te sientes ahora con cómo te sentías al principio. Observa las diferencias sin más, si es que hay alguna. No juzgues tu práctica considerándola buena o mala.

También podrías terminar con algo que simbolice un cierre. Junta las palmas de las manos en gesto de oración, dejando un poco de espacio entre ellas que se haga eco del espacio en tu corazón. Haz una reverencia inclinándote hacia el suelo.

Cuando te levantes, podrías cantar algo breve. *Om* sería suficiente. O podrías cantar *Lokah Samasta Sukhino Bhavantu*.[28] O simplemente acabar diciendo *Namasté* a todos los maestros que te han guiado en la vida.[29]

Los yoguis más comprometidos dedican el tiempo posterior a *Shavasana* a una práctica de meditación completa. Como el cuerpo se encuentra abierto y fuerte, estar sentados con el corazón feliz suele ser más fácil. La respiración está tranquila. Es el momento perfecto para entrenar la mente.

La transición a tu siguiente actividad

Una vez acabada la práctica, te espera el día a día. No te lances de cabeza a tus tareas; saborea la tranquilidad unos momentos. Sean cuales sean tus siguientes acciones, hazlas con atención plena. Permite que esta consciencia potenciada perdure a lo largo del resto del día. Nota tu cuerpo más abierto a medida que te mueves. Sonríe y párate con frecuencia. Tómate tiempo para volver a esa consciencia.

Movilizar la energía

El yoga funciona a diversos niveles: físico, psicológico y energético. La forma en que practicamos puede afectar a nuestro cuerpo energético tanto como afecta al cuerpo físico. Existen al menos cuatro formas principales de estimular el flujo de energía en el cuerpo: la acupuntura, que utiliza agujas insertadas en puntos especiales a lo largo de los meridianos;[30] la acupresión, que estimula los tejidos a lo largo de las líneas de los meridianos (y todas las variedades de terapias con masaje y prácticas de asana asociadas); la consciencia simple; y la respiración dirigida hacia un punto. En nuestra práctica de Yin yoga no utilizamos acupuntura, pero aplicamos presión a lo largo del recorrido de los meridianos para estimular el flujo de energía. Cuando mantenemos las posturas durante la práctica de Yin yoga, añadimos otras dos formas de movilizar la energía: la consciencia y la respiración.

La consciencia simple

Ya hemos mencionado la consciencia en varias ocasiones: practicamos con consciencia y practicamos con presencia cuando prestamos atención a lo que está ocurriendo justo aquí, justo ahora, en el momento presente. Cuando comenzamos nuestra práctica con una meditación corta, prestamos atención a cómo nos sentimos. Cuando entramos en una postura y la mantenemos en quietud, enfocamos nuestra consciencia en la respiración o las sensaciones que estamos experimentando.

Haz este pequeño experimento: mírate el dedo pulgar e imagina que puedes sentir la energía en su interior. Observa cómo se comienza a calentar por el simple hecho de llevar hacia él la atención. Continúa enfocada y siente el pulgar durante todo un minuto. La sensación de calor no es imaginaria.

Cuando llevamos la atención a una zona concreta del cuerpo, nuestro sistema nervioso parasimpático se activa, la frecuencia cardíaca se ralentiza y los vasos sanguíneos se dilatan, lo cual permite que fluya más sangre y energía hacia esa zona. Podemos sentir cómo está ocurriendo. La consciencia simple lleva energía al punto en el que nos concentramos. Es por este motivo por lo que queremos prestar atención durante nuestra práctica de yoga a lo que estamos sintiendo en el cuerpo. Buscamos potenciar el flujo de energía a través de los tejidos que estamos ejercitando, algo que hacemos sintiendo qué está ocurriendo en ellos.

Existe una técnica utilizada por las mujeres durante el embarazo para aliviar el dolor que se llama *effleurage* o tocar ligeramente. A veces también se usa como antesala de un masaje profundo. Tocar ligeramente las zonas del cuerpo donde hay sensaciones profundas durante una práctica de Yin yoga ayudará a llevar consciencia y energía a esa zona. Quizá notes que hacer *effleurage* sobre la zona donde estás sintiendo la postura con mayor intensidad disminuye el deseo de moverse. Experimenta con un toque ligero, usando la punta de los dedos, o con una presión más profunda usando la palma de la mano. Por ejemplo, en la torsión espinal supina con la pierna superior extendida hacia el lado, tal vez sientas tirantez en el lado externo de la cadera. Acaricia suavemente esta zona con los dedos. En lugar de salir corriendo mentalmente de lo que está ocurriendo, lleva tu consciencia justo hacia la sensación. Cuanta más atención prestes, mayor será el flujo de energía a la zona.

Más poderosa aún que la consciencia simple es la consciencia combinada con la respiración dirigida hacia una zona.

Respiración dirigida hacia una zona

Además de sentir una zona concreta del cuerpo, también podemos enviar hacia ella nuestra respiración. Para alguien que nunca lo haya hecho, puede sonar raro. ¿Cómo se puede respirar en cualquier otro sitio que no sean los pulmones? Toma una respiración profunda y siente cómo se mueven los hombros y el abdomen: ahí tienes ese movimiento más allá de los pulmones. Cuando el diafragma desciende, presiona contra el estómago y el hígado. Estos presionan a su vez contra los órganos inferiores, que también presionan contra la cavidad abdominal. La presión sanguínea y el pulso aumentan con la inhalación y disminuyen con la exhalación. El efecto se siente por todo el cuerpo.

La respiración afecta a cada célula del cuerpo, directa o indirectamente. Al principio, es algo que sucede más allá de nuestro control consciente. A medida que vamos practicando dirigir la respiración hacia una zona, empezamos a sentir sus efectos. Más tarde podemos aumentar o potenciar estos efectos de forma deliberada. En las zonas cercanas a los pulmones es más fácil. Siente el abdomen bajo en tu próximo ciclo de respiración y nota las fluctuaciones de la tensión en esta área. Luego ve notando no solo la tensión, sino también la transferencia de energía. Esta combinación de atención y movimiento de la respiración hacia la zona multiplica por dos la energía que se mueve hacia esa área.

El mantra Hamsa

A lo largo del día entonamos el mantra *Hamsa* un promedio de veintiuna mil seiscientas veces. «Ha» es el sonido de la respiración en la exhalación y «sa» es el sonido de la inhalación. Algunas tradiciones lo interpretan al revés y hacen el mantra como *So'ham*. En la inhalación oímos «hmmm» y en la exhalación un «sa» suspirado. Iyengar dice que en realidad van combinados; cada ser crea *So'ham* en la inhalación (que significa «Él soy Yo») y *hamsa* en la exhalación (que significa «yo soy él»). Este mantra se llama *ajapa* mantra.[31]

Mientras cantamos este mantra apenas audible con cada respiración, podemos sentir la energía moviéndose en nuestro interior. Cierra los ojos y nota cómo se altera tu estado energético mientras inhalas y exhalas. Experimenta y oye «ham» en la inhalación y «sa» en la exhalación. ¿Te sientes más energizado así o en la exhalación? ¿Notas cambios en las sensaciones energéticas?

Como la respiración oceánica, la respiración *Hamsa* se puede utilizar fuera de la práctica de yoga. Todos pasamos por momentos de la vida en los que nos sentimos desbordados y necesitamos relajarnos. La respiración *Hamsa* puede sernos útil en esos momentos. Otras veces, cuando lo que necesitamos es un aporte rápido de energía, la respiración contraria sería la ideal.

Hay ocasiones en que podemos sentir la energía fluyendo por nosotros, pero la notamos desequilibrada. Quizá nos sintamos algo «descolocados» tras una larga práctica de Yin yoga y necesitemos recomponernos. También puede suceder que nos sintamos energizados pero demasiado excitados tras una práctica muy yang. En ese caso hemos de calmarnos. Si *Shavasana* no nos ha devuelto a un estado tranquilo pero alerta, quizá necesitemos una medicina más fuerte para restaurar el equilibrio. *Nadi Shodhana* puede ser ideal.

Nadi Shodhana

Nadi significa «pequeño río» y hace referencia a los canales a través de los cuales fluye el prana. Los *nadis* son los equivalentes de los meridianos. *Shodhana* significa «purificación». Por lo tanto, *Nadi Shodhana* es una limpieza de los canales energéticos. Otro de los nombres con que se conoce esta práctica es *Anuloma Viloma* o

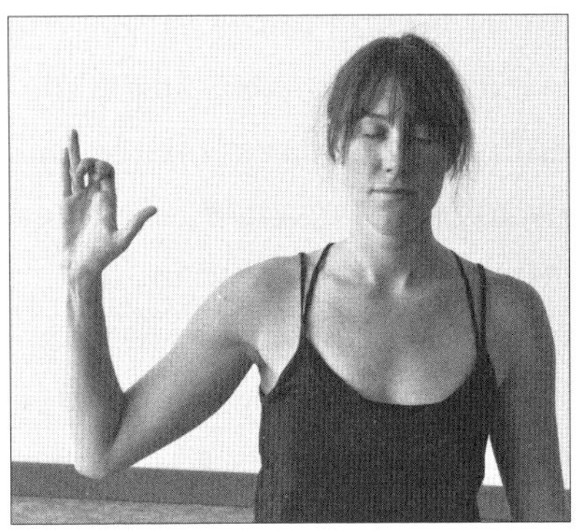 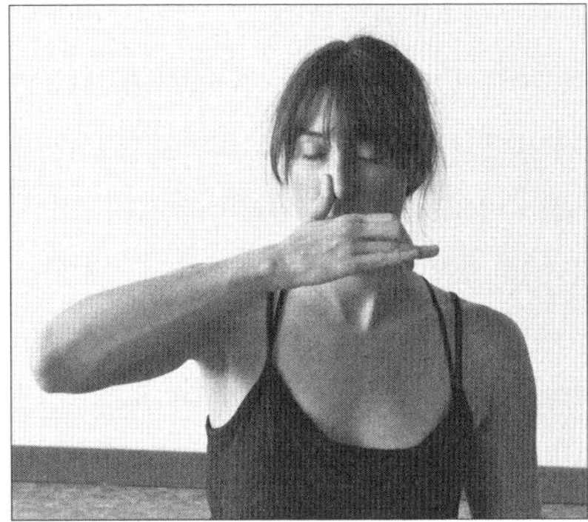

respiración por fosas nasales alternas.[32] Esta práctica no solo limpia los *nadis*, sino que también equilibra la energía en ambos lados del cuerpo: el yin y el yang.

La posición de la mano en *Nadi Shodhana* es especial. Se utiliza la mano derecha, con los dos dedos centrales bien doblados hacia la palma de la mano o extendidos para que puedan descansar en el punto entre las cejas. El pulgar derecho se usa para presionar sobre el lado derecho de la nariz y tapar esa fosa. El dedo meñique y el anular se mantienen juntos y se utilizan para cerrar la fosa nasal izquierda. El brazo derecho puede volverse pesado, ya que lo tendremos elevado durante la práctica. Si te ocurre, puedes utilizar el brazo izquierdo para sostener el derecho.

Patrón básico

Comienza con el lado izquierdo. Inhala y presiona con el pulgar derecho la fosa nasal derecha para cerrarla. Inhala en cuatro por la fosa nasal izquierda y, a continuación, suelta la derecha mientras cierras la izquierda y exhalas en cuatro por la derecha. Completa el ciclo inhalando por el lado derecho, cerrándolo, abriendo el izquierdo y exhalando por este último. Continúa contando cuatro en la inhalación y la exhalación y haz de ocho a doce vueltas. Cuando termines, siéntate en quietud.

Añadir kumbhaka *y alargar la exhalación*

Existe una versión más avanzada de *Nadi Shodhana* que mantiene la misma cuenta en la inhalación pero alarga la exhalación a ocho. Una vez domines esta fase, puedes pasar a la de añadir retenciones. Entre la inhalación y la exhalación, tapa ambos lados de la nariz y retén la respiración contando hasta cuatro. Esto se llama *antar kumbhaka* o retención a pulmón lleno. A medida que ganas experiencia, podrías añadir *bahir kumbhaka* al final de la exhalación, también contando hasta cuatro. Puedes intentar una práctica más avanzada y ampliada de *Nadi Shodhana* tras unos cuantos meses practicando las versiones más sencillas, y siempre que no tengas dificultades o efectos secundarios (visita www.YinYoga.com para ampliar la información).

Orbitar la energía

En última instancia, lo que estamos buscando es que la energía fluya libremente y sin obstrucciones por nuestro canal central (*Nadi Sushumna* o Vaso Gobernador). Antes de que esto suceda, necesitamos que los meridianos que fluyen a ambos lados del *nadi* central (los *nadis Ida* y *Pingala*) estén abiertos. *Nadi Shodhana*, tal y como se ha descrito, es una forma de abrir ambos canales. Otra forma es hacer circular la energía mentalmente a través de estos tres canales mientras respiramos y mantenemos nuestra postura. Existen varias maneras de lograr este orbitar de la energía.

La órbita simple

Empezamos la órbita simple de la energía sintiendo el centro del corazón. Siéntate cómodamente y cierra los ojos. Exhala. Comienza cuando los pulmones estén vacíos: mientras inhalas, imagina o siente la energía fluir hacia abajo por la columna hasta el extremo del sacro. Mientras exhalas, cambia el sentido y sigue la energía fluyendo hacia arriba hasta el espacio del corazón. Repítelo unas cuantas veces. Respira con mayor lentitud y cuenta al menos hasta cuatro en cada inhalación y cada exhalación.

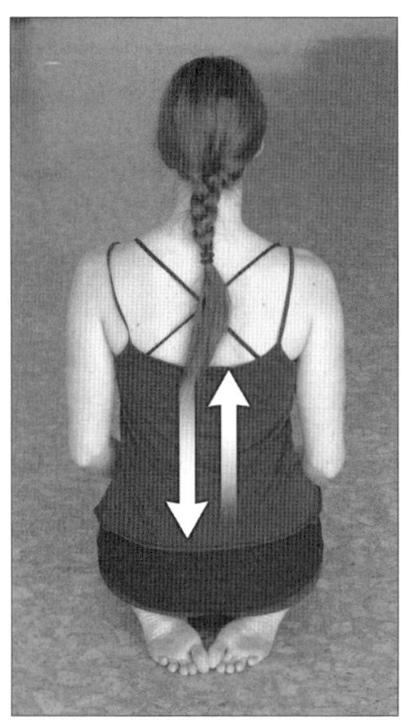

De entrada puede que no sientas nada fluir por ningún sitio. No te desanimes; aprender a percibir este tipo de sensaciones requiere práctica. Empieza simplemente fingiendo que lo sientes. Quizá te ayude imaginar que alguien te recorre la columna con el dedo: hacia abajo desde el corazón en la inhalación y de vuelta hacia arriba hasta el corazón en la exhalación.

Una vez que puedas seguir este fluir, incluso si es solo en tu imaginación, añade una corta pausa al final de la inhalación. La energía ahora se encuentra en el chacra *Muladhara*, en la base de la columna. Déjala ahí un momento pero lleva tu consciencia al chacra *Ajna*, en el entrecejo. Siente, o haz como si sintieses, la energía ahí. Tras un segundo aproximadamente, exhala siguiendo la energía subir de vuelta hasta el corazón.

Haz unos cuantos ciclos más. Si puedes seguir la energía durante unos ciclos sin distraerte y sin perder el flujo, añade esta variación final: continúa pausando al final de la inhalación pero agrega también una pausa corta al final de la exhalación. La energía habrá vuelto al espacio del corazón al final de la exhalación. Déjala ahí y lleva tu consciencia de vuelta al chacra *Muladhara*. Siente el perineo[33] y nota el aumento de energía en esta zona. Mantente ahí tan solo un momento y comienza la siguiente inhalación llevando la consciencia de vuelta al corazón. Todo esto se puede hacer con respiración oceánica. Recuerda: cuenta cuatro al inhalar, uno en la pausa, cuatro al exhalar y uno en la pausa.

Cuando permitimos que la energía descienda en la inhalación, estamos uniendo el prana de la inhalación con el *apana* de la parte inferior del abdomen. Cuando invertimos el sentido, estamos uniendo el apana de la exhalación con el prana de la parte superior del cuerpo. Este sencillo trabajo con la respiración nos acerca hacia el objetivo final.[34]

Es algo que podemos hacer mientras mantenemos una postura. Todo lo que necesitamos es intención y atención.

Orbitar energía en una postura

Las extensiones de la columna son, por naturaleza, más energéticas que las flexiones hacia delante y las flexiones son, por naturaleza, más relajantes que las extensiones. Podemos practicar la órbita simple de la energía en cualquier asana, pero cuando estamos en una extensión, es más natural pausar solo al final de la inhalación y llevar la consciencia al chacra *Ajna*. Cuando estamos en una flexión, es más natural retener la respiración solo al final de la exhalación y llevar la consciencia al chacra *Muladhara*.

Cuando entres en extensiones como la Foca, la Esfinge o el Sillín, orbita la energía como se describió anteriormente, pero retén la respiración solo al final de la inhalación. Lleva la consciencia hacia arriba hasta el chacra *Ajna*. Pausa unos segundos y luego completa la órbita. Hazlo aproximadamente la mitad del tiempo que estés en la postura. Durante la segunda mitad, suelta y sigue el ritmo natural de la respiración, o sé consciente de la sensación predominante en el cuerpo.

Cuando entres en flexiones hacia delante como la Mariposa, la Libélula o el Caracol, orbita de nuevo la energía pero, esta vez, retén la respiración solo al final de la exhalación. Lleva tu consciencia hacia abajo hasta el chacra *Muladhara*. Activa tu puente de *Chi* en este lugar.[35] Pausa unos segundos y luego termina la órbita.

En cualquier otra postura que no sea ni una flexión ni una extensión, continúa reteniendo la respiración al final tanto de la inhalación como de la exhalación.

Una variante sencilla

Una vez que domines la órbita básica, podrías añadirle los canales laterales. Se trata de conducir la energía hacia abajo en la inhalación, igual que antes, pero al retener la respiración unos segundos, enviamos la energía hacia arriba por el lado izquierdo del torso, a través del espacio del corazón, y luego la hacemos descender por el lado derecho para devolverla a la base de la columna. Retenemos solo al final de la inhalación; no hay retención al final de la exhalación.

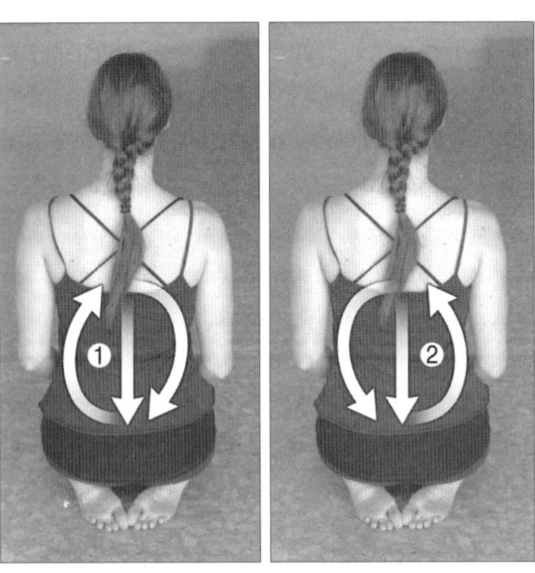

En la siguiente vuelta, haz que circule la energía hacia arriba por el lado derecho y hacia abajo por el izquierdo al mismo tiempo que retienes la respiración. Hacer circular la energía por los lados izquierdo y derecho del cuerpo estimula y equilibra el flujo de energía a través de los *nadis Ida* y *Pingala*. En todas estas variantes también puedes añadir las respiraciones *Hamsa*, *So'ham* u oceánica.

El orbitar de la respiración tiene una variante yang que es energizante: respira con profundidad y retén la respiración un buen rato a pulmón lleno. La variante yin es relajante: respira más lenta y superficialmente y retén solo a pulmón vacío durante unos pocos segundos.

La órbita microscósmica

La expresión *órbita microscósmica* es una traducción de un término taoísta y hace referencia a una órbita completa de la energía al recorrer las partes anterior y posterior del cuerpo.[36] En japonés se conoce como *shoshuten*, que significa «hacer circular la luz».[37] La órbita microscósmica es una forma de reunir y canalizar toda la energía dispersa por el cuerpo y elevarla desde el chacra *Muladhara* hasta el chacra *Ajna*. Esta activación de la energía es una preparación clave en muchas prácticas taoístas avanzadas. Al activar la órbita microcósmica, las reservas de los meridianos Vaso Gobernador y Vaso Concepción se reponen y esta energía está disponible para todos los demás meridianos y órganos. Posiblemente se trate de la mejor forma de cultivar salud y una vida longeva, al mismo tiempo que se prepara el camino para una comprensión espiritual profunda.

Hacer circular la energía por la órbita microcósmica se puede realizar en cualquier momento: antes de la práctica de asana, justo antes de meditar, durante el tiempo que se mantienen las posturas de Yin o incluso al principio de *Shavasana* mientras estamos tumbados sobre la espalda.

Para utilizar la órbita microcósmica mientras estás en *Shavasana*, lleva tu consciencia al segundo chacra en la parte anterior del cuerpo. El segundo chacra se llama *Svadhisthana* y se ubica entre el ombligo y el hueso púbico. Siente, o imagina que sientes, la energía ahí. Exhala completamente.

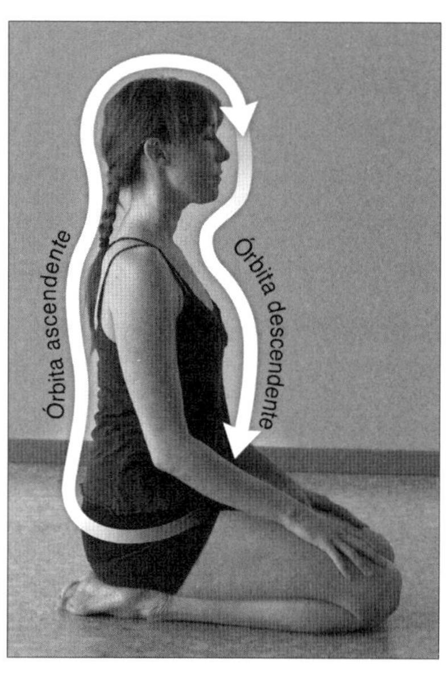

Cuando inhales, sigue el flujo de energía hacia abajo por la línea media del cuerpo, pasa por debajo del hueso púbico yendo hacia el coxis y luego sube por la columna hasta la parte posterior del cuello, pasa por la coronilla y después baja hasta el chacra *Ajna*, en el entrecejo. Pausa en este punto al final de la inhalación durante dos o tres segundos. A medida que exhalas, siente la energía descender lentamente por dentro de la cara y la garganta. Continúa siguiendo la línea media del cuerpo hacia abajo pasando por el esternón, el ombligo y de vuelta al chacra *Svadhisthana*. Detente aquí dos o tres segundos antes de comenzar una nueva órbita.

A medida que orbitas, toca cada chacra tanto por el lado yin (anterior) como el yang (posterior) del cuerpo; siente la energía en esos centros. Dos o tres minutos de orbitar la energía debería ser suficiente. Cuando hayas acabado, deja ir todo esfuerzo y permite que la respiración haga lo que quiera hacer. Observa atentamente cómo te sientes, sin reaccionar ante nada.

Notas

1. Por desgracia, últimamente se ha convertido justo en eso. Ahora hay competiciones de yoga, una contradicción interesante.
2. En el foro YinYoga.com, otros profesores y alumnos ofrecen sus propias secuencias preferidas. Échales un vistazo y añade la tuya si lo deseas.
3. *Hatha Yoga Pradipika*, i-14.
4. Ibíd., i-12 y 13.
5. Un codo se entendía como el largo del antebrazo de una persona, desde el codo hasta la punta de los dedos, o aproximadamente 45 cm. Eso significa que necesitarías tan solo un metro ochenta de espacio (por lo visto, hace quinientos años no había yoguis más altos).
6. En general, no es buena idea ejercitarse en exceso inmediatamente después de levantarse. Los discos vertebrales se inflaman durante la noche debido a la ósmosis. Si practicamos yoga en los aproximadamente treinta primeros minutos posteriores a despertarnos por la mañana, sometemos a estos ligamentos o discos a demasiado estrés. Las personas con problemas de espalda, como hernias, protuberancias o discos desplazados, deben tener especial cuidado con las flexiones por la mañana temprano.
7. Escucha tu voz interior; ¡escúchala bien! La mayoría de la gente tiende a hacer lo que le gusta, no lo que necesita.
8. Los círculos de metal distorsionan el flujo electromagnético de energía, que es una forma de chi, e interfieren en él.
9. Ha sido adoptada por Alcohólicos Anónimos y se llama Oración de la serenidad. Según Wikipedia, el teólogo Reinhold Niebuhr la escribió en los años treinta o principios de los cuarenta del siglo xx.
10. Estas son las tres cosas que hacemos en una postura: comprimir, estirar o torsionar (cizalla) tejidos. Más información en el Capítulo VI.
11. En Occidente tenemos un desafortunado dicho: «Sin dolor, no hay beneficio». Si lo traduces al sánscrito, la lengua del yoga, se convierte en «¡idiotez-ji!». En Oriente hay un dicho mejor: «Sin dolor, no hay dolor».
12. Ver Stuart Mcgill, *Low Back Disorders* (Champaign, IL: Human Kinetics, 2002), pág. 32.
13. Esto es especialmente verdad para las mujeres, cuyos cuerpos cambian durante los ciclos menstruales.
14. La respiración *ujjayi* se consigue cerrando ligeramente la parte posterior de la garganta, como cuando intentas aplicar vaho en un espejo o unas gafas con el aliento para limpiarlos. Con los labios cerrados, *ujjayi* tiene un sonido «hahhhh» tanto en la inhalación como en la

exhalación. El sonido quizá te recuerde al viento que sopla entre los árboles o a las olas del mar al romper en la orilla. Un *ujjayi* yang suena más como Darth Vader. Cultiva la respiración más suave que suena como el océano.

15. Existen varios estudios que demuestran los beneficios de la respiración oceánica. Los trataremos en el Capítulo VII.

16. El estrés que se da cuando las líneas se cruzan se puede entender coloquialmente como «la gota que colma el vaso de agua». Puede tratarse de un estrés mínimo, como agacharse a recoger los calcetines del suelo. Cuando nos lesionamos, nos gusta culpar de la lesión a ese último movimiento y decir que fue la causa. Pero, en realidad, las condiciones para la lesión se fueron creando debido a una acumulación de todo el estrés al que nos hemos sometido. A veces una alumna se puede lesionar en una clase de yoga y culpar al profesor o al estudio. Es frecuente que las juntas de indemnización laboral declaren que la lesión no fue resultado del trabajo porque la empleada se encontraba en casa cuando recogió ese calcetín del suelo y se lesionó la espalda. En ambos casos, fueron esfuerzos repetitivos realizados durante mucho tiempo los que crearon las condiciones para que se diese la lesión.

17. Los alumnos de Yin yoga más avanzados no necesitan hacer más posturas y más difíciles; solo necesitan permanecer en ellas durante periodos cada vez más largos de tiempo.

18. Paul Grilley tiene un mantra instructivo que entona durante sus clases para recordarnos nuestra singularidad: «¡Soy el único! Hay algo en mí que no funciona. Debo de ser defectuoso de alguna forma. *Shanti Shanti Om*». Así pensamos la mayoría: que somos los únicos que no pueden hacer esa postura concreta y, por lo tanto, tenemos algún defecto y somos malas personas.

19. Paulie Zink nunca usa un temporizador. A medida que tu práctica madure, descubrirás que sabes intuitivamente cuándo es mejor quedarse macerándose en la postura y cuándo es el momento de salir. Los principiantes, por otro lado, aún no tienen esta sabiduría interior y un temporizador es muy útil para ayudarlos a evitar el síndrome de «salir demasiado pronto».

20. Este estudio fue llevado a cabo por una empresa que fabrica férulas dinámicas y se puede consultar en http://www.dynasplint.com/pdfs/contracture.pdf.

21. Gracias a un pérfido invento llamado silla, nuestras espaldas occidentales son muy débiles y nuestras caderas muy rígidas. Estamos apoyándonos constantemente contra el respaldo de la silla y el sofá, y eso significa que los músculos de la espalda no tienen que hacer ningún

trabajo. Para fortalecer la espalda, para conservar la curvatura natural de la zona lumbar y abrir las caderas, deberíamos abandonar la silla, deslizarnos del sofá y vivir en el suelo siempre que podamos.

22. MyYogaOnline tiene diversas meditaciones disponibles sobre estos temas: www.myyogaonline.com/videos/meditation/meditation-on-sounds.

23. Una respiración oceánica suave mientras mantienes las posturas reducirá el estrés, activará tu sistema de descanso-digestión (el sistema nervioso parasimpático), mejorará el funcionamiento de tu corazón y tus pulmones, reducirá tu presión sanguínea y te llevará a vivir más feliz y saludablemente. Quizá te parezcan grandes beneficios derivados de una sencilla respiración; en el Capítulo VII investigaremos estas afirmaciones en detalle.

24. Max Strom, *A Life Worth Breathing: A Yoga Master's Handbook of Strength, Grace, and Healing* (Nueva York: Skyhorse Publishing, 2010), pág. 111.

25. Ibíd., págs. 112-113.

26. Desikachar advierte en la página 60, «... mucha gente cree que puede progresar rápidamente por la senda del yoga practicando técnicas de retención de la respiración pero, de hecho, con frecuencia surgen problemas con este énfasis».

27. *Indian Journal of Physiology and Pharmacology*, octubre de 2008.

28. Esto significa «que todos los seres en todos los lugares sean felices».

29. *Namasté* es un reconocimiento de la divinidad en ti y en otros.

30. Chicos, no intentéis esto en casa. Llegar a sentir dónde están los meridianos y dónde los puntos de acupuntura concretos en esos meridianos puede llevar años de entrenamiento.

31. *Ajapa* significa «impronunciado», por lo tanto es un mantra silencioso. Otra traducción sería «murmurar». Ver *Shambhala Encyclopedia of Yoga*, de Georg Feuerstein, pág. 14, para mayor información.

32. Esto significa «contracorriente».

33. El perineo es un punto en la base del torso, justo entre el ano y los genitales.

34. Aquí nos movemos un poco más allá de la práctica de Hatha yoga y entramos en la práctica de Tantra yoga, donde el objetivo final es despertar la energía *Shakti* (también conocida como energía *Kundalini*) y hacerla ascender por el *nadi Sushumna*, que ahora estará completamente abierto, para que pueda unirse con la energía *Shiva* que la espera en el séptimo chacra, situado en la coronilla.

35. Aprieta el perineo.

36. En el Capítulo I, vimos la traducción de un fragmento de *El secreto de la flor de oro*, donde Richard Wilhelm describe los beneficios de la órbita

microcósmica. Fue el trabajo de Wilhelm el que inclinó a Carl Jung hacia la alquimia que los taoístas llevan practicando miles de años.

37. Este hacer circular luz es un proceso alquímico o transformador. Cuando la luz circula suficientes veces, se cristaliza y el cuerpo se transforma. Obtenemos el cuerpo-espíritu natural y este cuerpo se forma «más allá de todos los cielos». En *El secreto de la flor de oro*, los sabios afirman que la única herramienta que necesitamos dominar es esta concentración del pensamiento durante el circular de la luz.

Capítulo III

LAS ASANAS DE YIN YOGA

En el *Hatha Yoga Pradipika* aparecen tan solo quince asanas, ocho de las cuales son posturas sentadas que se debían mantener durante un periodo de tiempo prolongado. Hoy en día llamaríamos yin a esas posturas. En su libro *Yin Yoga*, Paul Grilley incluye dieciocho posturas yin, más otras cinco yang que se usarían entre las yin. Si planeas mantener cada postura durante cinco minutos y te permites un descanso de un minuto entre posturas, más cinco minutos de meditación al principio y cinco minutos de *Shavasana* al final, en los noventa minutos de práctica solo tendrás tiempo para trece posturas. Si haces variantes, o las posturas tienen dos lados, serán todavía menos.

En Yin yoga no es necesario hacer muchas posturas. En su libro, Paul dice: «Cuanto más yin sea tu práctica, menor variedad de posturas necesitas y el énfasis se pondrá en unas pocas posturas básicas». En la siguiente sección se incluyen más de dos docenas de asanas de Yin yoga con la siguiente estructura:

- Una imagen de la postura.
- Sus beneficios.
- Contraindicaciones (motivos para evitarla).
- Cómo entrar en la postura.
- Alternativas y opciones (a veces con imágenes).
- Cómo salir de la postura.
- Contraposturas para hacer después.
- Meridianos y órganos estimulados por la postura.
- Articulaciones implicadas.
- Tiempos recomendados en la postura.
- Nombres de asanas yang similares.
- Otras notas de interés.

La imagen de la asana ofrece un ejemplo de la postura, pero recuerda que cada cuerpo es diferente. La forma no es lo importante. Como bien dice David Williams:[1] «El verdadero yoga es lo que no puedes ver».

Los beneficios enumerados en las descripciones de cada asana no son exhaustivos, pero ofrecen pautas que te ayudarán a decidir cuándo añadir una asana determinada a tu práctica. Si deseas organizar tu tiempo de práctica basándote en una zona concreta del cuerpo, o en un órgano que necesita ser estimulado, estos consejos podrían serte útiles. Para estructurar tu secuencia, combina esta información con la proporcionada sobre las articulaciones, los meridianos y los órganos que se trabajan en cada postura.

Comprueba siempre las contraindicaciones antes de probar una postura por primera vez. Conoce y respeta tus límites. Si una postura determinada no es adecuada para ti, hay muchas otras maneras de trabajar con los mismos tejidos. Escoge otra postura que sea más adecuada o más accesible de entre las que se sugieren en las alternativas y opciones. El tiempo recomendado para cada postura es subjetivo. Aquí se ofrecen directrices; ignóralas completamente si sientes que no son apropiadas para ti. Algunos alumnos pueden permanecer en las asanas mucho más tiempo del indicado; otros deben salir de ellas mucho antes. Escucha a tu maestra interior y respeta las necesidades únicas de tu cuerpo.

Al salir de una postura surgirá una sensación natural de fragilidad, pues hemos estado separando intencionadamente el cuerpo y manteniendo la tracción. Después cabe esperar una sensación de alivio. ¡Disfruta de tu práctica! Sonríe cuando salgas de la postura. Ríete o incluso llora. Da gracias a Buda, Jesús, Alá, Paul Grilley... Grita *¡Om Namah Shivaya!* Disfruta del momento.

Uno de los beneficios del Yin yoga es esta experiencia de salir de la asana. Tras una apertura de caderas profunda, mantenida durante un tiempo prolongado, puede que te sientas como si nunca fueses a poder caminar de nuevo, pero te garantizo que la fragilidad pasará. A veces, un movimiento en sentido opuesto puede ayudar. Una contrapostura es eso: una postura que nos equilibra y nos devuelve a la neutralidad. Al final de este capítulo se proponen posibles contraposturas yang.

Muchas de estas asanas resultarán familiares para los alumnos de yoga con experiencia, aunque el nombre quizá sea diferente en la tradición Yin. Esto es intencional. Por ejemplo, la postura yin del Cisne parece idéntica a la postura yang de la Paloma, pero en la práctica de Yin yoga, los músculos están relajados. Aquí nuestra intención es entrar profundamente en las articulaciones y los tejidos profundos que las envuelven en lugar de incidir sobre los tejidos más superficiales de los músculos.

En el mundo del yoga, no existe consenso sobre la forma de nombrar las asanas y hay una gran variedad de nombres. Los que aquí aparecen son los nombres que se usan más comúnmente, pero no son universales. Si hay dos nombres que se empleen con asiduidad, damos los dos nombres, pero no buscamos ser exhaustivos respecto a esto.

Las asanas

Esta selección será suficiente para trabajar todas las áreas del cuerpo sobre las que buscamos incidir en una práctica de Yin yoga:

1. *Anahatasana* (o Corazón Derretido).
2. Estiramiento de Tobillo.
3. *Bananasana*.
4. La Mariposa.
5. La Media Mariposa.
6. El Camello.
7. La Cola del Gato.
8. La Oruga.
9. La Postura del Niño.
10. El Colgado.
11. El Ciervo.
12. Los Dragones.
13. La Rana.
14. El Bebé Feliz.
15. Torsión Espinal.
16. El Sillín.
17. *Shavasana*.
18. El Lazo.
19. El Caracol.
20. La Esfinge y la Foca.
21. El Cuadrado.
22. Cuclillas.
23. La Libélula.
24. El Cisne y el Cisne Dormido.
25. Cuclillas de Puntillas.
26. Posturas de Yin para la parte superior del cuerpo.

Anahatasana (Corazón Derretido)

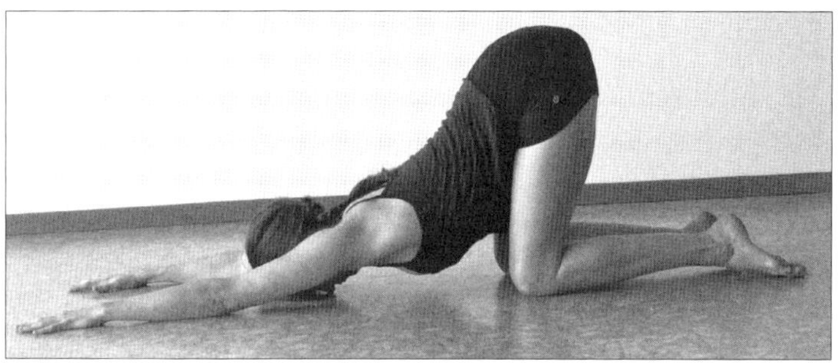

Beneficios

➡ Una agradable extensión de la columna para la parte media y alta de la espalda.

➡ Abre los hombros.

➡ Suaviza el corazón.

Contraindicaciones

➡ Si tienes problemas de cuello, esta postura podría sobrecargarlo.

➡ ¡Sé consciente de cualquier sensación de cosquilleo en las manos o los dedos! Suele ser señal de que se está comprimiendo un nervio, y si continuamos comprimiéndolo, podríamos dañarlo de forma permanente. Si sientes algún cosquilleo, ajusta la posición del brazo y la mano o evita completamente la postura.

Cómo entrar en la postura

➡ Colócate a gatas sobre las manos y las rodillas y ve desplazando las manos hacia delante para que el pecho vaya cayendo hacia el suelo. Mantén las caderas justo encima de las rodillas. Si es posible, mantén las manos separadas al ancho de los hombros.

Alternativas y opciones

➡ Si el dolor de hombros impide que los brazos se estiren, sepáralos.

- Si tu flexibilidad te lo permite, pon la barbilla en el suelo y mira hacia el frente, pero ten en cuenta que así podrías sobrecargar el cuello.
- Si las rodillas no están cómodas aquí, ponles una manta debajo.
- Los dedos de los pies pueden apoyarse en el suelo levantando un poco el empeine.
- El pecho descansando sobre un *bolster* hará que el cuerpo se relaje.
- Puedes hacer esta postura con un brazo extendido y el otro doblado, descansando la cabeza sobre el antebrazo del que está doblado (luego has de cambiar de lado).

Cómo salir de la postura

- Muévete hacia atrás y entra en la Postura del Niño o deslízate hacia delante y túmbate sobre el abdomen.

Contraposturas

- Puede ser agradable tumbarse sobre el abdomen o entrar en la Postura del Niño. Como esta postura es una extensión de la columna, la Postura del Niño, que es una flexión suave hacia delante, es mejor contrapostura.

Meridianos y órganos estimulados

- La compresión a lo largo de la columna estimula las líneas de la Vejiga.
- Si sientes el estiramiento en el pecho, estarás estimulando las líneas del Estómago y el Bazo.
- Esta postura puede favorecer los meridianos que recorren los brazos, sobre todo las líneas del Corazón y el Pulmón.

Articulaciones implicadas

- Una agradable compresión para la parte alta de la espalda.
- Estresa moderadamente la parte baja de la columna.
- Articulación del hombro y el húmero.

Tiempo recomendado en la postura

- De tres a cinco minutos.
- Si descansas la barbilla sobre el suelo, quizá necesites acortar el tiempo. Observa con cuidado las sensaciones en el cuello.

Asanas yang similares

- Medio Perro Bocabajo (el Cachorro).

Otras notas

- Esta postura es agradable tras una serie de extensiones para la parte baja de la espalda.
- Se puede utilizar como calentamiento suave antes de hacer extensiones de la columna más profundas.
- Si sientes un pellizco en la parte posterior del hombro, quizá estés llegando a un punto de compresión. Abducir los brazos (separándolos) podría soltar esta compresión.

Estiramiento de Tobillo

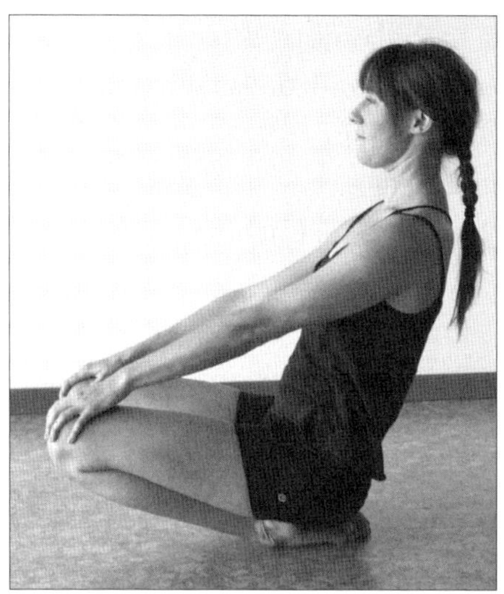

Beneficios
- Abre y fortalece los tobillos.
- Estimula con fuerza los cuatro meridianos que fluyen por los pies y los tobillos.
- Estupenda contrapostura tras estar en cuclillas o sobre los dedos de los pies.

Contraindicaciones
- Si aparece algún dolor agudo en los tobillos, resta intensidad a la postura. Prueba a colocar una manta o toalla bajo los pies para amortiguarlos.
- Si tienes problemas de rodillas, quizá no te puedas sentar sobre los talones. Poner una toalla enrollada detrás de las rodillas puede resultar muy terapéutico, pero quizá necesites un cojín entre los muslos y las pantorrillas.

Cómo entrar en la postura

➠ Comienza sentándote sobre los talones. Si los tobillos o las rodillas se quejan, quizá esta no sea una buena postura para ti.

Alternativas y opciones

➠ Inclinarse hacia atrás apoyando las manos en el suelo es la primera posición (y la menos estresante), pero asegúrate de no caer hacia atrás. Mantén el corazón hacia delante e imagina que estás haciendo una extensión de la columna.

➠ Pasados unos momentos, coloca las manos en el suelo a los lados de las piernas.

➠ Intenta no inclinarte alejándote de las rodillas. Mantén el corazón abierto y la espalda arqueándose hacia delante.

➠ Finalmente, intenta sostener las rodillas y tirar de ellas suavemente hacia el pecho.

Cómo salir de la postura

➠ Inclínate hacia delante y coloca las manos en el suelo al lado de las rodillas. Lentamente, lleva un pie primero y otro después bien hacia atrás hasta entrar en un *push-up* (flexión de brazos).

Contraposturas

➠ Un *push-up*, la Plancha, *Chaturanga*, el Cocodrilo o cualquier postura con las piernas estiradas, el empeine elevado y los dedos apoyados en el suelo.

➠ El Colgado o Cuclillas.

Meridianos y órganos estimulados

➠ Las líneas del Estómago, Bazo, Hígado y Vesícula Biliar reciben un estímulo fuerte.

Articulaciones implicadas

➠ Tobillo.

Tiempo recomendado en la postura

⟹ Alrededor de un minuto. Es una postura relativamente intensa y no se debería mantener durante mucho tiempo si existe una incomodidad grande. Con el tiempo quizá te puedas sentar así durante periodos prolongados.

Otras notas

⟹ Es una agradable contrapostura para muchas asanas que estresan los pies, como Cuclillas de Puntillas, Cuclillas normales y las meditaciones sentadas.

Bananasana

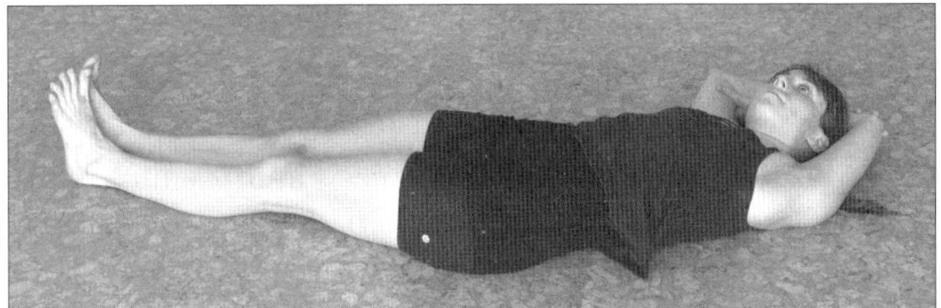

Beneficios

⟹ Una forma placentera de estirar toda la parte lateral del cuerpo. Moviliza la columna en una flexión lateral (inclinación lateral) desde la cintilla iliotibial hasta la parte lateral más alta de la caja torácica.

⟹ Estira los músculos oblicuos del abdomen y los músculos intercostales laterales entre las costillas.

⟹ Puede incluso estirar la axila.

Contraindicaciones

- Si tienes tendencia a sentir cosquilleo en las manos al extender los brazos por encima de la cabeza, quizá necesites colocar un *bolster* debajo del brazo o, sencillamente, bajar las manos.
- Si tienes problemas en la parte baja de la espalda, quizá no quieras ir demasiado profundo en esta postura.

Cómo entrar en la postura

- Túmbate en el suelo con las piernas juntas y estiradas, lleva los brazos por encima de la cabeza y sujétate las manos o los hombros. Sin mover los glúteos de donde están, desplaza los pies y la parte superior del cuerpo hacia la derecha. Arquéate como un plátano maduro. Ten cuidado de no torcer o girar las caderas separándolas del suelo. Encuentra tu primer límite. Cuando tu cuerpo se abra más, desplaza ambos pies un poco más hacia la derecha y lleva la parte superior del cuerpo más a la derecha también. Sigue explorando este límite. ¡No te olvides de hacer ambos lados!

Alternativas y opciones

- Cuando los pies estén tan al extremo del lado contrario de la esterilla como puedas llevarlos, intenta cruzar los tobillos. La mayoría de los alumnos sienten el estiramiento más profundo al cruzar el tobillo exterior sobre el interior, pero otros sienten que se benefician más cruzando el interior sobre el exterior.

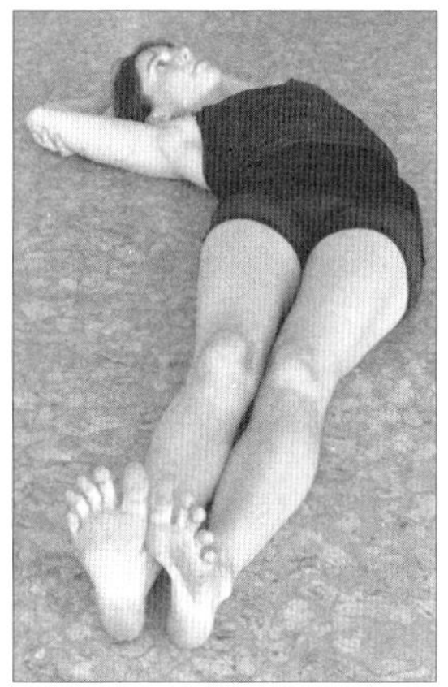

- Si sientes cosquilleo en las manos, prueba a apoyar los brazos en un *bolster* o déjalos descansar sobre el pecho.

Cómo salir de la postura

➠ Ve llevando las piernas hacia una posición neutra y baja los brazos.

Contraposturas

➠ Abraza las rodillas hacia el pecho para soltar la espalda con ayuda de una flexión suave.

➠ Haz círculos con las rodillas para masajear la zona lumbar y sacra.

➠ Pasa espontáneamente a cualquier posición que sientas natural.

Meridianos y órganos estimulados

➠ Esta postura aporta apertura y estiramiento profundos al meridiano de la Vesícula Biliar.

➠ Si elevas los brazos por encima de la cabeza, estimularás los meridianos del Corazón y el Pulmón.

Articulaciones implicadas

➠ Moviliza la columna y la caja torácica en una flexión lateral.

Tiempo recomendado en la postura

➠ Se puede mantener de tres a cinco minutos.

Asanas yang similares

➠ Una variante supina de la Media Luna o la Palmera.

Otras notas

➠ Esta postura trabaja la cintilla iliotibial. Si sientes algún tirón en la parte externa de la cadera (el trocánter mayor), puede que estés trabajando el tensor de la fascia lata (que no es una bebida de Starbucks, sino el músculo que conecta la cintilla iliotibial a la cresta ilíaca) o el glúteo mayor. Ambos músculos se unen a la cintilla iliotibial.

La Mariposa

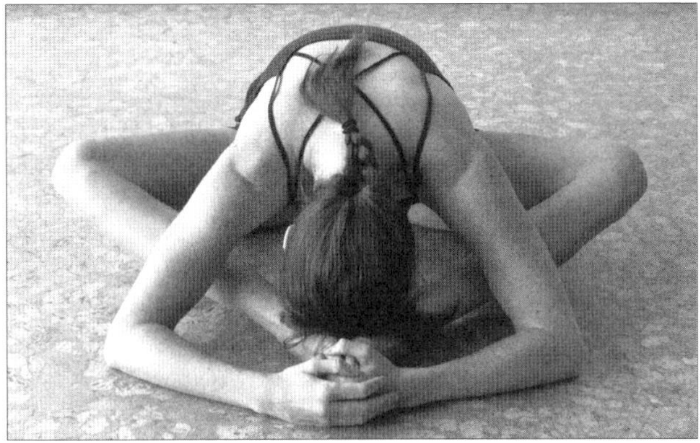

Beneficios

- Una forma agradable de estirar la parte baja de la espalda sin necesidad de tener los músculos isquiotibiales largos.
- Si las piernas están más estiradas y los pies más lejos de las ingles, los isquiotibiales recibirán un mayor estiramiento. Si los pies están más cerca de las inglés, los músculos aductores se estirarán más.
- Buena para los riñones y la glándula prostática; muy recomendada para personas que sufren de problemas urinarios.[2]
- Elimina la pesadez de los testículos, regula el periodo menstrual, ayuda a los ovarios a funcionar correctamente y facilita el parto.[3]

Contraindicaciones

- Puede agravar la ciática. Si sufres de ciática, eleva las caderas sentándote sobre un cojín, hasta que las rodillas estén más bajas que las caderas, o evita esta postura totalmente. Observa si las caderas rotan hacia atrás mientras estás sentada; buscamos que roten hacia delante.
- Si tienes problemas en la parte baja de la espalda que no te permiten la flexión de la columna, no dejes que esta se redondee: mantén la espalda tan derecha como puedas o haz la variante reclinada.

⟹ Evita dejar caer la cabeza hacia abajo si tienes un lesión por latigazo o una curvatura reversa.

Cómo entrar en la postura

⟹ Desde la posición sentada, junta las plantas de los pies y luego ve separándolos de ti. Permite que la espalda se redondee, déjate caer hacia delante y coloca las manos livianas sobre los pies o sobre el suelo frente a ti. La cabeza debería colgar hacia los tobillos.

Alternativas y opciones

⟹ Eleva las caderas con un *bolster* o cojín. Si sientes demasiado estrés en el cuello, apoya la cabeza en las manos y coloca los codos en los muslos o sobre un bloque. También puedes descansar el pecho sobre un *bolster* atravesado de muslo a muslo.

⟹ Hay varias posiciones posibles para las manos y los brazos: sujetarte los pies, colocar las manos sobre el suelo frente a ti o relajar los brazos detrás del cuerpo.

⟹ Si a tu espalda no le gusta esta postura, haz la variación reclinada: túmbate sobre la espalda y mantén las piernas en la Mariposa.

Cómo salir de la postura

⟹ Utiliza las manos para empujar contra el suelo y subir lentamente vértebra por vértebra.

⟹ Antes de estirar las piernas, inclínate un poco hacia atrás apoyándote sobre las manos para soltar las caderas. Luego estira poco a poco una pierna y la otra.

Contraposturas

⟹ Sentarse con la espalda erguida o una extensión sentada suave de la columna.

⟹ Tumbarse sobre el abdomen, que también es una extensión suave de la columna.

- Una secuencia de elevación de la columna sobre la espalda o pasar a la Mesa Invertida (o Hamaca).
- Torsión sentada.

Meridianos y órganos estimulados

- Las líneas de la Vesícula Biliar en la parte externa de las piernas; las líneas de la Vejiga (que coinciden con los *nadis Ida* y *Pingala*) que fluyen por la columna en la parte baja de la espalda.
- Si los pies están recogidos cerca de las ingles y el estiramiento se está dando en la parte interna de los muslos, se estimulan las líneas del Riñón y el Hígado.

Articulaciones implicadas

- Caderas y parte baja de la columna.

Tiempo recomendado en la postura

- De tres a cinco minutos, o mucho más tiempo si se desea.

Asanas yang similares

- *Baddha Konasana*, pero sin el énfasis en mantener la columna estirada o los pies muy cerca de las ingles. En la Mariposa buscamos redondear la espalda y permitir que la cabeza caiga hacia los talones.

Otras notas

- Se puede hacer después de comer, siempre que la cabeza no toque el suelo, pues habría demasiada presión sobre el abdomen.
- Si los pies están más cerca de las ingles, tener rigidez en los aductores o la parte baja de la espalda podría obstaculizar la flexión hacia delante. Aleja los pies del cuerpo.
- Si sientes la tentación de entrar en una Mariposa más fuerte debido a tu práctica yang, separa los pies del cuerpo hasta adoptar una forma de diamante con las piernas.

➠ Esta postura es agradable para las embarazadas, pues las piernas están en abducción y proporcionan espacio para la barriga.

La Media Mariposa

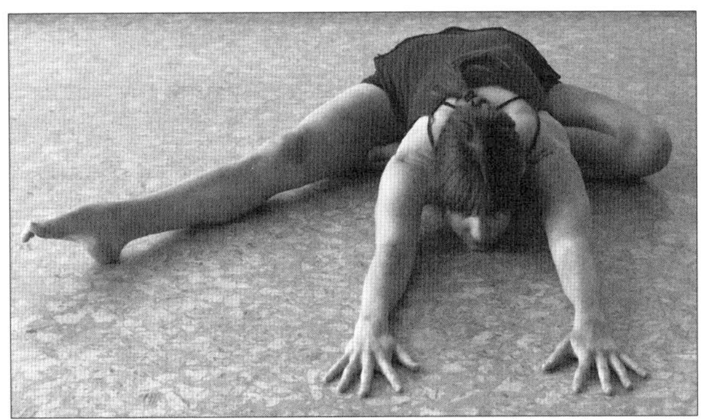

Beneficios

➠ Estira la parte baja de la espalda sin necesidad de tener los músculos isquiotibiales largos.

➠ Incide sobre los ligamentos de la parte posterior de la columna.

➠ Estimula el hígado y los riñones y facilita la digestión (al flexionar sobre la pierna extendida).[4]

Contraindicaciones

➠ Puede agravar la ciática. Si sufres de ciática, eleva las caderas sentándote sobre un cojín hasta que las rodillas estén más bajas que las caderas o evita esta postura totalmente. Observa si las caderas rotan hacia atrás mientras estás sentada; buscamos que roten hacia delante.

➠ Si tienes problemas en la parte baja de la espalda que no te permiten la flexión de la columna, no dejes que esta se redondee: mantén la espalda tan derecha como puedas.

- Sé consciente de cualquier dolor agudo en las rodillas. Si tienes problemas en esta zona, tensa la parte superior del muslo (activa los cuádriceps) para cerrar la articulación o acerca una pierna a la otra.
- Si la rodilla doblada se queja, busca apoyo para ese muslo o separa ese pie de la ingle.
- Si sientes molestias en los isquiotibiales, dobla la rodilla que está estirada y apoya el muslo sobre una manta o un bloque.

Cómo entrar en la postura

- Desde la posición sentada, trae un pie hacia ti y estira la otra pierna abriéndola hacia el lado. Permite que la espalda se redondee y déjate caer hacia delante en medio de las dos piernas.

Alternativas y opciones

- Flexionarse sobre la pierna extendida puede estirar más los isquiotibiales.

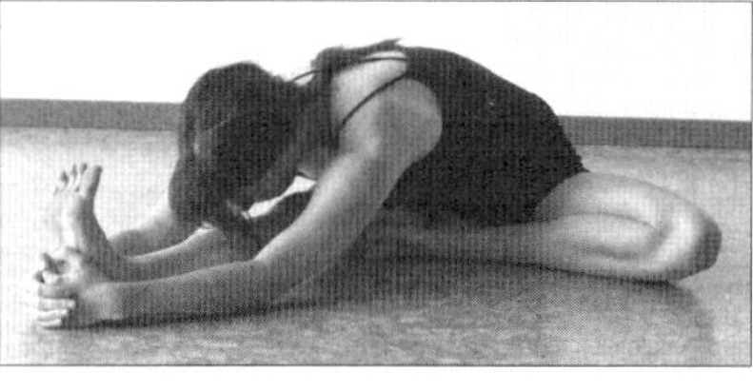

- Con la mano opuesta, alcanza el pie extendido o baja ese hombro para enfatizar el lateral de la columna.

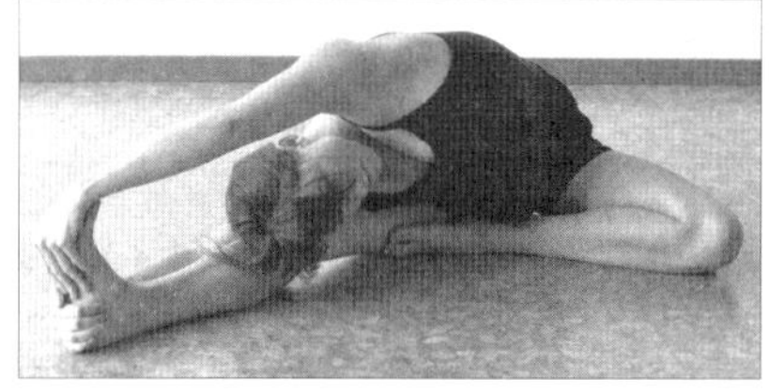

- Añade una torsión a la columna descansando el codo sobre el muslo y la cabeza en esa mano (o para los alumnos más flexibles, colocando el brazo paralelo a la pierna que está estirada) y el otro brazo detrás de la espalda o por encima de la cabeza. Gira el pecho hacia

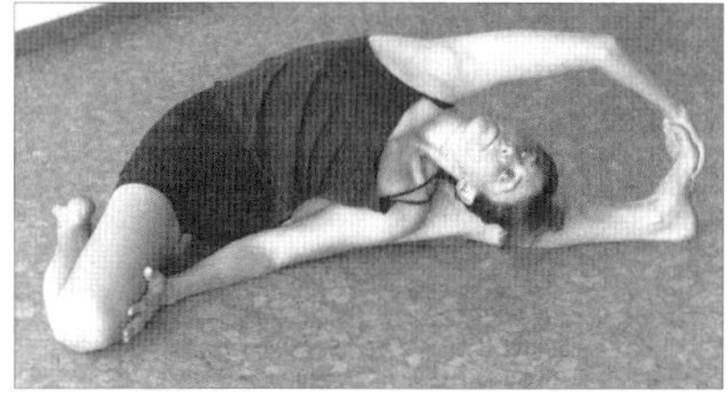

el cielo. Esto intensifica el énfasis en el lateral de las costillas y la columna.

⟹ Coloca el pie de la rodilla doblada en *Virasana* (doblado hacia atrás junto al glúteo), pero solo si la rodilla no se queja.

Cómo salir de la postura

⟹ Sube lentamente vértebra por vértebra empujando el suelo con las manos. Antes de estirar la pierna doblada, inclínate hacia atrás apoyándote sobre las manos para soltar las caderas. Luego estira poco a poco la pierna.

Contraposturas

⟹ Sentarse con la espalda erguida o una extensión sentada suave de la columna.

⟹ Pasar a la Mesa invertida (o Hamaca).

⟹ El Limpiaparabrisas.

Meridianos y órganos estimulados

⟹ Vejiga.

⟹ Si la sensación en las ingles y la parte interna de las piernas es fuerte, se está estimulando los meridianos del Hígado y el Riñón.

Articulaciones implicadas

⟹ Columna, sobre todo parte posterior y costados.

⟹ Interior de las rodillas, aunque no sea un estiramiento tan profundo como la Libélula.

Tiempo recomendado en la postura

⟹ Se puede mantener hasta cinco minutos, añadiendo variantes después de dos o tres minutos.

Asanas yang similares

➡ *Janu Sirsasana*, aunque no estamos intentando llevar la cabeza hacia el pie, sino hacia la rodilla. Permite que la espalda se redondee.

Otras notas

➡ Puede ser una postura estupenda para las embarazadas, pues las piernas están en abducción y proporcionan espacio para la barriga.

➡ Paul Grilley llama Media Rana a la variante con el pie en *Virasana*.

El Camello

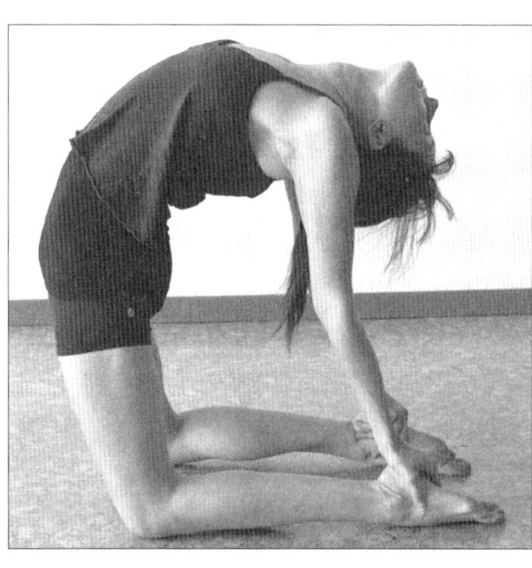

Beneficios

➡ Arquea profundamente la columna sacra y lumbar y abre la parte superior de los muslos, además de proporcionar algo de apertura a los tobillos.

➡ Estira los flexores de la cadera, abre los hombros y es excelente para hombros caídos o espaldas encorvadas.[5]

Contraindicaciones

➠ Las personas mayores y aquellos que sufren lesiones de la columna pueden hacer esta postura.[6] Pero si estás en alguna de estas categorías, consulta a tu médico.

➠ La espalda puede tener un espasmo si no cuenta con apoyo. Las personas con espaldas débiles quizá deban hacer solo las variantes suaves.

➠ Si tienes problemas de cuello, no dejes caer la cabeza hacia atrás; mantén la barbilla inclinada hacia el pecho.

Cómo entrar en la postura

➠ La forma más fácil de entrar en el Camello es sentarse sobre los talones, colocar las manos detrás del cuerpo en el suelo y elevar las caderas hacia arriba y hacia delante. Al mover las caderas hacia delante, la espalda se arqueará.

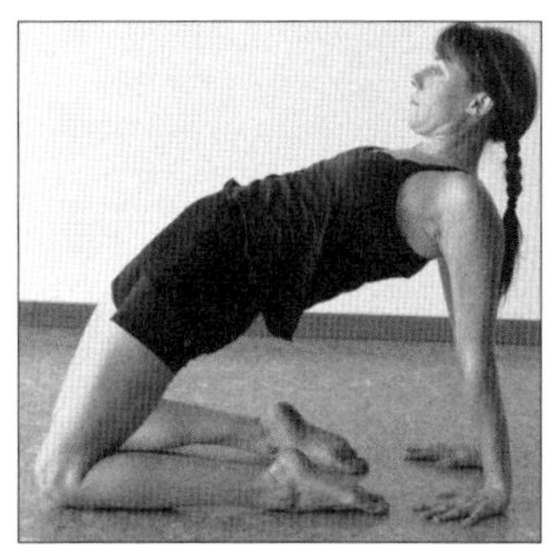

Alternativas y opciones

➠ Otra forma de entrar en la postura es ponerse de rodillas, apoyar las manos sobre las caderas y, manteniendo las caderas hacia delante, arquear la espalda. Esto puede no ser adecuado para personas con problemas de espalda, ya que hay poco apoyo de las manos en esta variante. Mejor hacer la variante de las manos en el suelo si es tu caso.

➠ Caminar con las manos en el suelo llevándolas hacia los pies puede no ser buena idea si tienes problemas de rodillas, ya que hay más presión en las rodillas en los primeros momentos de esta variante.

➠ Si eres muy flexible, quizá quieras apoyar las manos en el suelo entre los pies o acercarlas hacia las rodillas. Si eres menos flexible, puedes elevar el empeine y apoyar los dedos de los pies en el suelo y las manos descansar sobre los talones o sobre un bloque situado entre los pies.

➠ Si el cuello está bien, podrías alargarlo y permitir que la cabeza caiga hacia atrás.

Cómo salir de la postura

➠ Hay dos formas de salir de esta postura. La forma más fácil es caminando con las manos hacia atrás hasta sentarte de nuevo sobre los talones. Si la cabeza caía hacia delante, mantenla ahí mientras llevas el pecho hacia delante y entras en la Postura del Niño. La segunda manera es volver hacia arriba hasta estar de rodillas de nuevo. Si la cabeza caía hacia atrás, eleva el pecho hacia delante y permite que la cabeza permanezca cayendo hacia atrás hasta que los hombros estén sobre las caderas. Luego lleva la cabeza hacia delante y siéntate hacia atrás en la Postura del Niño.

Contraposturas

➠ La Postura del Niño es una flexión suave que permite soltar la columna.

Meridianos y órganos estimulados

➠ La compresión profunda de la columna sacra y lumbar estimula los meridianos de la Vejiga y el Riñón, mientras que cualquier sensación de estiramiento en la parte superior de los muslos y el abdomen estimula los meridianos del Bazo y el Estómago.

➠ A veces se estresa la parte superior de los brazos y los hombros, lo cual estimula los meridianos del Corazón y el Pulmón.

➠ Si el cuello cae hacia atrás, se estimula la tiroides.

Articulaciones implicadas

➠ Columna, hombros y tobillos.

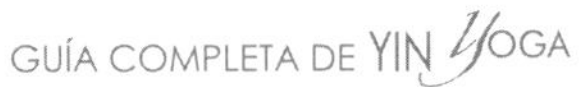

Tiempo recomendado en la postura

➤ De uno a dos minutos máximo. Se trata de una postura muy yang y que requiere mucha fuerza en las piernas para la variante completa, o si se tienen las manos en las caderas o en la parte baja de la espalda. En la postura con apoyo, con las manos en el suelo o en las piernas o los pies, puedes estar más tiempo, ya que descansas sobre los brazos.

Asanas yang similares

➤ *Ustrasana* (*ustra* significa «camello»).

La Cola del Gato

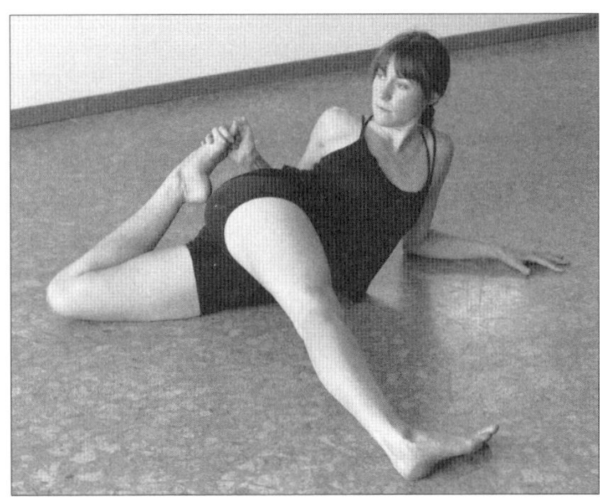

Beneficios

➤ Una contrapostura agradable para las flexiones hacia delante fuertes (como el Caracol o la Oruga).

➤ Comprime moderadamente la parte baja de la espalda.

➤ Abre los cuádriceps y la parte superior de los muslos.

Contraindicaciones

- Si tienes problemas en la parte baja de la espalda, ve con cuidado. Quizá no puedas tirar con el pie en dirección contraria al cuerpo.

Cómo entrar en la postura

- Comienza sentado con las dos piernas estiradas hacia delante. Torsiona hacia la derecha y reclínate sobre el codo derecho. Manteniendo la pierna de abajo (derecha) estirada, lleva la pierna de arriba (izquierda) hacia el lado derecho por encima de la pierna derecha. Dobla la pierna de abajo y lleva ese talón hacia el glúteo. Lleva la mano de arriba (izquierda) hacia atrás y agarra el pie de abajo. Tira de él. También puedes empezar tumbado sobre la espalda. Desde aquí, gírate para quedar recostado sobre el lado derecho. Manteniendo la pierna de abajo (derecha) estirada, lleva la pierna de arriba (izquierda) hacia el lado. Dobla la pierna de abajo y lleva ese talón hacia el glúteo. Lleva la mano de arriba (izquierda) hacia atrás y agarra el pie de abajo y tira de él.

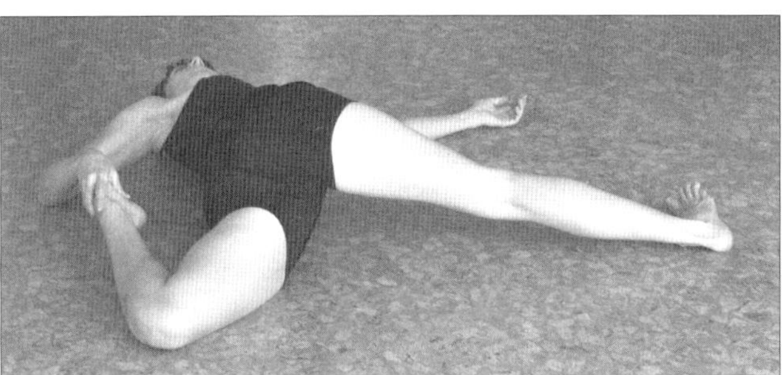

Alternativas y opciones

- Es más fácil apoyarse sobre un brazo (como se muestra en la primera imagen).
- Es más difícil reclinarse y mirar por encima el hombro hacia el pie de abajo. Si lo haces, la postura se convierte en una torsión espinal supina con una extensión de la columna. Intenta tirar

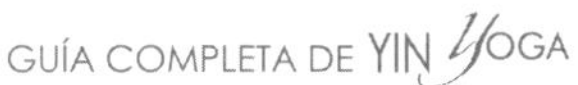

del pie en dirección contraria al glúteo (la mayoría de las personas no podrán hacerlo).

Cómo salir de la postura

➠ Suelta el pie de abajo y date la vuelta hasta descansar sobre el abdomen.

➠ Estira la pierna de abajo y túmbate sobre la espalda.

Contraposturas

➠ Abraza las rodillas hacia el pecho para soltar la parte baja de la espalda en una flexión suave. Puedes hacerlo bien tumbado sobre la espalda o bien en la Postura del Niño.

Meridianos y órganos estimulados

➠ Estimula los meridianos del Estómago y el Bazo (si la parte superior del muslo está activa) y las líneas de la Vejiga y el Riñón (cuando la espalda está arqueada y en torsión).

➠ Si sientes torsión a lo largo del lateral de la caja torácica, se está estimulando el meridiano de la Vesícula Biliar.

Articulaciones implicadas

➠ Abre principalmente la zona lumbar y sacra.

➠ La sensación de torsión puede indicar que la caja torácica también se está beneficiando.

Tiempo recomendado en la postura

➠ Un minuto si se hace como contrapostura a una flexión hacia delante.

➠ Como torsión espinal supina, se puede mantener de tres a cinco minutos.

Asanas yang similares

➠ *Jathara Parivartanasana* con una extensión de la columna.

Otras notas

⇒ Si estás tirando activamente con el pie en dirección contraria al cuerpo, la postura se vuelve más yang. En este caso, acorta el tiempo o suelta la presión tras un minuto.

La Oruga

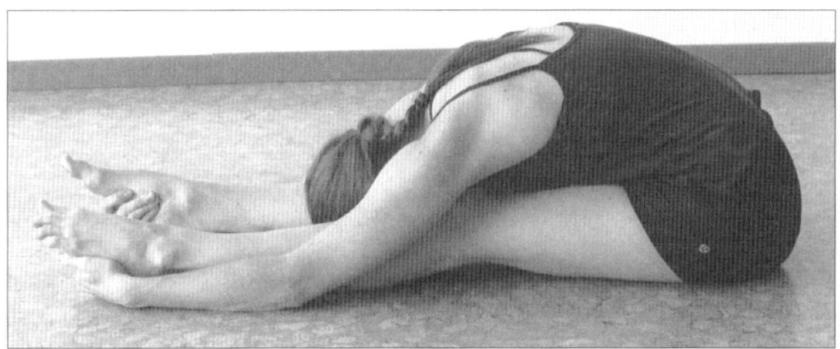

Beneficios

⇒ Estresa los ligamentos de la parte posterior de la columna.

⇒ Comprime los órganos del abdomen, lo cual fortalece los órganos digestivos.

⇒ Estimula los riñones.

⇒ Masajea el corazón.

⇒ Ayuda a curar la impotencia y controlar la sexualidad.[7]

Contraindicaciones

⇒ Puede agravar la ciática. Si sufres de ciática, eleva las caderas sentándote sobre un cojín, hasta que las rodillas estén más bajas que las caderas, o evita esta postura totalmente. Observa si las caderas rotan hacia atrás mientras estás sentada; buscamos que roten hacia delante.

➠ Si tienes problemas en la parte baja de la espalda que no te permiten la flexión de la columna, no dejes que esta se redondee: mantén la espalda tan derecha como puedas.

➠ Si los isquiotibiales están muy rígidos, las rodillas se deberían doblar y apoyar sobre un *bolster* para permitir que la columna se redondee.

Cómo entrar en la postura

➠ Siéntate sobre un cojín con las dos piernas estiradas hacia delante. Flexiónate sobre las piernas y permite que la espalda se redondee.

Alternativas y opciones

➠ Si tus isquiotibiales están muy rígidos, no podrás flexionar hacia delante lo suficiente para permitir que la gravedad te atraiga. Dobla ambas rodillas y coloca un *bolster* debajo; permite que la espalda se redondee completamente. Si esto no funciona, siéntate sobre más cojines.

➠ Si el cuello se siente sobrecargado por el peso de la cabeza, apóyala en las manos y descansa los codos en las piernas o sobre un *bolster*.

➠ También puedes descansar el pecho sobre un *bolster* para relajarte mejor en la postura.

➠ Puedes hacer esta postura con las piernas hacia arriba y apoyadas en una pared (muy agradable para las personas que se pasan el día de pie).

➠ Si sientes las rodillas sobrecargadas, activa los cuádriceps (pero ¡no todo el tiempo!) o mantén las rodillas ligeramente dobladas, quizá poniendo una manta debajo.

➠ Experimenta con la posición de las manos. Descansa los codos en los muslos o en el suelo, o sujeta holgadamente los dedos de los pies con las manos. No hace falta tirar: la gravedad hará el trabajo por nosotros.

➤ Si eres muy flexible, añade un reto separando las piernas lo suficiente para que el pecho encaje entre ellas.

Cómo salir de la postura

➤ Utiliza las manos para empujar contra el suelo y subir lentamente vértebra por vértebra.

➤ Una vez arriba, inclínate hacia atrás sobre las manos para soltar las caderas y luego sacude las piernas.

Contraposturas

➤ Sentarse con la espalda erguida o una extensión sentada suave de la columna.

➤ Tumbarse sobre el abdomen es una extensión suave de la columna, al igual que hacer una secuencia de elevación de columna desde una posición tumbada sobre la espalda o bien pasar a la Mesa Invertida (o Hamaca).

➤ Una torsión sentada.

Meridianos y órganos estimulados

➤ La Vejiga.

Articulaciones implicadas

➤ La columna.

Tiempo recomendado en la postura

➤ De tres a cinco minutos o más.

Asanas yang similares

➤ *Paschimottanasana*, pero aquí no buscamos alargar la columna o estirar los músculos de la espalda. No intentes llevar la cabeza hacia los pies, sino más bien redondear la columna para que la cabeza vaya hacia las rodillas.

Otras notas

⟹ Paul Grilley indica que esta es una postura excelente para equilibrar el flujo de *Chi* y preparar el cuerpo para la meditación.

⟹ Mantén los músculos relajados, sobre todo los de las piernas.

⟹ Asegúrate de que la parte superior de las caderas está inclinada hacia delante. Si las caderas están rotando hacia atrás, siéntate sobre cojines más altos y dobla más las rodillas. Flexiónate hacia delante lo suficiente para que sea la gravedad la que haga el trabajo y no tus músculos. Si no te flexionas hacia delante, no podrás relajarte completamente. ¡Permite que la gravedad te acoja! Rendirse es yin.

La Postura del Niño

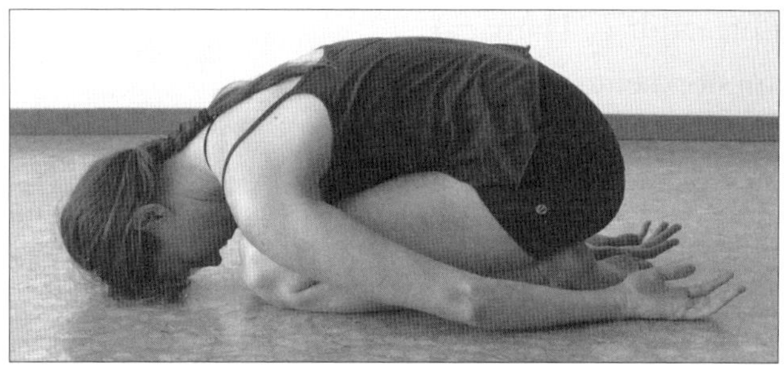

Beneficios

⟹ Una postura sanadora y relajante que resulta útil en cualquier momento que se necesite un descanso.

⟹ Estira la espalda de forma suave y es siempre una contrapostura agradable tras las extensiones de la columna.

⟹ La compresión suave del abdomen y el pecho resulta beneficiosa para los órganos digestivos.

⟹ Calma el estado de ánimo cuando uno se siente frío, ansioso o vulnerable.

⟹ Puede aliviar el dolor de espalda y cuello si la cabeza recibe apoyo.

⇒ Si las rodillas están bien juntas, balancearse suavemente de lado a lado puede ayudar a estimular el flujo sanguíneo y linfático en la parte superior del tórax y los tejidos del pecho.

Contraindicaciones

⇒ Si tienes diarrea o estás embarazada.

⇒ Puede ser una postura incómoda justo después de comer.

⇒ Si hay problemas de rodillas, quizá necesites poner una toalla o una manta entre los muslos y las pantorrillas, o no hacer la postura.

⇒ Quizá también necesites una manta u otro tipo de amortiguación debajo de los tobillos para reducir la incomodidad en los empeines.

Cómo entrar en la postura

⇒ Comienza sentándote sobre los talones y luego ve flexionándote lentamente hacia delante y llevando el pecho hacia los muslos y la frente hacia el suelo.

Alternativas y opciones

⇒ Se puede hacer con los brazos estirados hacia delante, lo cual evita que haya demasiada presión en el cuello (pero reduce la relajación de los hombros).

⇒ Si no puedes llevar los glúteos hasta los talones, la cabeza sostendrá mucho peso. Dale soporte al cuello colocando la frente sobre las manos o sobre un *bolster*.

⇒ Deja que las rodillas estén cerca una de la otra sin perder la comodidad; no hace falta que se toquen. Si sientes algún pinzamiento incómodo en la parte baja del abdomen y la parte superior delantera de las caderas, separa más las rodillas.

⇒ Esta postura te sirve como preparación para la Rana si separas más las rodillas cuando estés a mitad de tiempo, mientras continúas sentada sobre los talones.

➠ A muchos alumnos les encanta colocar un *bolster* debajo del pecho.

Cómo salir de la postura
➠ Utiliza las manos para empujar contra el suelo y subir lentamente vértebra por vértebra.

Contraposturas
➠ Normalmente no se necesita una contrapostura tras esta asana.

Meridianos y órganos estimulados
➠ Los meridianos del Bazo y el Estómago se comprimen, mientras que los del Riñón y la Vejiga se estiran.

Articulaciones implicadas
➠ La columna y los tobillos.

Tiempo recomendado en la postura
➠ Tanto tiempo como desees.
➠ Si la utilizas como contrapostura, mantenla hasta un minuto.
➠ Si la utilizas como postura de Yin yoga, mantenla de tres a cinco minutos. Si no puedes llegar con la cabeza al suelo, cinco minutos puede ser demasiado tiempo.

Asanas yang similares
➠ *Balasana* o *Garbhasana*.

Otras notas
➠ Esta postura se puede utilizar como preparación para la Libélula o para flexiones hacia delante más intensas como el Caracol.

El Colgado

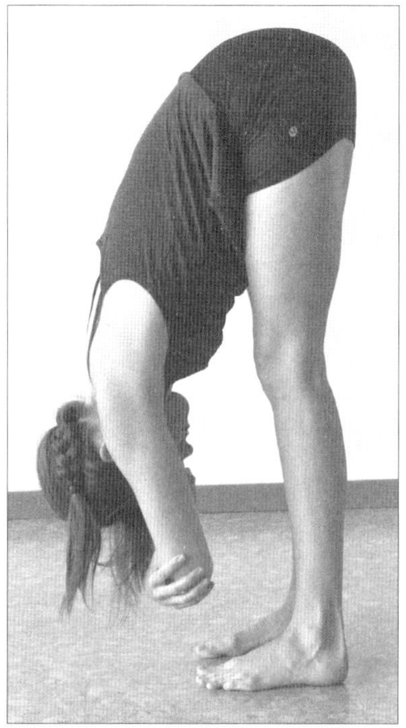

Beneficios

- Estiramiento suave para la columna baja.
- Suelta los isquiotibiales y calienta los cuádriceps.
- Comprime el estómago y los órganos internos.
- Fortalece el diafragma a la vez que masajea los órganos abdominales.
- Alivia los calambres menstruales.
- Ralentiza el ritmo cardíaco y rejuvenece los nervios espinales.

Contraindicaciones

- Se debe evitar si se sufre de presión arterial alta. (Las posturas donde la cabeza está más baja que el corazón pueden elevar la presión arterial). Entre los trastornos asociados a una presión arterial alta están la diabetes y el glaucoma. Si padeces alguno de ellos, quizá quieras evitar esta postura.

- Si tienes presión arterial baja, para salir de la postura sube lentamente vértebra por vértebra hasta quedar de pie o ponte de cuclillas para evitar marearte.
- Si tienes problemas de espalda, ¡dobla mucho las rodillas! También puedes descansar los codos sobre los muslos.
- Si tienes algún problema en la parte baja de la espalda que no te permite flexionar la columna, no dejes que esta se redondee: mantén la espalda tan derecha como puedas y dobla mucho las rodillas.

Cómo entrar en la postura

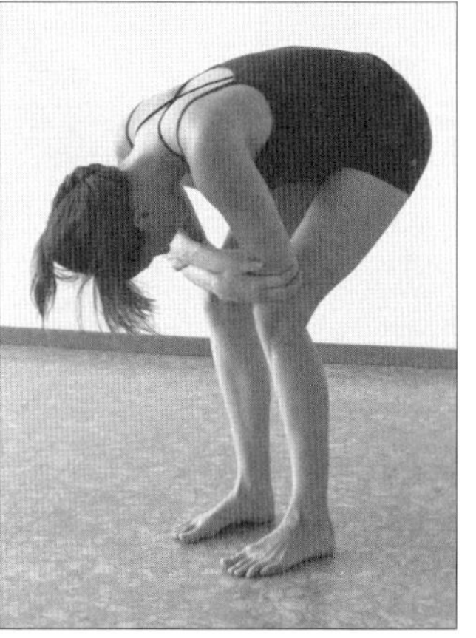

- Ponte de pie con los pies separados al ancho de las caderas. Dobla las rodillas y flexiónate hacia delante. Sujeta cada codo con la mano contraria.

Alternativas y opciones

- Dobla más las rodillas para fortalecer los cuádriceps y soltar la espalda.
- Descansa los codos sobre una mesa, una silla o los muslos si sientes la espalda sobrecargada.
- La Oruga es una alternativa fácil; siéntate con las piernas estiradas.
- Si haces esta postura más de una vez, prueba a entrar con las piernas dobladas la primera vez y estiradas la segunda.
- Si eres muy flexible, prueba a sostener las muñecas detrás de la piernas pero no dejes de redondear la espalda.

Cómo salir de la postura

- Dobla las rodillas un poco más y suelta las manos hacia el suelo. Sube lentamente vértebra por vértebra. Esto se conoce como la Muñeca de Trapo.

➟ Puedes colocar las manos en las espinillas y subir hasta la mitad para luego dejarte caer hacia abajo. Hazlo un par de veces y, cuando estés listo, sube completamente con la espalda estirada.

Contraposturas

➟ Cuclillas o cualquier extensión suave de la columna. Por ejemplo, Gato Mirando Arriba, descansar sobre el abdomen o sentarse con las piernas cruzadas y las manos en el suelo detrás de ti, levantando el pecho y llevando las caderas hacia delante.

Meridianos y órganos estimulados

➟ Debido a la intensidad del estiramiento en la parte posterior de las piernas y la columna, el meridiano de la Vejiga se estimula en gran medida.

➟ Estupenda para el hígado, el bazo y los riñones.[8]

Articulaciones implicadas

➟ La columna.

Tiempo recomendado en la postura

➟ Tres minutos puede ser intenso. A veces, esta postura se hace en dos o más sesiones de dos minutos cada una, separadas por dos minutos de Cuclillas.

Asanas yang similares

➟ La variante yang se conoce como *Uttanasana*, pero en Yin yoga el énfasis no está en estirar mucho los isquiotibiales sino en soltar la parte baja de la espalda. Cuando las piernas están estiradas, se da un buen alargamiento de los isquiotibiales, pero es necesario un poco de esfuerzo muscular. Si las rodillas están dobladas, se fortalece favorablemente los músculos de los muslos y se permite a la espalda soltarse más plenamente.

Otras notas

→ Asegúrate de que los arcos de los pies no colapsan. Equilibra el peso entre los dedos de los pies y los talones. Puedes mecerte o balancearte suavemente, pero no rebotes. Con las piernas estiradas se alargarán los isquiotibiales; con las rodillas dobladas se fortalecerán los músculos de los muslos. Doblar las rodillas y llevar el pecho hacia los muslos es más yin (y recibirás también un masaje en el abdomen). Esta postura se puede ir alternando con la postura de Cuclillas para, finalmente, mantener ambas durante cuatro minutos o más en total.

El Ciervo

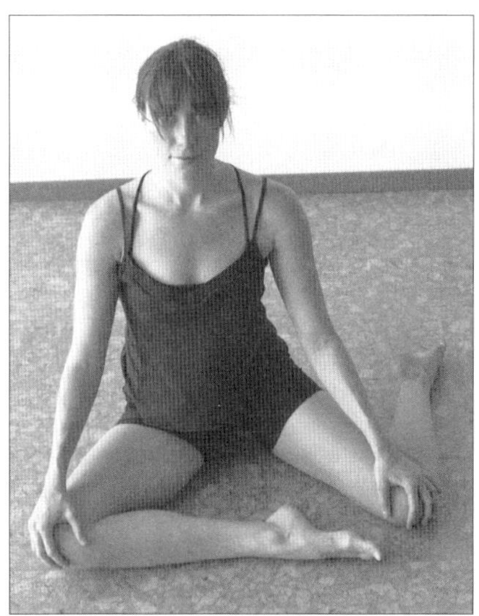

Beneficios

→ Una agradable contrapostura para las aperturas de caderas o cualquier rotación externa de las caderas.

→ Una forma equilibrada de rotar las caderas, tanto externa (pierna delantera) como internamente (pierna trasera).

→ Mejora la digestión y alivia los gases.

- Ayuda a aliviar los síntomas de la menopausia.
- Reduce la hinchazón de las piernas durante el embarazo (hasta el final del segundo trimestre).
- Terapéutica para la presión arterial alta y el asma.

Contraindicaciones

- Si existen problemas de rodillas, ten cuidado al rotar externamente las caderas (rodilla delantera); mantén ese pie más cerca de las ingles. Podrías apoyar la rodilla delantera sobre un *bolster* o una manta doblada.

Cómo entrar en la postura

- Comienza sentada sobre el suelo en la Mariposa, para luego llevar la pierna derecha hacia atrás hasta colocar el pie detrás de la cadera. Posiciona la pierna delantera moviendo el pie en dirección contraria al cuerpo. Busca un ángulo recto con la rodilla delantera. Aleja el pie trasero de la cadera hasta que empieces a sentir que te inclinas en la dirección opuesta a ese pie. Mantén los dos isquiones firmemente apoyados en el suelo.

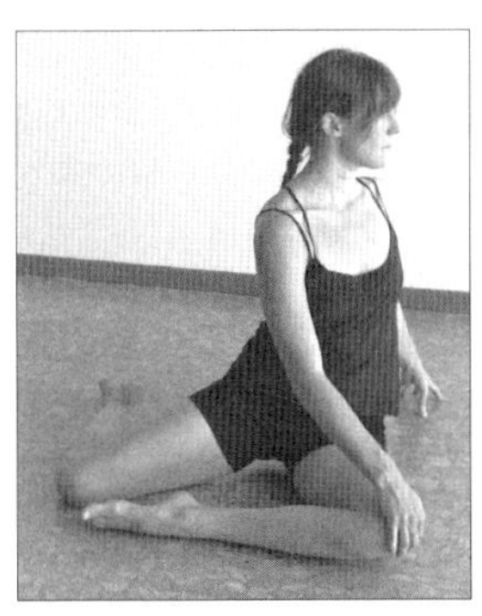
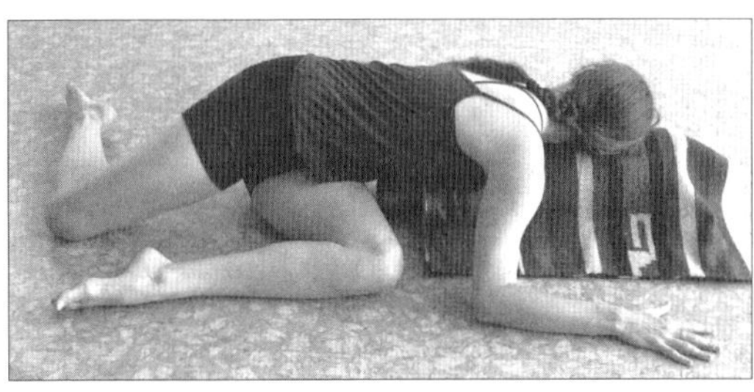

Alternativas y opciones

- Aquí la tendencia es a inclinarse en dirección contraria a la cadera de la pierna trasera, que rota internamente.

➠ Asegúrate de que ambos isquiones estén firmemente apoyados en el suelo; quizá necesites mover los pies hacia dentro, hacia el centro del cuerpo.

➠ Si eres muy flexible, puedes comenzar a separar los pies de las caderas.

➠ Para obtener un estiramiento agradable en los costados del cuerpo y el muslo posterior, torsiona para mirar hacia el pie posterior pero girando hacia el lado opuesto. Aquí puedes descansar sobre el codo e intentar llevar la cabeza hacia el suelo.

Cómo salir de la postura

➠ Inclínate en dirección contraria al pie de atrás y lleva la pierna hacia delante para regresar a la Mariposa. Prepárate para hacer el otro lado.

Contraposturas

➠ Como esta es una rotación interna y externa de la cadera, la mejor contrapostura es hacer el otro lado.

➠ También puedes optar por el Limpiaparabrisas tumbada sobre la espalda, sentada o reclinada hacia atrás sobre los codos.

Meridianos y órganos estimulados

➠ Si la pierna delantera está bien apoyada sobre el suelo o si estás en torsión, se activa el meridiano de la Vesícula Biliar. Cualquier sensación en las ingles indica que las líneas del Hígado y el Riñón se están beneficiando. Si el muslo está estirado, se activan el Estómago y el Bazo.

Articulaciones implicadas

➠ Principalmente las caderas, pero si añades la torsión también se beneficiará la columna.

Tiempo recomendado en la postura

◆ La mayoría de los practicantes no pueden hacer esta postura lo suficientemente bien como para beneficiarse de ella, por lo que se suele usar principalmente como contrapostura. Si la usas como tal, mantenla hasta un minuto.

Asanas yang similares

◆ Es una combinación de *Virasana* (el Héroe) para la pierna trasera y *Padmasana* (el Loto) o *Baddha Konasana* (la Mariposa) para la pierna delantera.

Otras notas

◆ Útil tras una rotación externa larga como el Lazo, el Cisne o el Dragón Alado.

◆ La mayoría de los alumnos no comprenden inicialmente qué se persigue con esta postura. Por eso no separan los pies lo suficiente de las ingles o las caderas, o se inclinan demasiado y dejan que la cadera que rota internamente se levante del suelo. Los profesores deberían supervisar los esfuerzos de sus alumnos y ofrecer consejo.

Los Dragones

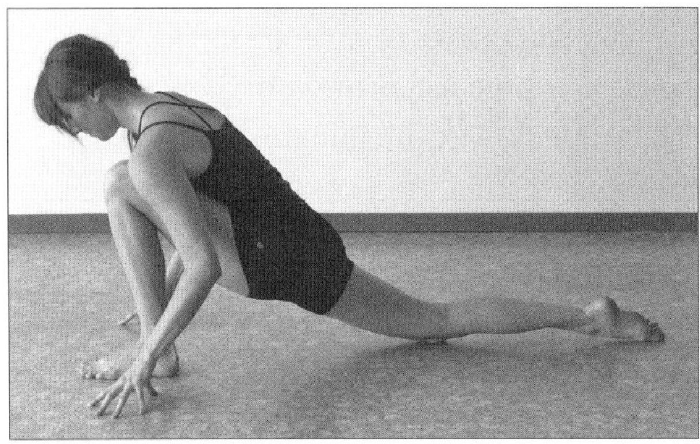

Beneficios

- Apertura profunda de las caderas y las ingles que incide directamente sobre el interior de la articulación.
- Estira los flexores de la cadera de la pierna trasera y el cuádriceps.
- Existen muchas variantes que ayudan a trabajar profundamente con el acetábulo de la cadera.
- Puede ayudar con la ciática.

Contraindicaciones

- Quizá resulte incómoda para la rótula o el tobillo. Si estás rígido, el muslo trasero permanecerá en un ángulo de noventa grados con respecto al delantero y pondrás mucho peso sobre la rótula. Apoya la rodilla trasera sobre una manta o coloca un *bolster* debajo de la espinilla para impedir que la rodilla trasera se apoye en el suelo.

Cómo entrar en la postura

- Comienza sobre las manos y las rodillas o en el Perro Bocabajo. Da un paso para llevar un pie entre las manos. Camina con ese pie hacia delante hasta que la rodilla quede justo encima del talón. Desliza la rodilla posterior hacia atrás todo lo que puedas. Mantén las manos a ambos lados del pié adelantado.

Alternativas y opciones

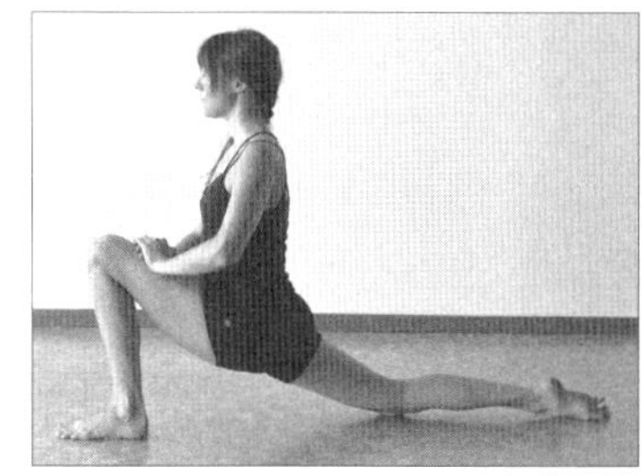

- Si la rodilla trasera está incómoda, ponle una manta debajo, descansa la espinilla sobre un *bolster* o eleva el empeine del pie trasero, apoya los dedos y levanta la pierna del suelo. Levantar la pierna trasera del suelo es una variante mucho más avanzada.

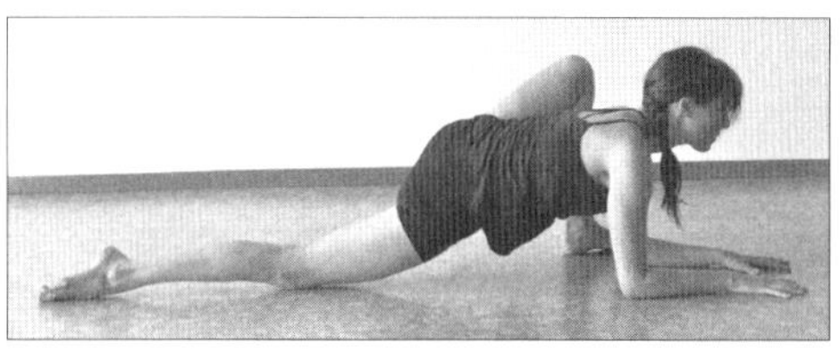

- Si el tobillo está incomodo, ponle una manta debajo o eleva la rodilla colocando un *bolster* debajo de la espinilla.

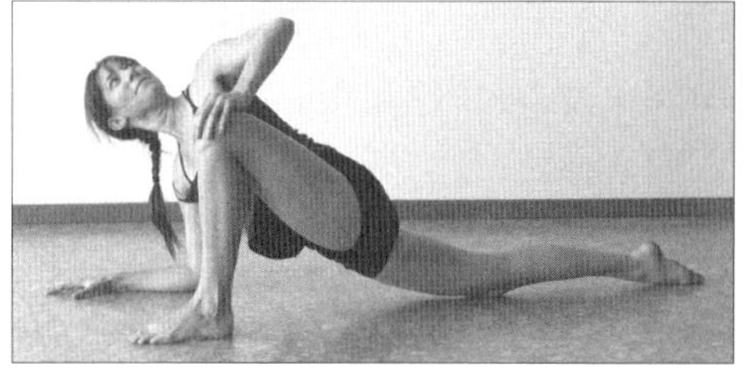

- Presiona hacia abajo y con firmeza el empeine del pie trasero, sobre todo, el dedo pequeño del pie.

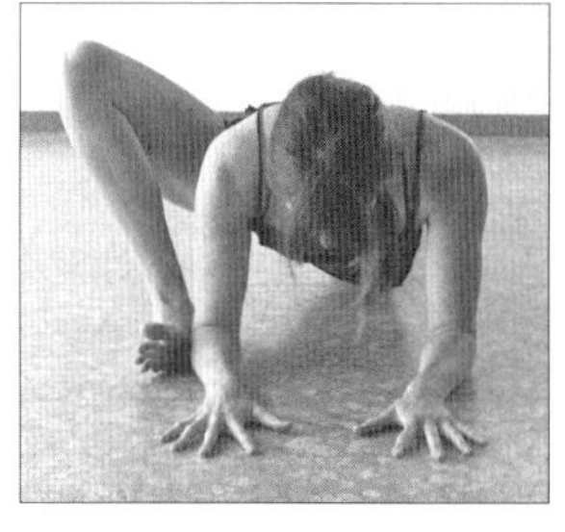

- La primera alternativa de esta postura es un Corredor bajo que se llama Bebé Dragón y que aparece en la imagen que hay en la parte superior de la página anterior. Si quieres, descansa las manos sobre bloques.

- La siguiente opción es descansar los brazos o las manos sobre el muslo delantero y levantar el pecho para aumentar el peso sobre las caderas. Esta variante se llama Dragón en Vuelo Alto.

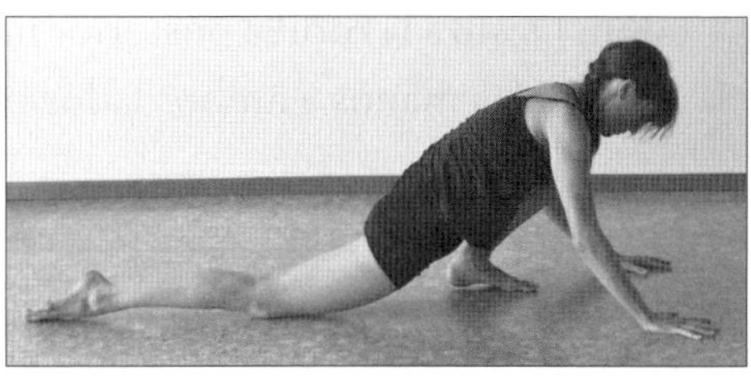

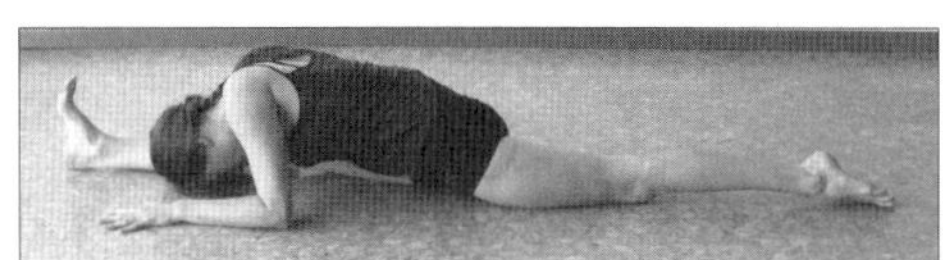

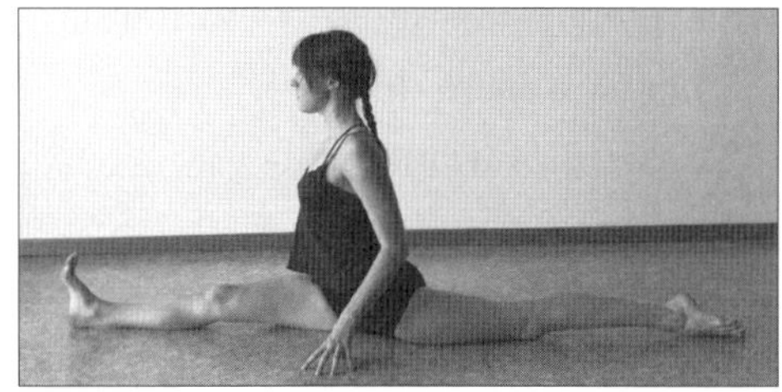

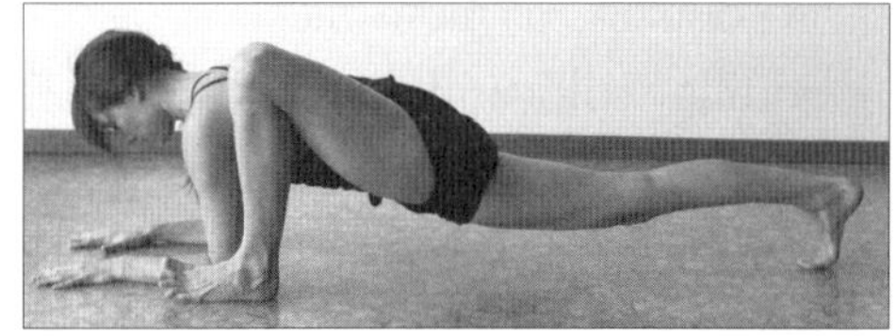

⟩ Una opción más intensa, el Dragón en Vuelo Bajo, es colocar ambas manos en la parte interior el pie delantero y caminar con ellas hacia delante para bajar las caderas. Para darle mayor profundidad, baja hasta descansar sobre los codos o apóyalos sobre un *bolster* o bloque.

⟩ En el Dragón en Torsión, una mano empuja la rodilla delantera hacia el lado, mientras que el pecho rota hacia el cielo.

⟩ En el Dragón Alado, con las manos sobre el suelo, abre varias veces la rodilla hacia fuera como si fuese un ala, apoya en el suelo la parte externa de ese pie y luego permanece ahí con la rodilla baja. Podrías bajar hasta descansar sobre los codos o apoyarlos sobre un bloque o *bolster*.

⟩ El Dragón Sobrepasando ejercita el tobillo. Desde el Bebé Dragón, permite que la rodilla delantera sobrepase el tobillo al ir hacia delante o desliza el talón hacia atrás hasta que esté a punto de despegarse del suelo.

⟩ El Dragón en *Spagat* ofrece el máximo estiramiento para los flexores de la cadera. Separa las dos piernas y entra en *Hanumanasana*. Apoya la cadera delantera colocando un *bolster* debajo del glúteo para darte equilibrio y para soltar peso; esto hará que

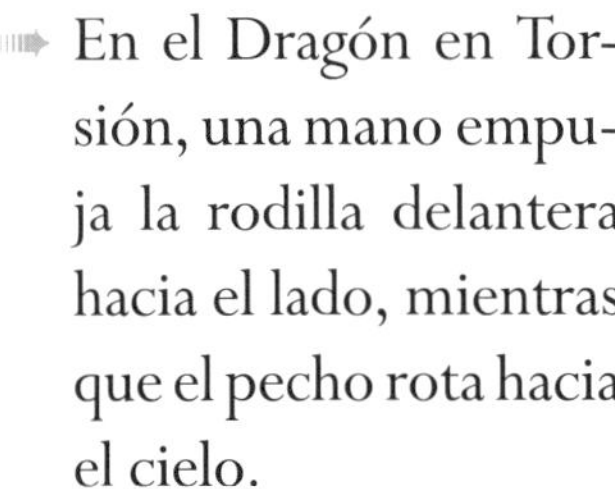

los músculos se relajen. Siéntate con la espalda erguida o flexiónate hacia delante para obtener distintas sensaciones.

➠ Para el Dragón de Fuego, en cualquiera de las variantes anteriores, apoya el dedo gordo del pie trasero en el suelo y levanta la
rodilla para estirar la pierna. Así llevarás más peso a las caderas
y aumentará el estiramiento.

Cómo salir de la postura

➠ Mueve tus zarpas de dragón para ir hacia el Perro Bocabajo: lleva
la rodilla trasera ligeramente hacia delante, apoya los dedos del
pie trasero en el suelo y, con un gemido suave, da un paso hacia
atrás para entrar en el Perro Bocabajo.

Contraposturas

➠ Un Perro Bocabajo corto es muy agradable. Dobla una rodilla,
levanta ese talón del suelo y empuja el talón contrario hacia el
suelo, para luego cambiar de lado varias veces.

➠ La Postura del Niño resulta muy agradable después de hacer el
Perro Bocabajo y antes de cambiar al otro lado del Dragón.

Meridianos y órganos estimulados

➠ Estómago, Bazo, Hígado, Vesícula Biliar y Riñón (y la Vejiga en
el Dragón en Vuelo Alto o el Dragón en *Spagat* Alto).

Articulaciones implicadas

➠ Caderas y tobillos.

➠ Parte baja de la espalda en las opciones de extensión de columna.

Tiempo recomendado en la postura

➠ Mantén cada variante durante un minuto y hazlas todas.

➠ Mantén una sola variante de tres a cinco minutos.

Asanas yang similares

➤ Luna Creciente Baja (*Anjaneyasana*). A veces esta postura se convierte en la «Asana de la Pedicura» debido a la necesidad que puede surgir de arreglarse las uñas de los pies. En estas ocasiones, ¡permite que surja la necesidad sin actuar!

Otras notas

➤ Puede que no sientas nada en la articulación exterior de la cadera. Si tienes los flexores de la cadera o los cuádriceps rígidos, esta zona absorberá todo el estrés. Aunque esta siga siendo una buena postura, para trabajar las caderas necesitarás otras asanas.

La Rana

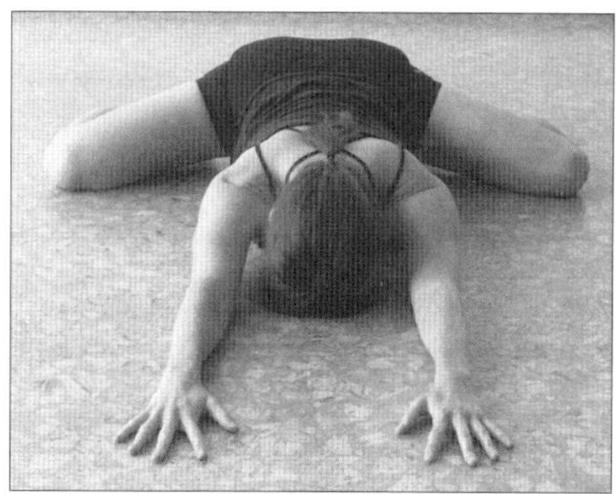

Beneficios

➤ Apertura profunda de las ingles (especialmente los aductores).

➤ Proporciona una leve extensión de la columna que comprime la parte baja y alta de la espalda.

➤ Facilita la digestión y alivia los calambres (los menstruales y los digestivos).

Contraindicaciones

→ Si tienes problemas de espalda.

→ Las rodillas podrían estar incómodas, así que ponles algo blando debajo.

→ Si el cuello está rígido, descansa la frente, y no la barbilla, sobre el suelo o sobre un *bolster*.

→ Si tienes tendencia a sentir cosquilleo en las manos al extender los brazos por encima de la cabeza, quizá hayas de separarlas o acercarlas. Si esto no te funciona, haz un brazo primero y el otro después.

Cómo entrar en la postura

→ Comienza en la Postura del Niño. Desliza ambas manos hacia delante y separa las rodillas, pero permanece sentada sobre los talones. Esta postura también se conoce como el Renacuajo.

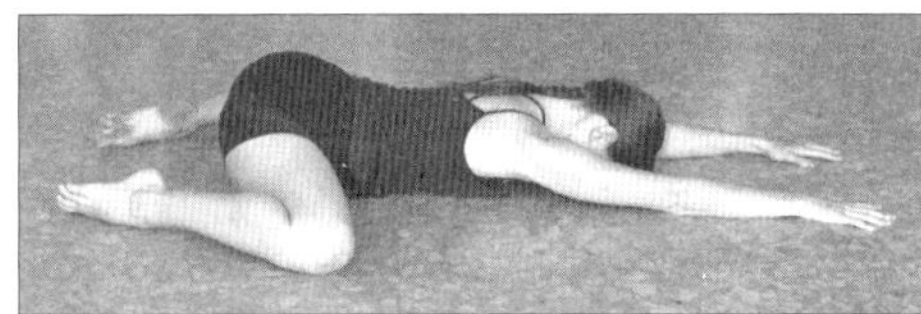

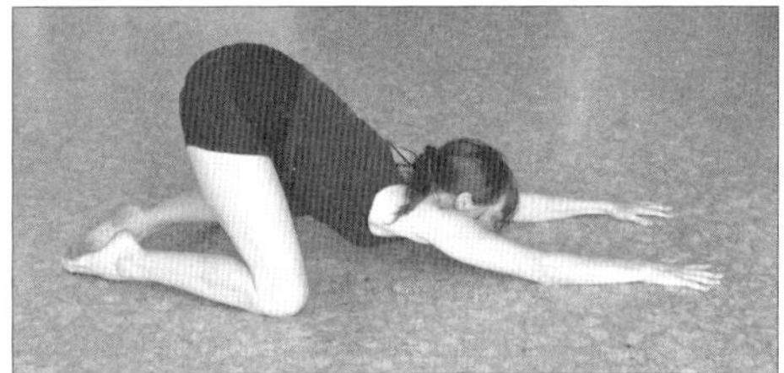

Alternativas y opciones

→ La Media Rana: eleva más las caderas hasta que estén alineadas con las rodillas. Mantén los pies juntos.

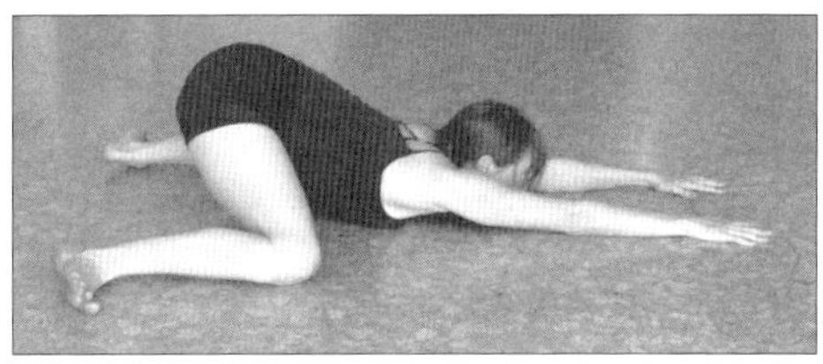

→ La Rana completa: separa los pies al ancho de las rodillas.

→ Extiende un brazo primero y el otro después, pues será más seguro que extender ambos brazos a la vez hacia delante. El otro brazo puede quedarse doblado y la cabeza apoyarse sobre el antebrazo.

- Deja que las rodillas se adelanten más si la presión en las ingles o las caderas es excesiva.
- También puedes mantener juntos los dedos de los pies y dejar que las caderas vayan hacia atrás.
- Quizá quieras apoyar el pecho sobre un *bolster* para relajar la parte alta del cuerpo.
- Si los hombros están incómodos, separa más las manos.

Cómo salir de la postura

- Siéntate hacia atrás y entra en la Postura del Niño o deslízate hacia delante y descansa sobre el abdomen con las piernas juntas.

Contraposturas

- La Postura del Niño.
- Tumbado sobre la espalda, abraza las rodillas hacia el pecho y balancéate de un lado a otro o mueve las rodillas en círculos.

Meridianos y órganos estimulados

- Meridianos del Bazo (interior de las rodillas), el Hígado y el Riñón (interior de las ingles).
- Cuando los brazos están extendidos hacia delante, se masajean los meridianos de la parte alta del cuerpo: el Corazón, el Pulmón, el Intestino Grueso y el Intestino Delgado.

Articulaciones implicadas

- Caderas, parte baja de la espalda y hombros.

Tiempo recomendado en la postura

- De tres a cinco minutos.

Asanas yang similares

- *Mandukasana* o *Bhekasana*.

Otras notas

- Cuando las caderas están alineadas con las rodillas, la gravedad tiene su efecto máximo. Es frecuente que los alumnos avancen las caderas para evitar una compresión dolorosa en ellas; es válido.
- Si haces esta postura justo después de comer, apóyate sobre los codos y no dejes que el abdomen descanse sobre el suelo. Dejar que cuelgue será mejor para la digestión.
- Una postura agradable para comenzar una clase o si se tiene poco tiempo.
- Para avanzar en esta postura, no vayas más profundo, simplemente mantenla más tiempo.
- Podrías hacer la primera mitad de la postura en el Renacuajo y luego pasar a la Rana completa en la segunda mitad.

El Bebé Feliz

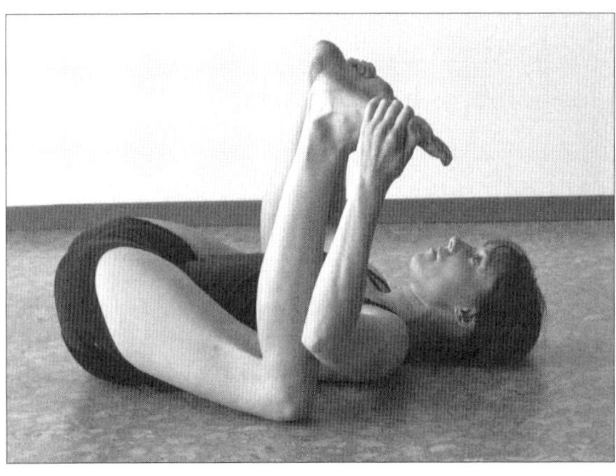

Beneficios

- Una apertura profunda de caderas que requiere fuerza en los brazos en lugar de dejar que la gravedad haga el trabajo.
- Si tiras con los brazos, su flexión fortalece los bíceps.

➧ Suelta y descomprime la articulación sacroilíaca.
➧ Puede comprimir los órganos abdominales.

Contraindicaciones

➧ Si las caderas se levantan del suelo, la postura se puede convertir en una inversión suave y una flexión leve de la columna. Si tienes algún problema en la parte baja de la espalda que no te permita flexionar la columna, no dejes que las caderas se separen del suelo.
➧ Las mujeres con el ciclo menstrual podrían también no dejar que las caderas se separen del suelo.
➧ Si tienes problemas en la articulación sacroilíaca, no vayas demasiado profundo.

Cómo entrar en la postura

➧ Tumbado sobre la espalda, abraza las rodillas hacia el pecho. Agarra las plantas de los pies, los tobillos o la parte posterior de las piernas. Separa los pies para que queden sobre las rodillas y tira de ellas hacia el suelo por los costados del pecho. Relaja la cabeza y los hombros hacia el suelo.

Alternativas y opciones

➧ Medio Bebé Feliz (como un Dragón Bebé bocarriba), sosteniendo un pie primero y el otro después.
➧ Si estás demasiado rígida, puedes usar un cinturón para sujetar los pies o hacer esta postura con ayuda de la pared. Es como Cuclillas tumbada sobre la espalda, pero con los pies empujando contra la pared.
➧ Puedes sujetar la parte trasera de los muslos.
➧ Puedes mantener los dedos de los pies juntos y cerca de las ingles al principio y, más tarde, llevar los dedos de los pies hacia la nariz.

- Al final, ¡los pies van por detrás de la cabeza! (Al final, pero no necesariamente en esta vida).
- Tras unos minutos de tirar activamente con los brazos, relájate y deja que el peso de las piernas vaya acercando las rodillas hacia el suelo. Aquí hay dos opciones que puedes probar:

  1. Dejar que el coxis se curve hacia arriba en el aire (suelta la articulación sacroilíaca).
  2. Mantener el coxis más bajo y cerca del suelo. ¡Nota las diferencias!

- Una opción más intensa que puede incidir sobre los isquiotibiales y también las caderas es ir estirando gradualmente las piernas al mismo tiempo que se tira de los pies hacia abajo y se van separando, pero esta opción no te permitirá levantar las caderas del suelo.

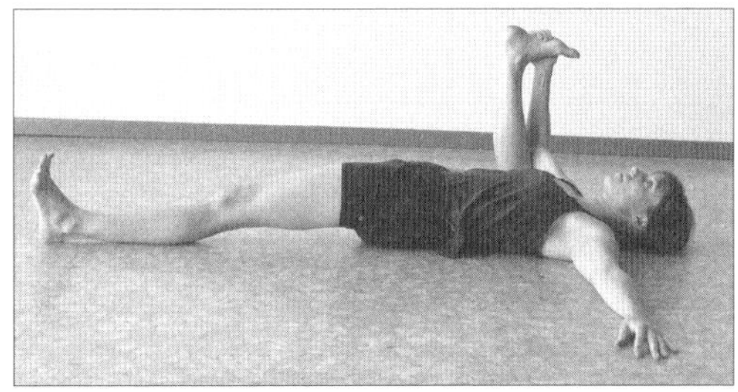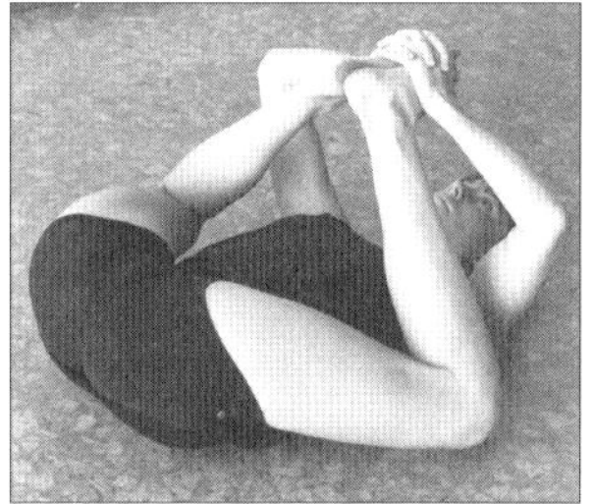

Cómo salir de la postura

- Suelta los pies y colócalos en el suelo con las rodillas dobladas. Pausa un momento.

Contraposturas

- Extensiones suaves de la columna (tumbado sobre el abdomen) o una elevación suave de la columna (tumbado sobre la espalda) subiendo solo hasta la mitad.

➠ El Limpiaparabrisas tumbado para llevar las caderas desde la rotación externa del Bebé Feliz a una rotación interna. Tumbado sobre la espalda, con las rodillas dobladas y los pies en el suelo separados al ancho de la esterilla, deja caer las rodillas de un lado al otro.

Meridianos y órganos estimulados

➠ Estimula la columna y, por lo tanto, los meridianos de la Vejiga y el Riñón. El estrés en la parte interna de las ingles también incide sobre el meridiano del Hígado.

Articulaciones implicadas

➠ Caderas y columna lumbar/sacroilíaca.

Tiempo recomendado en la postura

➠ Dos minutos si estás tirando activamente de los brazos, pero si los relajas, puedes quedarte hasta cinco minutos.

Asanas yang similares

➠ Una variante de *Yoganidrasana* para principiantes. También se llama la Ventana o, en Los Ángeles, el Insecto Muerto. Sarah Powers la denomina el Estribo.

Otras notas

➠ Esta postura es la razón principal por la que los equipos de grabación y las cámaras no están permitidos en los estudios de yoga.

Torsión Espinal

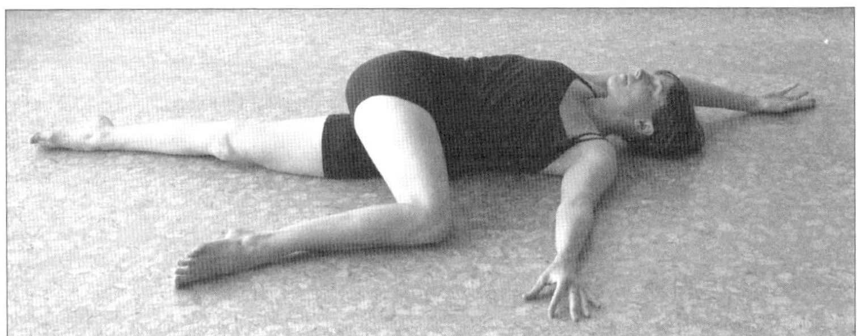

Beneficios

- Una torsión al final de la práctica ayuda a restablecer el equilibrio en el sistema nervioso y suelta la tensión de la columna.
- Sarah Powers apunta que acercar más las rodillas dobladas hacia el pecho puede aliviar la ciática.
- Masajea los órganos abdominales y cura la gastritis

Contraindicaciones

- Si tienes problemas de hombros (por ejemplo lesiones en el manguito rotador) o tendencia a sentir cosquilleo en las manos al extender los brazos por encima de la cabeza, quizá prefieras no elevar el brazo para que descanse junto a la oreja ni dejarlo flotando en el aire. La alternativa sería doblar el brazo elevado o apoyarlo sobre un *bolster*. Si el cosquilleo continúa, baja más la mano o déjala descansar sobre las costillas.

Cómo entrar en la postura

- Tumbado sobre la espalda, abraza ambas rodillas hacia el pecho. Abre los brazos hacia los lados como si fuesen alas y deja caer las rodillas hacia un lado.

Alternativas y opciones

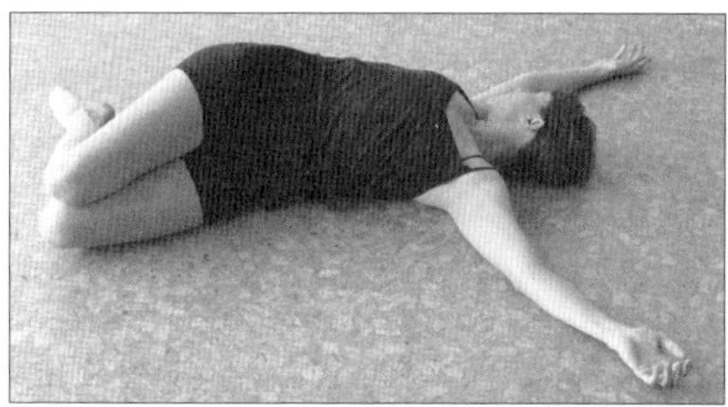

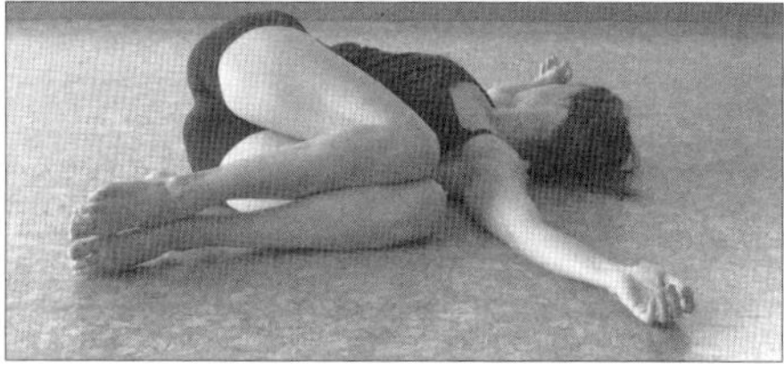

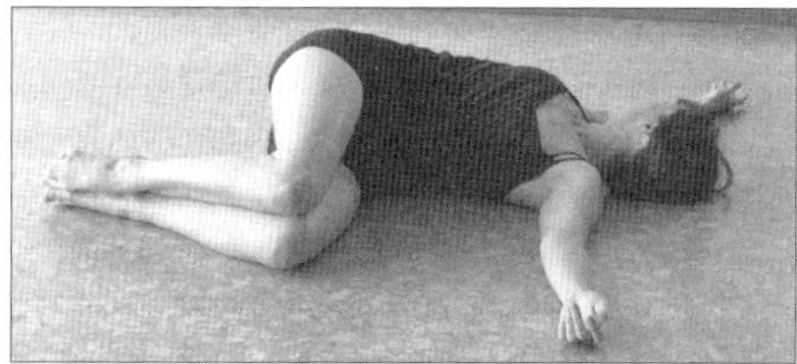

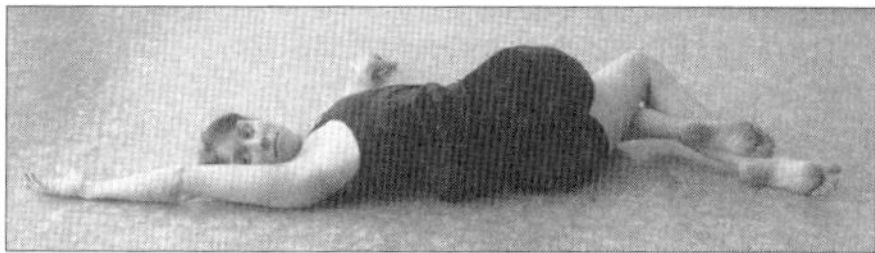

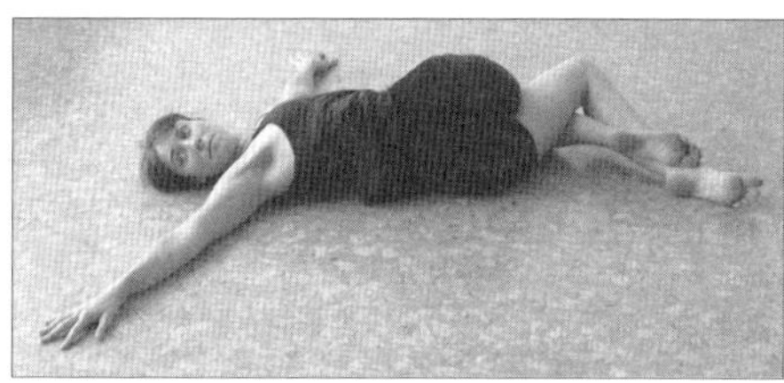

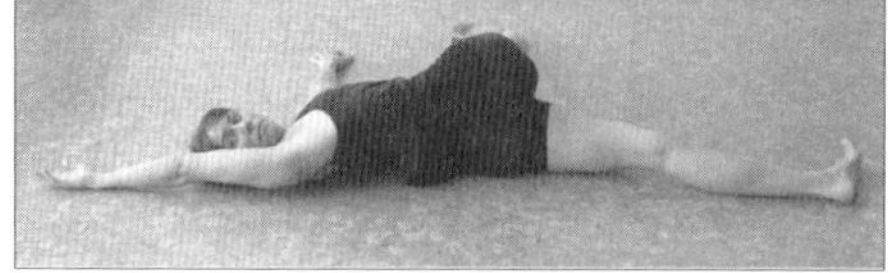

➠ Colocar las rodillas más bajas o más altas hará que el estiramiento se sienta en un punto u otro de la columna. Si las rodillas están más altas, la torsión se da en la parte alta de la espalda; bajar las rodillas hará que la torsión se desplace a la zona lumbar o del sacro.

➠ Para obtener una torsión más intensa, lleva una rodilla hacia el pecho y, sosteniéndola con la mano opuesta, llévala hacia el lado opuesto por encima del cuerpo. Balancéate hacia atrás y hacia delante unas cuantas veces, pero intenta mantener los omóplatos bien apoyados en el suelo. Si el hombro se levanta del suelo, coloca un *bolster* debajo de la(s) rodilla(s) doblada(s).

➠ Si el hombro sigue flotando en el aire, coloca una manta debajo de él o un *bolster* a lo largo de la columna.

- Experimenta con la posición de la cabeza, girándola a un lado y al otro y prestando atención a las sensaciones cambiantes.
- La mano que está junto a la oreja puede descansar en el suelo o sobre un *bolster*.
- Prueba la postura de las Raíces Torcidas con las rodillas cruzadas como en la postura del Águila (*Garudasana*).
- Estirar la pierna superior hacia el lado aplica la mayor fuerza de palanca, lo cual ayuda a mantener las caderas completamente giradas. Para algunos será menos una torsión y más un estiramiento de la parte externa de la pierna y la cadera, algo ideal para la cintilla iliotibial. La variante más intensa de esta opción es sostener el pie con la mano contraria.

Cómo salir de la postura

- Ve volviendo poco a poco a tumbarte sobre la espalda y abraza las rodillas hacia el pecho para soltar el sacro y la zona lumbar.

Contraposturas

- Abraza las rodillas y mece la espalda de un lado al otro.
- El Limpiaparabrisas mientras estás tumbada sobre la espalda puede ser una forma agradable de soltar.
- Tumbado, con las rodillas dobladas y los pies en el suelo separados al ancho de la esterilla, deja caer las rodillas de un lado al otro.

Meridianos y órganos estimulados

- Torsionar la columna estimula las líneas de la Vejiga (los *nadis Ida* y *Pingala*).
- Si tienes un brazo estirado por encima de la cabeza, estimularás varios meridianos en ese brazo: el Corazón, el Pulmón, el Intestino Delgado y el Intestino Grueso.
- Las torsiones comprimen el abdomen y masajean los órganos internos. Torsionar la caja torácica estimula el meridiano de la Vesícula Biliar.

▶ Ayuda al hígado, el bazo y el páncreas.[9]

Articulaciones implicadas

▶ Nutre la articulación del hombro y la parte superior de la columna, así como todos los tejidos en la parte superior del tórax, el pecho y los hombros.

▶ Cuando la rodilla está a noventa grados o menos, se estresa la parte inferior de la columna, sobre todo las articulaciones lumbares y sacroilíacas.

Tiempo recomendado en la postura

▶ De tres a cinco minutos.

Asanas yang similares

▶ *Jathara Parivartanasana.*

Otras notas

▶ Una postura excelente para finalizar la práctica, ya que elimina torcimientos y nudos.

▶ Desde esta postura puedes deslizarte directamente a *Shavasana*.

▶ Si sientes cosquilleo en los brazos o las manos, bájalos hasta que la sangre vuelva a fluir. ¡El mismo consejo sirve para cualquier postura de yoga! No aguantes el cosquilleo, pues podría ser una señal de que un nervio se está dañando.

▶ Las Raíces Torcidas es una forma estupenda de rotar internamente las caderas tras someterlas a mucha rotación externa, como ocurre en el Lazo, el Cisne, el Cuadrado o el Dragón Alado.

▶ No fuerces la torsión. Relájate y deja que la gravedad haga el trabajo.

El Sillín

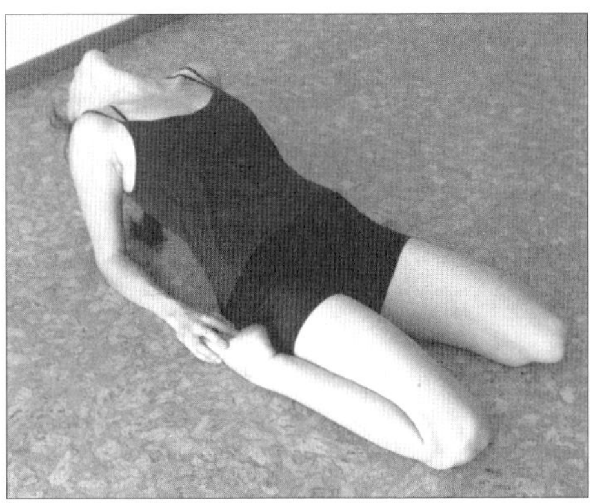

Beneficios

- ⇒ Una compresión intensa del arco sacro lumbar.
- ⇒ Estira los flexores de la cadera y los cuádriceps.
- ⇒ Excelente para atletas y para cualquiera que esté mucho tiempo de pie o caminando.[10]
- ⇒ Estimula la tiroides si el cuello cae hacia atrás.
- ⇒ Si un pie o ambos están al lado de las caderas, la postura es una estupenda rotación interna de la cadera.

Contraindicaciones

- ⇒ Si tienes problemas de espalda o rigidez en la articulación sacroilíaca.
- ⇒ Las rodillas pueden estar sometidas a mucho estrés.
- ⇒ Los tobillos se pueden quejar.
- ⇒ Si sientes algún dolor agudo o ardiente, ¡sal de la postura!

Cómo entrar en la postura

- ⇒ Hay varias formas de entrar en esta postura. Comienza sentado sobre los talones y nota cómo te sientes. Si hay dolor en las rodillas, no la hagas. Si los tobillos se quejan, prueba a ponerles una manta debajo o sáltate la postura. Inclínate hacia atrás con las manos sobre el suelo y creando un pequeño arco con la parte baja de la espalda. Comprueba cómo te sientes. Quizá hoy no pases de ahí. Si puedes avanzar, desciende hasta apoyar los codos en el suelo.

Alternativas y opciones

➠ Si esta postura te resulta demasiado intensa para la parte baja de la espalda, haz la Esfinge.

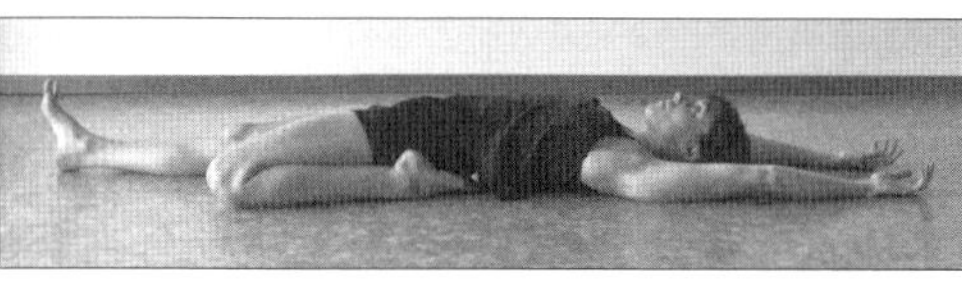

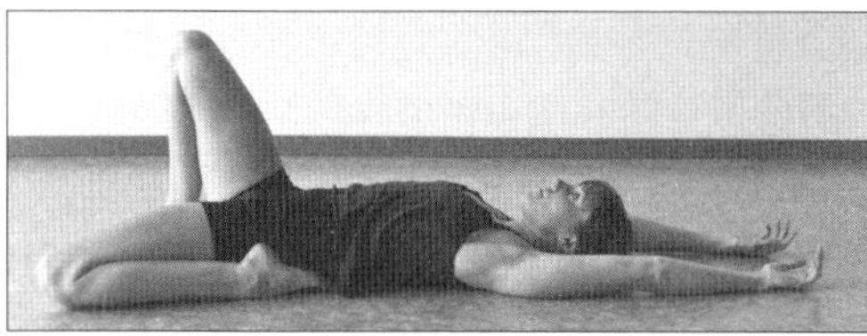

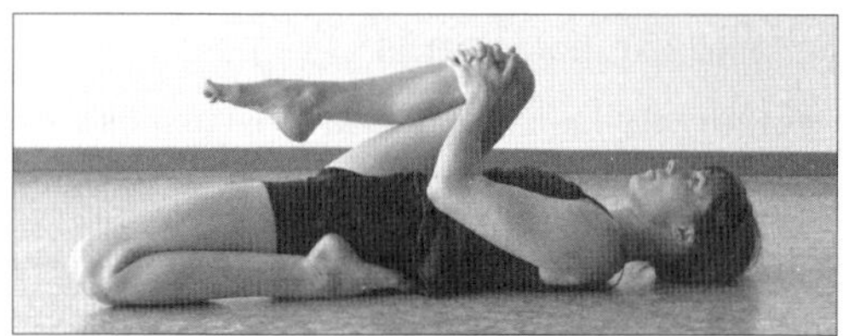

➠ También puedes estirar una pierna y entrar en el Medio Sillín. Puedes doblar la pierna que está estirada y poner el pie en el suelo (mira las imágenes). Una variante más profunda es abrazar la rodilla superior hacia el pecho, lo cual puede resultar bastante intenso.

➠ Si solo llegas hasta apoyar los codos en el suelo, descansa sobre un *bolster* y relájate. Hay varias formas posibles de usar los *bolsters*: poner dos cruzados, uno encima del otro, debajo de los hombros; usar solo uno o colocar uno debajo de la columna, a lo largo.

➠ Descansar el tope de la cabeza en el suelo abre la garganta.

➠ Los brazos extendidos por encima de la cabeza pueden abrir los hombros e intensificar el estiramiento en los flexores de la cadera.

➠ Eleva las caderas aún más colocando un bloque entre los pies debajo de los glúteos.

➠ Una manta o una toalla enrollada y colocada debajo de los tobillos puede aliviar la presión de esta zona.

- Explora sentarte sobre los talones o entre los talones. La primera opción enfatiza más la zona lumbar, mientras que la segunda incide más sobre los cuádriceps y los flexores de la cadera.

Cómo salir de la postura

- Hay varias formas de salir de esta postura. Si puedes, sal de la misma forma en que entraste, apoyándote sobre los codos y luego las manos para elevarte. Túmbate sobre el abdomen y estira las piernas lentamente para soltar las rodillas.
- Si no consigues elevarte así, alquila una grúa o una carretilla. Si no hay ninguna disponible, intenta dejarte caer hacia un lado y estirar lentamente la pierna opuesta. Antes de dejarte caer sobre la espalda, quizá te apetezca esperar un poco o sostener el sacro con la mano libre y tumbarte poco a poco sobre la espalda.
- Si eres flexible, levanta las rodillas y saca los pies de donde están.

Contraposturas

- Después de salir, túmbate en quietud sobre la espalda unas respiraciones con las piernas estiradas contrayendo y soltando las rótulas. Cuando estés lista, abraza la parte posterior de los muslos y tira de las rodillas hacia el pecho para soltar la parte baja de la espalda.
- Postura del Niño: entra lentamente en esta postura. Quizá necesites descansar la cabeza sobre las palmas de las manos antes de entrar completamente en la Postura del Niño.
- El Cocodrilo o un *push-up* (flexión de brazos) activa las rodillas y tonifica el centro del cuerpo.
- Si tras salir te encuentras tumbado sobre la espalda, intenta la Bisagra: desde la posición tumbada, sube y baja las piernas; con las rodillas dobladas es más fácil y con las piernas estiradas es más duro. Para dar soporte a la espalda, coloca las manos, con las palmas hacia el suelo, debajo de los glúteos.

Meridianos y órganos estimulados

➠ Líneas del Estómago, el Bazo, la Vejiga y el Riñón.

➠ Si los brazos están estirados por encima de la cabeza, también incides sobre los meridianos del Corazón y el Pulmón.

Articulaciones implicadas

➠ Las articulaciones sacroilíaca, la parte baja de la espalda, las rodillas y los tobillos.

Tiempo recomendado en la postura

➠ De uno a cinco minutos.

➠ ¡Iyengar recomienda hasta quince minutos![11]

Asanas yang similares

➠ *Supta Vajrasana* o *Supta Virasana*.

Otras notas

➠ Esta postura no es una extensión profunda de la columna para los yoguis con más experiencia que ya tienen mucha apertura en la parte baja de la espalda. Sin embargo, la postura incide sobre muchas zonas a la vez: tobillos, rodillas, cuádriceps, flexores de la cadera, sacro, lumbares y hombros.

➠ Se puede hacer justo después de comer.

➠ Si tu trabajo te exige estar de pie todo el día y haces esta postura antes de acostarte por la noche, tus piernas se sentirán descansadas por la mañana.

➠ A diferencia de las posturas yang, no lleves el coxis hacia dentro como haríamos normalmente en las extensiones de la columna.

El Lazo

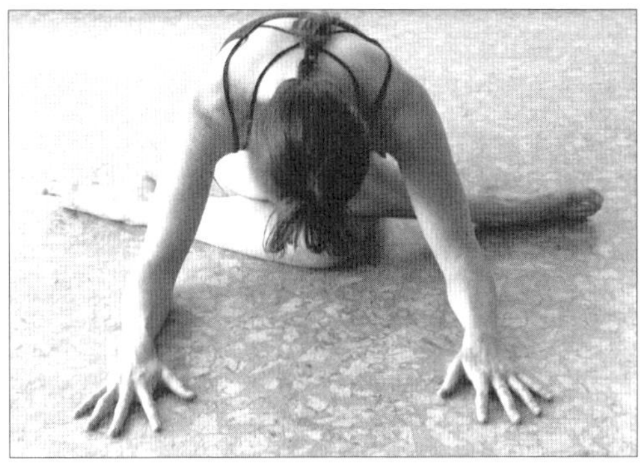

Beneficios

➡ Una estupenda apertura de caderas que descomprime la columna baja si se flexiona hacia delante.

Contraindicaciones

➡ Es dura para la pelvis y las rodillas y puede agravar la ciática. Si tienes ciática, eleva las caderas sentándote sobre un cojín para que las rodillas queden más bajas que las caderas. Observa si las caderas rotan hacia atrás mientras estás sentada; buscamos que roten hacia delante.

➡ Si tienes problemas en la parte baja de la espalda que no te permiten la flexión de la columna, no dejes que esta se redondee: mantén la espalda tan derecha como puedas.

➡ Las embarazadas no deberían flexionar hacia delante después del primer trimestre.

Cómo entrar en la postura

➡ Hay varias formas de entrar en esta postura. Una de ellas es comenzar a gatas sobre las manos y las rodillas, luego colocar una rodilla detrás de la otra y sentarse hacia atrás entre los talones. Otra sería comenzar sentándose sobre los talones y luego dejarse caer hacia un lado y llevar el pie del lado exterior por encima de la otra pierna y hacia la cadera opuesta. Una tercera opción sería comenzar sentándose con las piernas cruzadas y luego llevar un pie debajo del muslo opuesto y el otro pie por encima hacia la cadera opuesta.

➠ Intenta no sentarte sobre los pies, sino deslizarlos hacia delante tanto como puedan ir. Ancla ambos isquiones en el suelo.

Alternativas y opciones

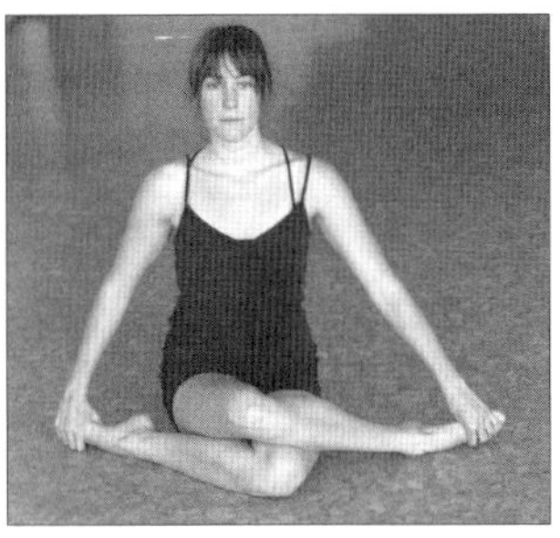

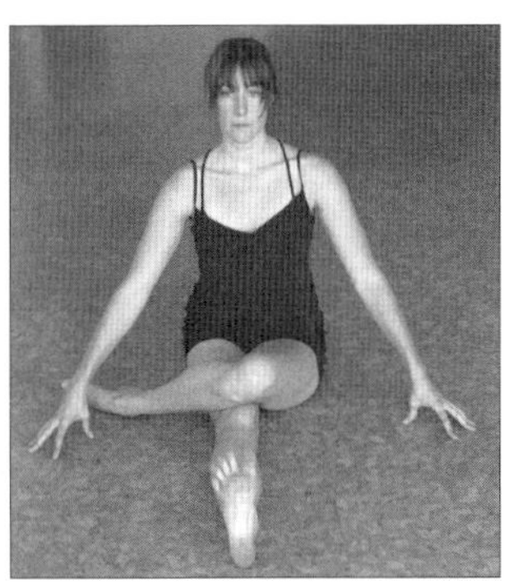

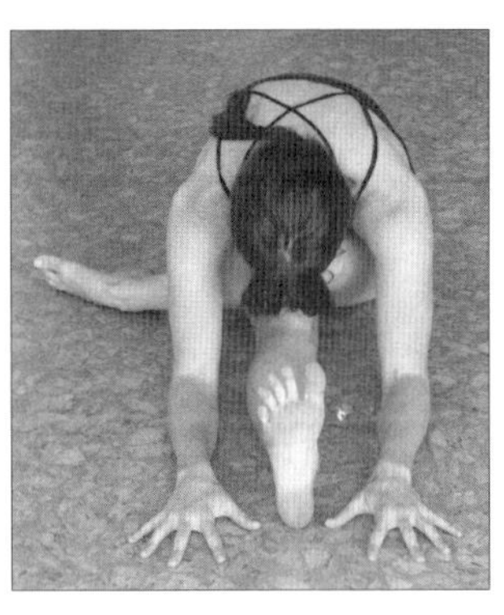

➠ Si las caderas están rígidas, siéntate sobre un *bolster* para inclinarlas hacia delante.

➠ Si la rodilla de abajo se queja, haz la postura con la pierna inferior estirada. Si la rodilla de arriba se queja, colócale un *bolster* o una manta debajo. Si sigue siendo demasiado difícil, siéntate con las piernas cruzadas y flexiónate hacia delante.

➠ Dale apoyo al pecho con un *bolster*.

➠ Cuando te flexiones hacia delante, puedes sostener la cabeza con las manos, apoyando los codos en los muslos o sobre un bloque o un *bolster*.

➠ Las manos pueden quedar hacia un lado o delante del cuerpo, o puedes estirar los brazos hacia detrás del cuerpo.

➠ Si las sensaciones en las caderas o las rodillas son demasiado intensas, mantente erguido o pon más peso en las manos y los brazos.

- Aquí se pueden añadir estiramientos laterales o torsiones que incidirán sobre el meridiano de la Vesícula Biliar.
- Otras alternativas son la postura de Enhebrar la Aguja (tumbada sobre la espalda, acuna las espinillas en los brazos), el Cuadrado o el Cisne.

Cómo salir de la postura

- Inclínate hacia atrás para soltar las caderas y estira poco a poco las piernas.

Contraposturas

- El Limpiaparabrisas desde la posición tumbada o sentada (para proporcionar rotación interna a la cadera).
- El Ciervo.
- La Mesa Invertida (o Hamaca).

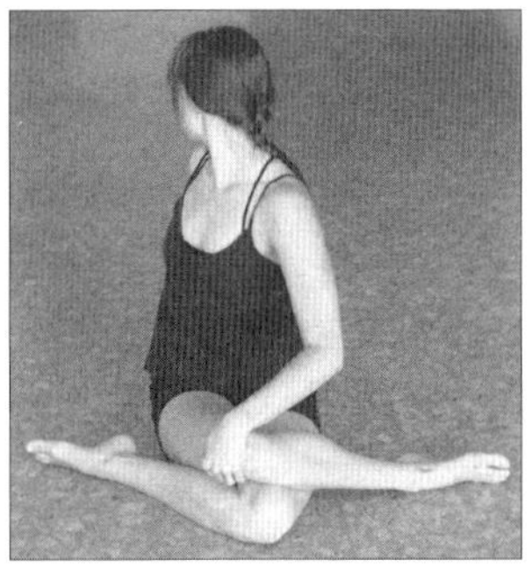
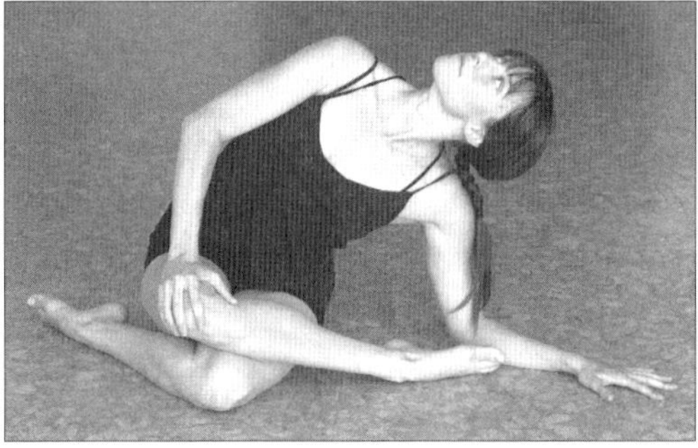

Meridianos y órganos estimulados

- El Hígado, el Riñón y la Vesícula Biliar. Si hay flexión hacia delante, se estimulará la línea de la Vejiga y se comprimirá el estómago.

Articulaciones implicadas

- Caderas y columna baja.

Tiempo recomendado en la postura

➤ De tres a cinco minutos en cada lado.

Asanas yang similares

➤ Cara de Vaca (*Gomukasana*).

Otras notas

➤ Es agradable hacer el Cisne o el Cisne Dormido tras esta postura y antes de pasar al otro lado.

➤ Se podría hacer una torsión sentada después.

➤ Empieza por la cadera más abierta (coloca arriba la rodilla de la cadera que esté más abierta).

➤ Cuando te flexiones, mantén el peso sobre los isquiones para evitar que vaya hacia las rodillas.

➤ Mantén las caderas uniformes. La cadera que está arriba tiende a venirse hacia delante.

➤ Mientras permaneces en esta postura, prueba a hacer otras que incidan sobre los hombros o las muñecas. Consulta la sección para la parte superior del cuerpo, donde encontrarás algunas sugerencias.

➤ Podrías hacer la primera mitad del tiempo en una variante, como un estiramiento lateral o torsión, y luego flexionar hacia delante el resto del tiempo.

El Caracol

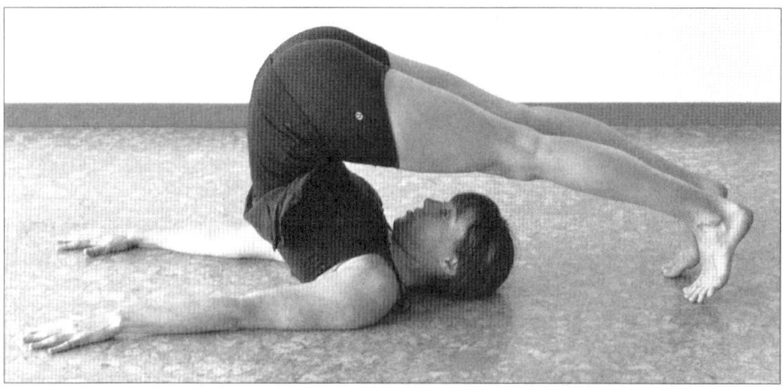

Beneficios

⇒ Una de las posturas que liberan más profundamente la totalidad de la columna.

⇒ Relaja el corazón, lleva más riego sanguíneo a la cabeza, drena los pulmones y comprime los órganos internos dándoles un fantástico masaje.

Contraindicaciones

⇒ Esta postura pone mucha presión sobre el cuello. ¡Ve con cuidado! Evítala si tienes problemas de cuello.

⇒ No se recomienda a personas con presión arterial alta, infecciones en la parte superior del cuerpo, vértigo, glaucoma o resfriados; también se recomienda evitar esta postura a las mujeres que estén menstruando.

⇒ Si tienes problemas en la parte baja de la espalda que no te permiten la flexión de la columna, no intentes hacer esta postura.

⇒ No la hagas si has comido hace poco o estás embarazada.

Cómo entrar en la postura

⇒ Comienza desde la posición tumbada. Eleva las caderas y dales soporte con las manos. Permite que la espalda se redondee (a diferencia del Arado o *Halasana*, donde buscamos mantener la columna y las piernas estiradas) y deja que los pies caigan por encima de la cabeza hacia el suelo. Lleva el peso del cuerpo hacia los hombros. Observa cuánto peso has puesto sobre el cuello: ¡un poco está bien, pero no pongas demasiado!

Alternativas y opciones

→ Esta postura tiene muchas etapas intermedias. Los principiantes, o quienes no deseen invertirse, puede sustituir esta postura con una flexión sentada con las piernas extendidas (como la Oruga).

→ Esta postura tiene tres etapas:

1. Sostén la espalda con las palmas de las manos.

2. Más difícil (no se muestra aquí) es poner las palmas debajo de los pies y bajarlos al suelo o apoyarlos sobre un *bolster*.

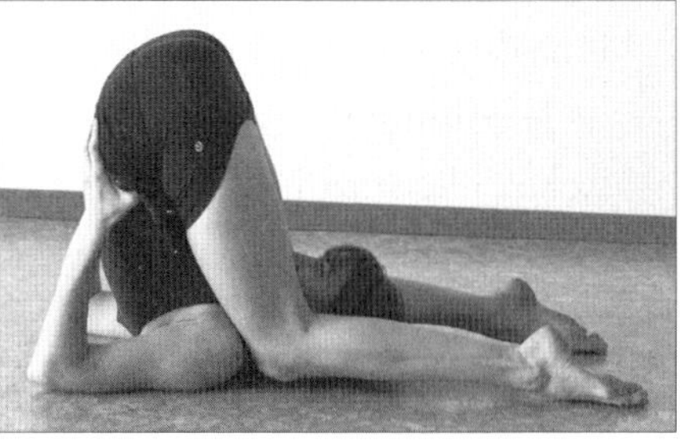

3. Aún más difícil es doblar las rodillas y llevarlas hacia el suelo (la forma más profunda de redondear la columna).

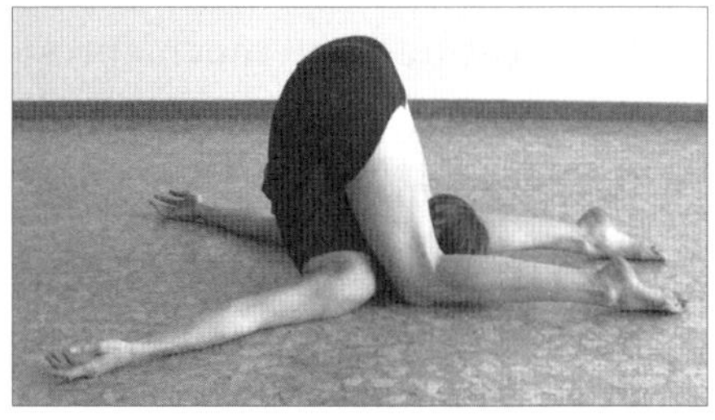

→ Opción muy difícil: con las rodillas dobladas hacia el suelo, entra en torsión hasta que ambas rodillas

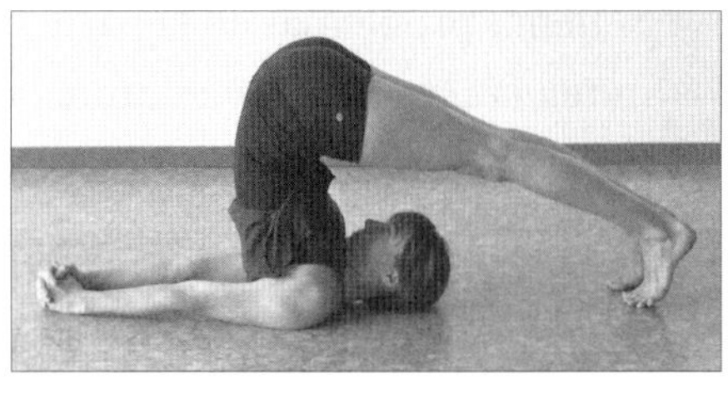

queden a un lado de la cabeza. Recuerda hacer los dos lados.

➧ Si las piernas están estiradas y los pies tocan el suelo, las manos pueden ir al suelo detrás de la espalda. Las manos pueden estar separadas (más fácil) o juntas (si no hay problemas en los hombros). Pero ten cuidado: juntar las manos podría agravar cualquier lesión en el manguito rotador.

Cómo salir de la postura

➧ La forma más fácil de salir es mantener las rodillas dobladas y sostener las caderas. Ve bajando despacio y vértebra a vértebra. Es posible que la cabeza se levante a medida que bajas. No te tenses para mantener la cabeza en el suelo.

➧ Salir de la postura con las piernas estiradas y sosteniendo los pies es más exigente. Ve bajando lentamente mientras mantienes los pies para ralentizar tu descenso.

Contraposturas

➧ Una vez salgas de la postura, túmbate sobre la espalda unas respiraciones con las rodillas dobladas y los pies planos bien apoyados en el suelo.

➧ Haz el Limpiaparabrisas y luego una extensión suave de la columna, como puede ser tumbarte sobre el abdomen o una elevación de la columna moderada. Sube solo hasta la mitad.

➧ Un Pez (*Matsyasana*) suave ayuda a soltar el cuello y llevar la columna hacia una extensión.

➧ Si el Pez es demasiado porque sientes algún pellizco en el cuello o lo sientes débil, haz el Gato Bocarriba.

➧ Postura del Niño.

Meridianos y órganos estimulados

➧ Todos los órganos internos reciben un masaje y se comprimen, y cada respiración contribuye al masaje.

➧ Las líneas de la Vejiga se estiran profundamente.

Articulaciones implicadas
➠ La totalidad de la columna.

Tiempo recomendado en la postura
➠ De tres a cinco minutos.

Asanas yang similares
➠ *Halasana* (Arado) o *Karnapidasana* (postura de las Rodillas a las Orejas).

Otras notas
➠ Prepara antes el cuello dejándolo caer suavemente hacia delante varias veces.
➠ Una buena alternativa es el Bebé Feliz, pues facilita que el sacro se eleve del suelo.
➠ Permite que la columna se redondee completamente. No intentes mantener la columna erguida y las caderas altas.

La Esfinge y la Foca

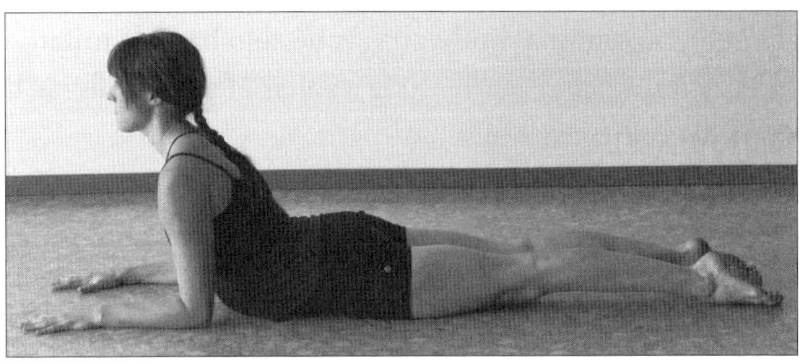

Beneficios
➠ Puede implicar una compresión y un estímulo profundos para el arco sacro lumbar. Entre las vértebras L2 y L3 se encuentra la «Puerta de la vida», donde reside la energía *Jing*.

➟ Tonifica la columna. Las personas con discos protuberantes o herniados quizá encuentren esta postura muy terapéutica.[12]

➟ Si el cuello cae hacia atrás, también se estimula la tiroides.

➟ En la postura más alta, la Foca, el abdomen recibe un estiramiento estupendo.

Contraindicaciones

➟ Si tienes problemas de espalda o rigidez en el sacro.

➟ Si sientes algún dolor agudo, ¡sal de la postura!

➟ Evita presionar el abdomen contra el suelo si estás embarazada (utiliza *bolsters* debajo de la pelvis y los antebrazos).

➟ Se debe evitar si tienes dolor de cabeza.

Cómo entrar en la postura

➟ Túmbate sobre el abdomen. Agarra cada codo con la mano contraria, lleva los codos justo por delante de los hombros y apóyate en ellos para subir. Observa las sensaciones en la parte baja de la espalda. Si son demasiado fuertes, avanza los codos un poco para que el pecho esté más cerca del suelo. Si quieres, puedes colocar las palmas de las manos en el suelo frente a ti como una esfinge.

Alternativas y opciones

➟ Para hacer una Esfinge suave, descansa sobre las costillas separando los codos de ti para reducir la compresión en la parte baja de la espalda. Quizá tumbarse sobre el abdomen sin más ya sea suficiente extensión de la columna para ti.

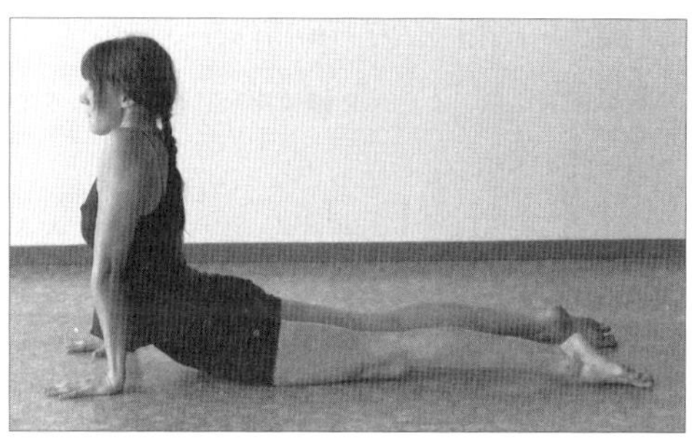

- Puedes utilizar un cojín debajo de los codos para ayudarte a elevar el pecho y profundizar en la postura.
- Una alternativa sería colocar un *bolster* debajo de las axilas, reclinarte y relajarte totalmente.
- La Foca, con los brazos extendidos y bloqueados, es la forma más profunda de la postura; deja que las manos roten ligeramente hacia fuera. Aleja las manos de ti para restarle intensidad.
- Quizá sientas la máxima compresión en la parte baja de la espalda si tienes las manos adelantadas y no justo debajo de los hombros. Esto proporciona algo de presión en esta zona.
- En lugar de tener los brazos extendidos hacia delante, a Paulie Zink le gusta extender las manos y los brazos hacia el lado, lo cual se asemeja más a una foca.
- Dobla las rodillas para obtener mayor compresión en el sacro.
- Puedes separar las piernas para aumentar las sensaciones de la parte baja de la espalda.
- Quizá prefieras mantener las piernas juntas para soltar el sacro o lograr que las sensaciones sean más uniformes a lo largo de la columna.
- Puedes colocar un *bolster* o una manta debajo del hueso púbico o los muslos para suavizar la presión. Esto último es muy agradable para las embarazadas.
- Tensar los glúteos está bien dentro de un orden. Hundir los hombros también está bien.
- Para arquear el cuello y estimular la columna cervical, alarga el cuello, deja caer la cabeza hacia atrás, eleva la barbilla y abre la garganta.
- Si el peso de la cabeza se vuelve excesivo para el cuello, prueba a apoyar la cabeza en las manos o la barbilla en los puños.
- Si eres flexible, intenta estas posturas con las piernas en Loto.

Cómo salir de la postura

- Para salir, ve bajando lentamente el pecho hacia el suelo. Gira la cabeza a un lado y reposa la mejilla sobre las palmas de las manos. Quizá te apetezca descomprimir más la parte baja de la espalda deslizando una rodilla hacia arriba. Escoge la rodilla hacia la que estás mirando y mantén la rodilla y el pie en el suelo.

Contraposturas
- La Postura del Niño es una flexión hacia delante suave y agradable. Entra en ella despacio. Quizá tengas que reposar la cabeza sobre las palmas de las manos.
- A medida que vas entrando en la Postura del Niño, puede que sientas el deseo de hacer la respiración del Gato: pasa de Gato Bocarriba a Gato Bocabajo (o Gato/Vaca), pero hazlo suavemente y al ritmo de la respiración. No es necesario hacer los Gatos más profundos de toda tu práctica.

Meridianos y órganos estimulados
- Las líneas de la Vejiga y el Riñón, y también los meridianos del Estómago y el Bazo.
- Estimula los riñones y las glándulas suprarrenales mediante la compresión.[13]

Articulaciones implicadas
- Estimula la parte baja de la espalda y el cuello (si cae hacia atrás).

Tiempo recomendado en la postura
- La Esfinge se puede mantener más tiempo que la Foca.
- Para la Foca, comienza manteniendo un minuto, bajando, descansando y repitiendo varias veces.
- Hasta cinco minutos.
- Con el tiempo, ¡hasta veinte minutos!

Asanas yang similares
- Esfinge o Cobra.

Otras notas

» Imagina que la columna es una guirnalda de luces de Navidad que cuelga hacia el suelo.

» Si los brazos están estirados, la postura es una extensión de la columna más profunda que el Sillín y, por lo tanto, se podría hacer después de esta asana. Si los brazos están doblados (como en la Esfinge), no será tan profunda como el Sillín y se podría hacer antes.

» La Foca es agradable y segura para las embarazadas.

» Ideal para añadir ejercicios de respiración y movilización consciente de energía.

» ¡Estupenda para ver la televisión!

El Cuadrado

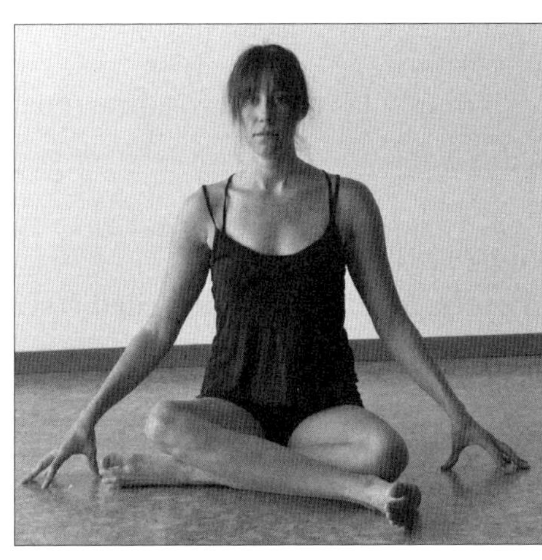

Beneficios

» Una buena preparación para la postura del Loto.

» Una apertura profunda de las caderas gracias a la fuerte rotación externa.

» Descomprime la parte baja de la espalda cuando se añade flexión hacia delante.

Contraindicaciones

- No pierdas de vista la presión en las rodillas; si las caderas están demasiado rígidas, la presión irá hacia las rodillas.
- Puede agravar la ciática. Si sufres de ciática, eleva las caderas sentándote sobre un cojín, hasta que las rodillas estén más bajas que las caderas, o evita esta postura totalmente. Observa si las caderas rotan hacia atrás mientras estás sentada; buscamos que roten hacia delante.
- Si tienes problemas en la parte baja de la espalda que no te permiten la flexión de la columna, no dejes que esta se redondee: mantén la espalda tan derecha como puedas.

Cómo entrar en la postura

- Entrar en esta postura puede ser complicado. La clave consiste en ir a donde sientas que hay trabajo en las caderas externas, nunca en las rodillas. Comienza sentándote con las piernas

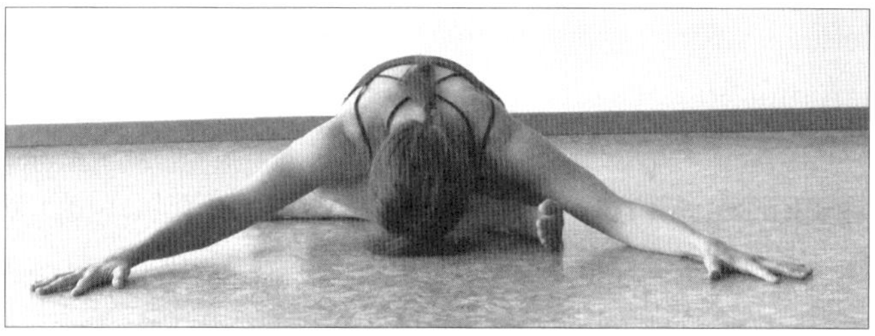

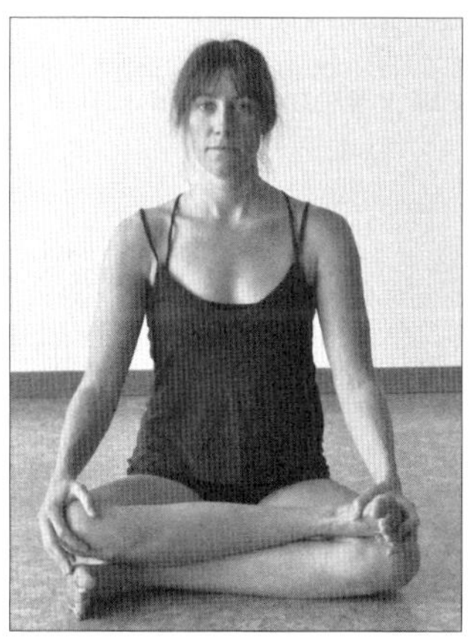

cruzadas. Mueve los pies hacia delante hasta que las espinillas estén paralelas al borde delantero de la esterilla (las piernas están «cuadradas» con él).

➟ Intenta acercar las rodillas sin permitir que los pies se acerquen más a ti.

Alternativas y opciones

➟ Flexionar hacia delante estira la parte baja de la espalda y puede intensificar el estrés en las caderas. Si no puedes doblarte hacia delante, siéntate en un cojín.

➟ Una opción más intensa sería colocar un tobillo sobre la rodilla contraria y el otro tobillo debajo de su rodilla opuesta. Si la primera rodilla se queda muy alta en el aire, ¡no estás preparada para esta variante! Coloca ese pie sobre el suelo delante de su rodilla opuesta.

➟ Si eres más flexible, prueba a acercar las rodillas deslizándolas y permitiendo que los pies se alejen.

➟ Si tienes las rodillas rígidas o las sientes incómodas, o si se levantan mucho del suelo, puedes colocar mantas u otro tipo de apoyo debajo de ellas.

➟ Otras alternativas serían la postura de Enhebrar la Aguja, el Lazo o el Cisne.

Cómo salir de la postura

➟ Inclínate hacia atrás y estira lentamente las piernas hacia delante.

Contraposturas

➟ Mece las piernas hacia fuera y tensa/relaja las rodillas unos momentos.

➟ Se trata de una rotación externa de las caderas bastante profunda, así que luego buscaremos movilizarlas en dirección contraria.

Algunas posturas que aportan una rotación interna de las caderas agradable son el Ciervo o el Limpiaparabrisas.

⇒ Si sientes muchas ganas de hacer una extensión de la columna, ve a la Mesa Invertida o túmbate y haz algunas elevaciones de columna.

Meridianos y órganos estimulados

⇒ El Hígado, el Riñón y la Vesícula Biliar.

⇒ La línea de la Vejiga (si hay flexión hacia delante).

Articulaciones implicadas

⇒ Caderas y columna.

Tiempo recomendado en la postura

⇒ De tres a cinco minutos en cada lado.

Asanas yang similares

⇒ La Doble Paloma (también llamada 90-90 o Leño Ardiente).

Otras notas

⇒ Si eres principiante, quizá tiendas a acercar los pies hacia las ingles. Asegúrate de que esta postura no se reduce a una postura sentada con las piernas cruzadas; queremos sentirla en las caderas.

⇒ Pero si ya sientes que hay demasiado estrés en las caderas, sencillamente sentarte con las piernas cruzadas será tu variante del Cuadrado. Quédate ahí y disfrútala.

Cuclillas

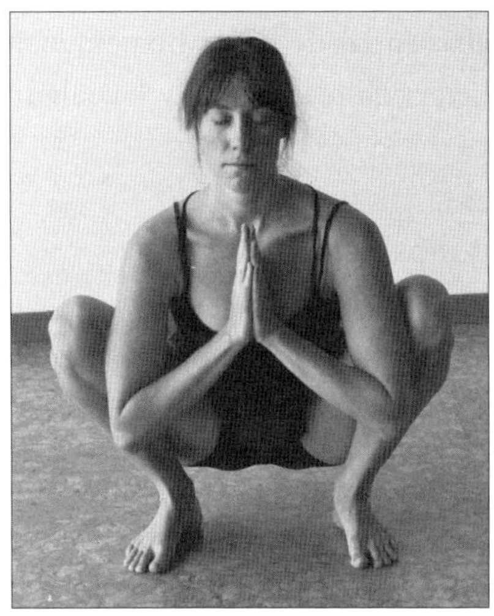

Beneficios

- Abre las caderas y fortalece los tobillos.
- Suelta la parte baja de la espalda.
- Puede ser una postura estupenda para preparar el cuerpo para el parto.
- Proporciona alivio a las mujeres que un fuerte dolor en la parte baja de la espalda debido al ciclo menstrual.[14]

Contraindicaciones

- Si las rodillas están muy rígidas, esta postura puede torcerlas.
- Evita la postura si tienes lesiones de rodillas.

Cómo entrar en la postura

- Ponte de pie con los pies separados al ancho de las caderas. Baja hasta ponerte en cuclillas y lleva las palmas de las manos juntas en gesto de oración enfrente del pecho, con los codos empujando ligeramente contra las rodillas o las espinillas.

Alternativas y opciones

- Si las rodillas no llegan al suelo, colócales debajo una manta doblada o un *bolster*. Lo que buscamos es relajar el cuerpo. Otra opción para cuando los talones no llegan al suelo es aumentar la distancia entre los pies.

- Observa hacia dónde apuntan las rodillas y hacia dónde apuntan los pies. Deberían apuntar en la misma dirección. Si no es así, separa los pies más o apoya los talones sobre una manta doblada o un *bolster*.

- Cuando los pies están separados (al ancho de las caderas o más), esta postura incide con mayor intensidad sobre las caderas.

- Cuando los pies están menos separados (o incluso juntos), la postura incide con mayor intensidad sobre los tobillos.

- Una variante más profunda es mantener los pies juntos pero las rodillas bien separadas. Inclínate hacia delante, pasa los brazos alrededor de las espinillas y luego por detrás de la espalda y agárrate una mano con la otra.

- Otra opción es colocar las manos detrás de la cabeza y acercar con suavidad la barbilla al pecho, lo cual añade un estiramiento a la parte posterior del cuello.

Cómo salir de la postura

- Una forma fácil de salir es simplemente sentarse y luego estirar las piernas hacia delante.

- Una manera más exigente sería entrar en el Colgado estirando las piernas y flexionándote hacia delante. Según vas estirando las piernas, alinea los pies para que apunten en la misma dirección que las rodillas.

Contraposturas

- El Colgado, tal como se acaba de describir, ayuda a soltar las rodillas y la espalda.

➠ El Estiramiento de Tobillo o *Vajrasana*. En *Vajrasana*, mantén las rodillas juntas y siéntate sobre los tobillos.

Meridianos y órganos estimulados

➠ Las líneas del Hígado, el Riñón y la Vejiga.

➠ Si sientes la postura en los tobillos, también podrías estar estimulando los meridianos del Estómago, el Bazo, la Vesícula Biliar y la Vejiga.

Articulaciones implicadas

➠ Caderas, rodillas y tobillos.

Tiempo recomendado en la postura

➠ De dos a tres minutos cada vez, volviendo a la postura un par de veces a lo largo de la práctica.

Asanas yang similares

➠ *Malasana*.

Otras notas

➠ ¡Unos dos tercios de la población mundial va al baño cada día en esta posición! Si te resulta incómoda, quizá sea una señal de que necesitas hacerla más a menudo.

➠ Una buena secuencia es empezar en el Colgado, pasar a Cuclillas, de vuelta al Colgado, regresar a Cuclillas y hacerlo varias veces manteniendo cada postura durante uno o dos minutos.

➠ Se pueden utilizar los codos como palanca para empujar las rodillas y traer el pecho hacia delante y permitir que el coxis caiga más hacia el suelo.

La Libélula

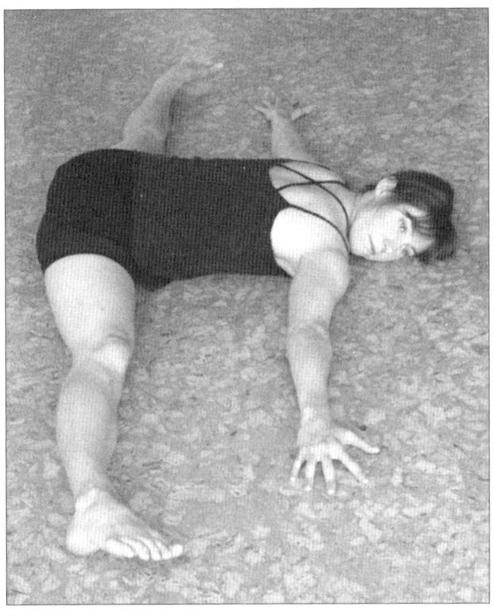

Beneficios
- Abre las caderas, las ingles y la parte posterior de los muslos.
- Proporciona una apertura suave a la parte interior de las rodillas.
- Estimula los ovarios.

Contraindicaciones
- Puede agravar la ciática. Si sufres de ciática, eleva las caderas. Observa si las caderas rotan hacia atrás mientras estás sentada; buscamos que roten hacia delante.
- Si tienes problemas en la parte baja de la espalda que no te permiten la flexión de la columna, no dejes que esta se redondee: mantén la espalda tan derecha como puedas.
- Si tienes alguna lesión en la parte interna de las rodillas, acerca las piernas o tensa la parte superior de estas (los cuádriceps) para activar las rótulas.

Cómo entrar en la postura

➠ Desde la posición sentada, separa las piernas hasta tu máximo. Sentarte sobre un cojín ayudará a inclinar las caderas. Flexiónate hacia delante para descansar tu peso sobre las manos con los brazos completamente extendidos o descansa los codos sobre un bloque.

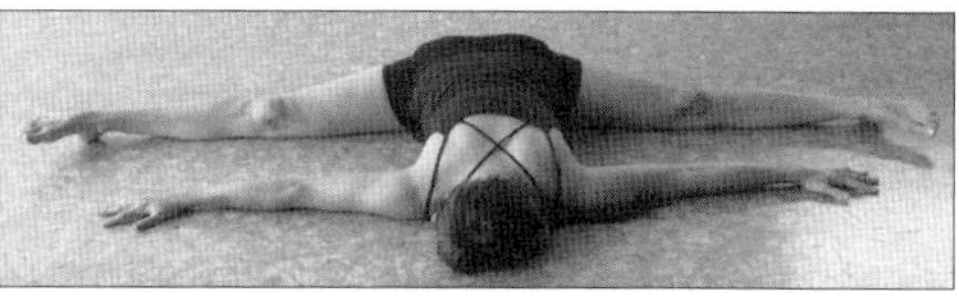
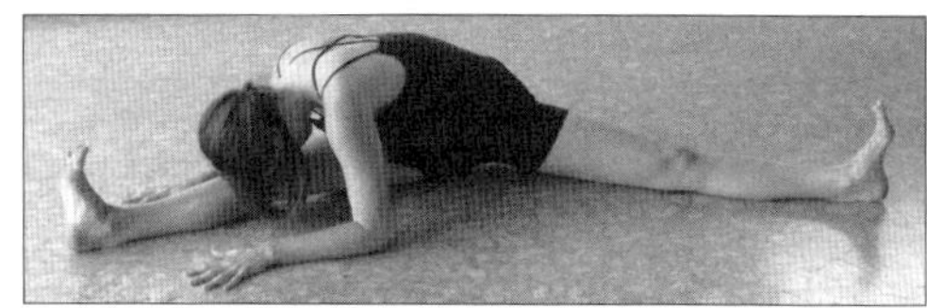
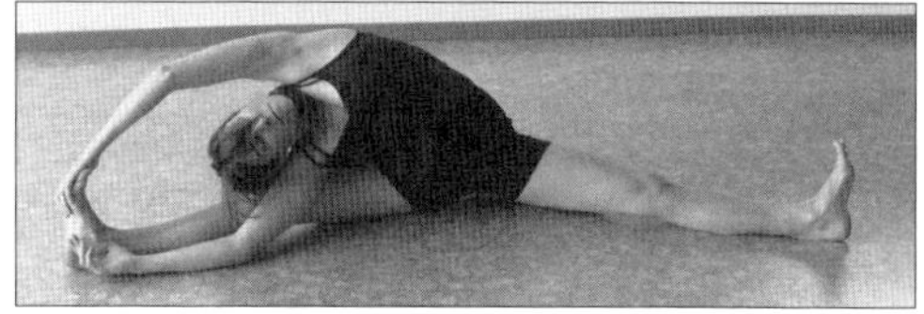

Alternativas y opciones

➠ Utiliza un bloque para elevar las caderas.

➠ Puedes mantener las manos detrás de la espalda.

➠ Flexionarse sobre una pierna aumenta el estiramiento de la columna y los isquiotibiales.

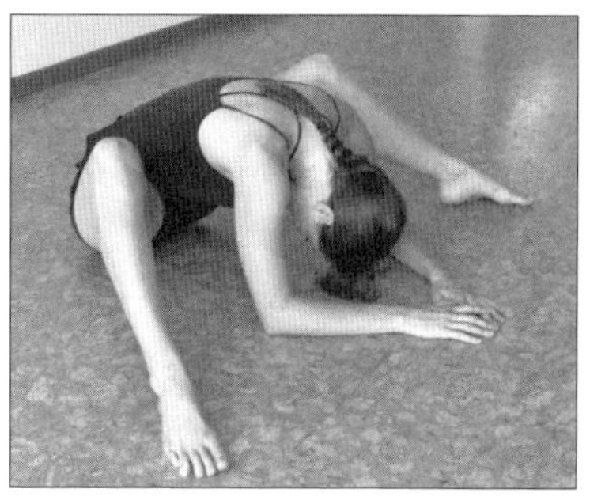

➠ Si molestan las rodillas, tensa los cuádriceps para cerrar la articulación de la rodilla o acerca las piernas.

➠ Si sientes los isquiotibiales demasiado rígidos, dobla una o ambas rodillas y coloca un *bolster* debajo de uno o ambos muslos.

➠ Las piernas pueden estar separadas a noventa grados, o a ciento veinte grados para los alumnos avanzados. La separación de piernas completa a 180 grados no es necesaria, pero si lo puedes hacer, no te cortes.

➠ Si eres una alumna avanzada, flexiónate completamente para apoyarte sobre el abdomen y descansa los brazos a los lados.

➡ Si estás cerca del suelo, utiliza un *bolster* debajo del pecho.

➡ Si sientes la cabeza demasiado pesada para el cuello, apóyala en las manos.

➡ ¡Si estás rígida, dobla las rodillas mucho! Colocar los pies planos sobre el suelo también vale. Si estás con las rodillas dobladas y sentado sobre un cojín, podrás flexionar hacia delante con mayor facilidad y permitir que la gravedad haga el trabajo.

➡ Puedes entrar en una torsión flexionándote sobre una pierna y rotando el pecho hacia el cielo (si eres un alumno avanzado, agarra el pie con ambas manos).

➡ También puedes hacer una rotación sentada (que ayuda a estimular los meridianos de la parte superior del cuerpo que hay bajo la escápula).

Cómo salir de la postura

➡ Utiliza las manos para empujar contra el suelo y subir lentamente vértebra por vértebra.

➡ Una vez arriba, inclínate hacia atrás sobre las manos para soltar las caderas, tensa los músculos de las piernas y arrastra o levanta las piernas para juntarlas. Sacúdelas o agítalas. Está permitido gemir. Los gemidos que salen de las posturas de Yin yoga suenan como «ommmm». Om es la primera sílaba de «¡oh madre mía!».

Contraposturas

➡ El Limpiaparabrisas es agradable, o también hacer una extensión de la columna sentada con las piernas cruzadas.

➡ La Mesa Invertida (o Hamaca).

Meridianos y órganos estimulados

➡ La Vejiga, el Hígado, el Riñón y el Bazo.

➡ La variante en torsión estimula la Vesícula Biliar.

Articulaciones implicadas
➠ Caderas, parte baja de la espalda y rodillas.

Tiempo recomendado en la postura
➠ De tres a diez minutos.

Asanas yang similares
➠ *Upavistakonasana*.

Otras notas
➠ Es muy frustrante para los principiantes: los músculos aductores tiran de los isquiones, al igual que los isquiotibiales, lo cual causa que la parte alta de las caderas se incline hacia atrás. ¡Hay que perseverar! Sentarse sobre un *bolster* ayuda.
➠ Mantén el peso hacia delante y sobre los isquiones; separa incluso los glúteos antes de flexionarte hacia delante.
➠ Es agradable pasar la mitad del tiempo en una variante y luego añadir una torsión para la otra mitad del tiempo que pasas en la postura.

El Cisne y el Cisne Dormido

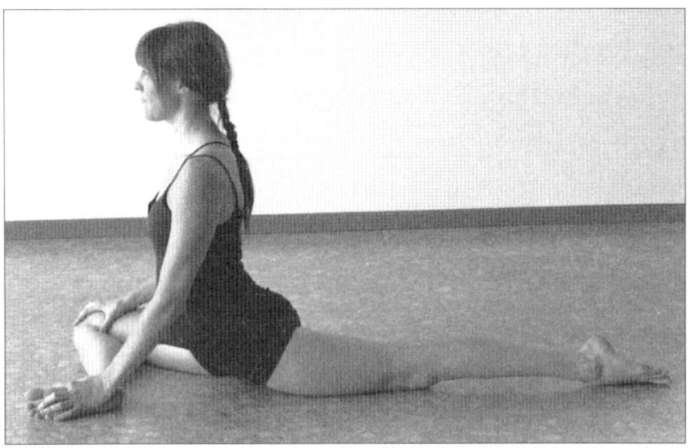

Beneficios
- Una forma vigorosa de abrir las caderas y permitir que la gravedad haga el trabajo.
- Rotación externa fuerte de la cadera delantera (especialmente en la imagen que se muestra).
- Proporciona un buen estiramiento para los cuádriceps y los flexores de la cadera en el lado de la pierna que va hacia atrás.
- Una extensión de la columna que va de moderada a fuerte y comprime la parte baja de la espalda.
- Puede ayudar a controlar los deseos sexuales debido al gran caudal de sangre que fluye a través de la región púbica.[15]

Contraindicaciones
- Si tienes problemas de rodillas (especialmente en la parte interna del menisco), ten cuidado con la presión.
- Si las caderas están demasiado rígidas, la presión irá hacia esta zona. En dicho caso, lleva el pie delantero hacia atrás, hacia su propia cadera, o debajo de ella.

Cómo entrar en la postura

⇒ Puedes entrar en esta postura desde el Perro Bocabajo (opción más avanzada) o desde el Gato (a gatas sobre las manos y las rodillas). Desliza la rodilla derecha entre las manos, inclínate un poco hacia la derecha y comprueba cómo sientes la rodilla derecha. Si está bien, pon el pie derecho en *flex* y muévelo hacia delante; si sientes demasiado estrés en la rodilla, lleva el pie más hacia dentro y hacia la cadera derecha. Luego céntrate para que tu peso esté repartido uniformemente. Elevando el empeine, intenta apoyar sobre el suelo los dedos del pie trasero y deslizar la rodilla trasera hacia atrás. Hazlo unas cuantas veces hasta que el glúteo derecho esté sobre el suelo o tan bajo como pueda llegar.

Alternativas y opciones (Cisne)

⇒ Para proteger la rodilla delantera, mantén el pie delantero en *flex*.

⇒ Acerca las manos a las caderas para aumentar el peso sobre la cadera delantera.

⇒ Si te estás inclinando hacia la pierna doblada, coloca algún apoyo, como una manta doblada, debajo de esa cadera para centrarte.

⇒ Si eres muy flexible, intenta llevar el pie delantero más hacia delante hasta que esté paralelo al borde delantero de la esterilla y desliza la rodilla doblada más hacia el lado. Lleva el pie hasta debajo del esternón si es posible.

⇒ Para aumentar el efecto de la gravedad, apoya en el suelo los dedos del pie trasero y levanta la rodilla, empujando con el talón hacia atrás.

Alternativas y opciones (Cisne Dormido)

⇒ Para proteger la rodilla delantera, mantén el pie en *flex* antes de ir hacia el suelo. Echa el peso hacia atrás sobre las caderas a medida que desciendes.

⇒ Permanece apoyándote sobre las manos con los brazos estirados o baja para apoyarte sobre los codos.

⇒ Podrías tumbarte sobre un *bolster* colocado a lo largo debajo del pecho.

⇒ Si eres muy flexible, intenta llevar el pie delantero más hacia delante y la rodilla doblada más hacia el lado y túmbate sobre el pecho o encima de la espinilla.

⇒ Otras alternativas son la postura de Enhebrar la Aguja (bien tumbado sobre la espalda, sentado o con una pierna contra la pared), el Lazo o el Cuadrado.

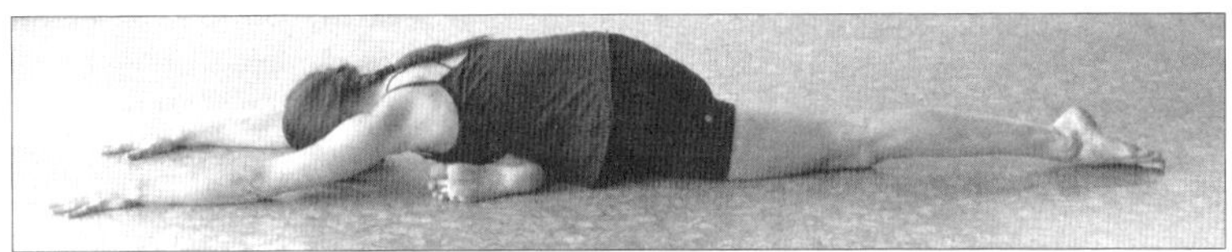

Cómo salir de la postura

⇒ Utiliza las manos para empujar contra el suelo y subir lentamente. Elevando el empeine, apoya contra el suelo los dedos del pie trasero, coloca las manos en la posición del Perro Bocabajo, emite un gemido agradable y muévete hacia atrás para entrar en el Cachorro Bocabajo. Si nunca te había gustado el Perro Bocabajo, ¡ahora te encantará!

Contraposturas

⇒ El Limpiaparabrisas (sentado o tumbado) es una buena forma de rotar internamente las caderas.

⇒ La Postura del Niño (agradable si hiciste el Cisne completo).

⇒ Un Perro Bocabajo rápido antes de la Postura del Niño.

Meridianos y órganos estimulados

⇒ Las líneas del Hígado, el Riñón, el Estómago, el Bazo, la Vesícula Biliar y la Vejiga.

Articulaciones implicadas

➠ Caderas y parte baja de la espalda. ¡Asegúrate de que las rodillas NO están sufriendo!

Tiempo recomendado en la postura

➠ Cuando el pecho está elevado, es una postura moderadamente yang: mantenla de uno a tres minutos. Tras un par de minutos, pasa al Cisne Dormido y mantén de uno a tres minutos más.

Asanas yang similares

➠ La Paloma (*Rajakapotasana*).

Otras notas

➠ Entra en el Cisne completo desde el Cisne Dormido caminando con las manos hacia atrás y hacia las caderas.

➠ El Cisne completo proporciona una apertura de caderas más profunda que el Cisne Dormido, ya que hay más peso sobre la cadera delantera.

➠ El Cisne completo puede ser una extensión suave de la columna, pero si eres muy flexible, le puedes dar mayor intensidad elevando los brazos por encima de la cabeza o agarrándote las manos detrás de la parte baja de la espalda y tirando de ellas hacia el suelo.

➠ La Paloma Real es una postura totalmente yang, pero se puede hacer al final porque esos músculos no interferirán en las articulaciones sobre las que se incide. Dobla la pierna trasera, lleva la mano del mismo lado hacia ese talón y tira del talón hacia los glúteos (o hasta que notes dolor).

➠ ¡Si lo sientes, lo estás haciendo! Si dejas de sentirlo, muévete y experimenta hasta que encuentres de nuevo la sensación. A veces, un ajuste sutil de las piernas puede aumentar la sensación en la cadera delantera pero reducir el estiramiento en los cuádriceps de la pierna posterior. Tú decides a qué darle prioridad hoy.

Cuclillas de Puntillas

Beneficios

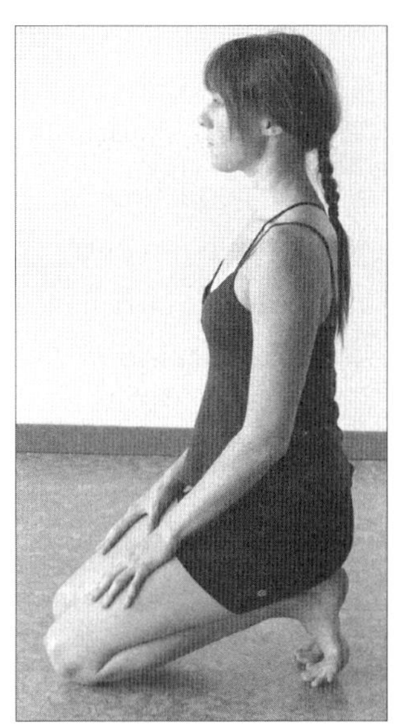

- Abre los dedos de los pies y los pies y fortalece los tobillos. Los pies son la parte del cuerpo más alejada de la mente, ¡literalmente! La mayoría llevamos los dedos de los pies prisioneros dentro de los zapatos todo el día y cuando llegamos a los setenta u ochenta años, dejan de funcionar y nos caemos. Hay un antiguo refrán taoísta que dice: «Quien tiene los dedos de los pies abiertos tiene la mente abierta». ¡Abre los dedos de los pies!
- Estimula las seis líneas de los meridianos de la parte inferior del cuerpo, los cuales comienzan o terminan en los dedos de los pies.

Contraindicaciones

- Sentarse sobre los talones podría sobrecargar las rodillas.
- Si las articulaciones de los tobillos o los dedos de los pies están muy rígidas, no mantengas la postura mucho tiempo.

Cómo entrar en la postura

- Comienza sentada sobre los talones con los pies juntos. Apoya los dedos de los pies en el suelo e intenta apoyarte sobre la almohadilla de los pies, no estés de puntillas. Lleva las manos hacia los pies para colocar bien hacia dentro los dedos pequeños.

Alternativas y opciones

- Si la postura se vuelve demasiado intensa, levántate para apoyarte sobre las rodillas y aliviar la presión de la articulación de los dedos de los pies. Cuando creas que puedes volver a la postura, siéntate de nuevo sobre los talones.

➠ ¡No permanezcas en la postura si sientes dolor!

➠ Puedes combinar esta postura con ejercicios de hombros como los brazos en Águila o en Cara de Vaca.

➠ Si las rodillas están incómodas, ponles una manta debajo o colócate un cojín entre las caderas y los talones. Quizá te guste poner una toalla enrollada detrás de las rodillas y ayudarte así a soltar la articulación de la rodilla.

Cómo salir de la postura

➠ Esta postura puede ser muy intensa, así que sal despacio y disfrutando cada minuto. Inclínate hacia delante sobre las manos, levanta las caderas y libera los pies. Apoya empeines y dedos y siéntate de nuevo sobre los talones. ¡Suspira!

Contraposturas

➠ Estiramiento de Tobillo, Postura del Niño o cualquier postura que abra los tobillos, como el Sillín.

Meridianos y órganos estimulados

➠ Todos los meridianos de la parte inferior del cuerpo se ven estimulados gracias a esta compresión en los dedos de los pies.

➠ La parte delantera del tobillo también se comprime y ayuda a abrir las líneas del Bazo, el Hígado, el Estómago y la Vesícula Biliar.

Articulaciones implicadas

➠ Dedos de los pies y tobillos.

Tiempo recomendado en la postura

➠ De dos a tres minutos.

Asanas yang similares

➤ *Seiza* o *Vajrasana*, pero elevando los empeines y apoyando los dedos de los pies en el suelo.

Otras notas

➤ Esta postura puede volverse rápidamente bastante intensa para la mayoría de la gente. Vigila el nivel de intensidad. Si te duele, es mejor no permanecer en ella.

➤ Si estás trabajando con los hombros mientras mantienes la postura, date un descanso entre lado y lado. Haz un Estiramiento de Tobillo y luego vuelve a Cuclillas de Puntillas para retomar el ejercicio y hacerlo con el otro lado.

Shavasana

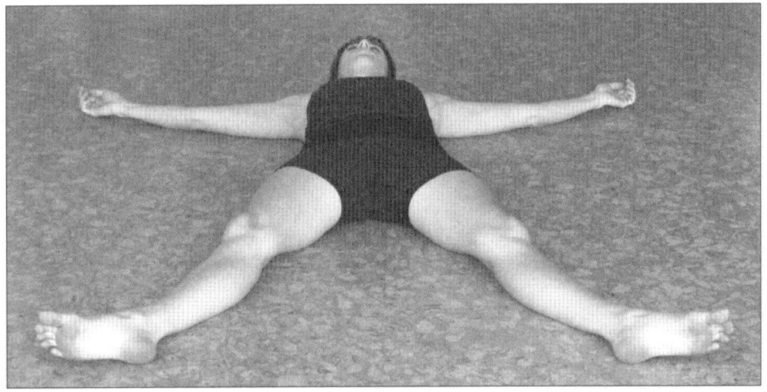

La hora de la relajación. Es decir, la hora de descansar el cuerpo para que se vuelva más fuerte y más sano. Momento para la pequeña muerte de *Shavasana,* que significa, literalmente, «postura del cadáver». *Shavasana* simboliza el final de tu práctica, un final natural del viaje en el que te embarcaste.

Si estás practicando por tu cuenta, quizá quieras utilizar un temporizador para tu *Shavasana*, pues no es poco frecuente que los alumnos se duerman. Dormirse está bien, pero la mayoría de los profesores prefieren que te mantengas alerta y consciente mientras el cuerpo se relaja. El uso de un temporizador te ayudará a levantarte al final de *Shavasana*. Decide cuánto tiempo de relajación necesitas. Para una práctica yang y activa, una buena regla general es dedicarle del 10 al 15 % del tiempo total de práctica. En Yin, como los músculos no se han utilizado, está bien hacer un periodo de relajación más corto; un 5 o un 8 % sería suficiente. Sin embargo, consulta tu guía interior y determina cuánto tiempo sería adecuado hoy.

Shavasana no es solo un tiempo de relajación para el cuerpo. Durante estos momentos tranquilos, la mente debería permanecer alerta pero relajada y consciente de cómo se relaja el cuerpo. Presta atención al flujo de energías. Estos momentos son ideales para desarrollar la capacidad de sentir tus energías, pues es más difícil sentirlas cuando estás en las posturas. Practicar observando las energías durante *Shavasana* te ayudará a sentir cómo fluye la energía en otras ocasiones. A medida que te relajas activamente, observa el flujo de *Chi* o prana atravesando las zonas que has trabajado en tu práctica de asana. Al principio quizá tengas que fingir o imaginar que sientes estas energías. Fingirlo te ayudará a poder observar más de cerca todas estas zonas. Con el tiempo, podrás notar el flujo de energía con mayor facilidad.

Hay muchas formas de hacer *Shavasana*, y muchos profesores tienen sus propios métodos preferidos y únicos. Aprende varias formas de relajarte asistiendo a clases de varios profesores. Así tendrás un repertorio más amplio y podrás escoger la forma que mejor se adapte a cada día concreto. La sugerencia que sigue es tan solo una de muchas opciones posibles.

Prepararse para la relajación

En un estudio de yoga, tu profesora garantizará que el entorno sea adecuado para la relajación. Si practicas por tu cuenta,

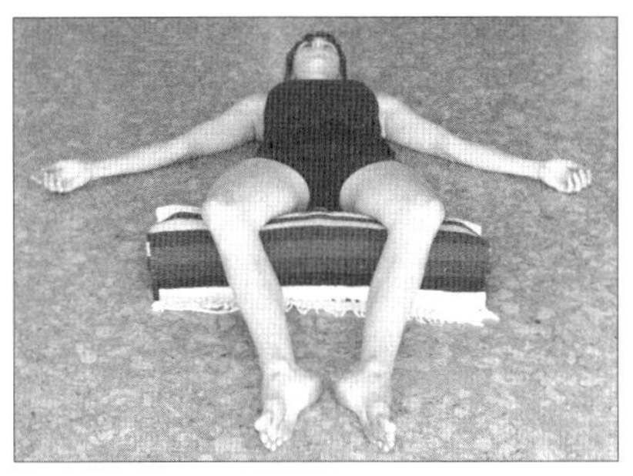

asegúrate de que el lugar esté tranquilo: desconecta el teléfono; suprime los ruidos; abre las ventanas para que entre el aire fresco, pero estate abrigada; saca la mascota a otra habitación, y baja la luz de intensidad sin apagarla del todo, pues la habitación a oscuras puede inducirte a quedarte dormida (por la misma razón, evita hacer *Shavasana* en la cama).

Comienza dejando que el cuerpo se abra: suéltate el pelo y quítate las gafas, el reloj y cualquier cosa que pueda constreñir el flujo de energía, por ejemplo cualquier objeto circular metálico que lleves puesto, como anillos, pulseras y *piercings* que puedan interferir en el flujo de energía. Asegúrate de mantener el calor corporal (ponte calcetines y un jersey o cúbrete con una manta). Si haces *Shavasana* después de una práctica yang en la que has sudado, quizá necesites cambiarte de camiseta para evitar enfriarte demasiado, pero no te seques el sudor, pues dejar el sudor secándose en el cuerpo es una técnica yóguica de sanación. Ponte cómoda mientras yaces en el suelo. Doblar las rodillas un poco permitirá que la parte baja de la espalda se relaje sobre el suelo. Si doblas las rodillas, colócales debajo una manta doblada o un *bolster* para que las piernas se puedan relajar. Deja que los pies caigan hacia dentro o hacia fuera, como te sientas más relajada. Si no doblas las rodillas, separa las piernas hasta que las rodillas queden al ancho de las caderas o incluso un poco más abiertas. Para permitir que el sacro esté lo más plano posible, desliza el coxis como separándolo de ti. A continuación, deja que los brazos descansen a los lados del cuerpo con las palmas de las manos hacia arriba y a unos treinta centímetros de las caderas. Esto permitirá a los omóplatos estar planos sobre el suelo.

Alarga el cuello ligeramente inclinando la barbilla hacia los pies. Puedes incluso girar la cabeza de un lado a otro unas cuantas veces hasta que encuentres una posición cómoda en el centro. Usar una almohada es agradable. Deshazte de todo nerviosismo y entra en la quietud. En este punto, una o dos respiraciones profundas con un suspiro ruidoso sientan muy bien. Suelta los huesos, déjalos ir completamente: ya estás lista. Ahora cierra los ojos y entra en la relajación.

Relájate completamente

Escanea tu cuerpo despacio. Comienza por los dedos de los pies y permite que los pies se relajen. Siéntelos volverse pesados sobre el suelo. Lleva tu atención en dirección ascendente hacia los tobillos, pantorrillas y espinillas. Siéntelos derretirse hacia la tierra sin ningún tipo de esfuerzo. Siente el espacio en la articulación de las rodillas. Sigue moviéndote lentamente hacia arriba. Relaja los muslos. Siente cómo se vuelven pesados, cálidos y suaves. Nota los glúteos, caderas e ingles relajarse y volverse suaves y cálidos también. Si has trabajado bastante las caderas durante la práctica, detén la atención en esta zona un rato y siente la apertura y el flujo de energía a través de ellas.

Ahora deja que la atención vaya hacia el coxis; siente el sacro y la parte baja de la espalda soltarse sobre el suelo. Siente los músculos de la parte baja de la espalda y el abdomen relajarse. Permite que esta sensación se eleve por la columna. Siente cada vértebra. Siente el espacio entre las vértebras y cómo están alineadas. Deja que los músculos de la parte alta de la espalda y los omóplatos desciendan hacia el suelo. Relaja el pecho y todos los músculos entre las costillas. Ahora lleva la atención hacia los hombros, esa zona del cuerpo donde cargamos tantísima tensión. Deja que los hombros se suelten totalmente. Pasa más tiempo en esta zona y asegúrate de que se suaviza. Siente el peso de los hombros descender hacia el suelo. Permite que esta sensación de suavidad fluya hacia abajo por los brazos. Relaja la parte alta de los brazos, los codos y los antebrazos. Siente el espacio en la articulación de las muñecas.

Siente el espacio alrededor de cada dedo y la energía en la palma de cada mano.

Lleva tu atención al cuello y la garganta soltando toda tensión en esta zona. Relaja la mandíbula, los labios y la lengua; relaja las mejillas, los ojos, todos los músculos alrededor de los ojos y el interior de sus cuencas; relaja la frente y el cuero cabelludo. Permite que la cabeza descanse pesada sobre el suelo.

Ahora relaja los órganos internos. Lleva tu atención hacia los órganos reproductivos y siéntelos relajarse (o imagina que los sientes). Relaja la próstata (si la tienes), los intestinos y los riñones. Imagina que tu hígado, estómago y bazo se colman de energías sanadoras. Suaviza el diafragma y los pulmones. Relaja el corazón. Deja que tu corazón se abra… inmenso… sin defensas y… sonriente.

Relaja la respiración completamente: deja que sea lo que quiera ser. Obsérvala y sé consciente de las pequeñas pausas entre cada respiración. Relaja la mente. Observa que el espacio entre cada respiración es el espacio entre cada pensamiento. Disfruta de estos momentos de silencio y paz absolutos; observa esta sensación de paz aumentar y crecer. Deja que esta sensación de paz te colme, que llene el espacio que te rodea y la habitación en la que estás; deja que se expanda y vaya más allá para llegar a todos y a todo.

Salir

Cuando llegue el momento, el profesor o el temporizador te llamará. Comienza a volver y a respirar con mayor profundidad. Mueve un poco los dedos de las manos y los pies mientras giras la cabeza de un lado a otro. Dedica unos momentos a mover las muñecas y los tobillos en círculos: hazlo en ambas direcciones para estimular el flujo de energía de nuevo. (Según un antiguo refrán taoísta, si mueves los tobillos en círculos todos los días, nunca morirás de un ataque al corazón). Cuando estés lista, acerca las rodillas hacia el pecho, y prepárate para redondear tu cuerpo como una bolita. Toma una inhalación profunda y, en la exhalación, acerca la cabeza hacia las rodillas y aprieta. Hazte tan pequeña y redonda como puedas: tan pequeña como un pavo de cinco kilos. Suelta.

Desperézate estirando todo el cuerpo. Estirarse es un energizante natural, que mucha gente se ha olvidado de hacer al despertarse por la mañana. Quita cualquier apoyo, estira las piernas en el suelo y los brazos por encima de la cabeza. Entrelaza los dedos y empuja con las palmas de las manos lejos de ti. Presiona con la parte baja de la espalda hacia abajo y flexiona los dedos de los pies hacia la nariz. Toma una inhalación grande, llena los pulmones de aire y estírate. Alárgate todo lo que puedas. Contrae los músculos faciales y estruja la cara al máximo. Tira y estírate más. Luego suelta con un suspiro ruidoso: «ahhhh».

Vuelve a poner los dedos de los pies en *flex*, aplana la parte baja de la espalda y toma una inhalación profunda. Estira el cuerpo. Esta vez, abre la cara, la boca y los ojos tanto como puedas; saca la lengua y toca con ella la barbilla. ¡Estira y alárgate! Exhala y relájate con un suspiro.

Abraza las rodillas de nuevo junto al pecho y gírate hacia el lado izquierdo. Pausa ahí un momento y deja que se asiente la energía. Pon el brazo inferior debajo de la cabeza y úsalo como almohada: disfruta de la sensación. Los profesores suelen pedir a los alumnos que terminen la clase recostados sobre el lado derecho para relajar el corazón. Es una sugerencia estupenda para terminar una clase de Yang yoga. Descansar sobre el costado derecho ayuda a abrir la fosa nasal izquierda debido un reflejo sinusal. No obstante, la fosa nasal izquierda es el canal yin. Después de unos noventa minutos de práctica de Yin, viene bien equilibrar el cuerpo recostándose sobre el lado izquierdo para permitir que la fosa nasal derecha, el canal yang, se abra.

No pases demasiado tiempo así; salir de *Shavasana* es como reencarnarse. No permanezcas demasiado en el estado de *bardo* entre *Shavasana* (tu pequeña muerte) y el renacimiento, o quizá te apetezca quedarte ahí para siempre. Cuando estés lista, siéntate subiendo como en espiral y prepárate para tu meditación final o tu práctica de *pranayama*. Si aún no te sientes de vuelta a la normalidad, puedes acabar tu práctica con la respiración *Nadi Shodhana* para equilibrar plenamente tus energías.[16]

Reacciones adversas a Shavasana*: advertencia*

Algunos estudios sobre la respuesta de relajación han demostrado que, en ocasiones, puede tener efectos adversos. Dichos efectos van desde un sentimiento de estar disociado del cuerpo o la realidad hasta sentimientos de ansiedad o pánico. A veces pueden emerger emociones que han estado profundamente reprimidas. Si algo así comienza a sucederte, permanece tranquilo y toma la decisión de observar lo que va surgiendo con el mismo desapego con que observabas la respiración durante tu práctica. Si el problema persiste, busca ayuda.

Algunos alumnos tal vez experimenten reacciones fisiológicas; la presión arterial puede caer tras una relajación profunda y darse un estado hipoglucémico temporal. Si estás tomando medicamentos, una relajación profunda puede intensificar su efecto. Se recomienda precaución a los alumnos que tomen insulina, tranquilizantes o medicamentos cardiovasculares. Consulta con un profesional de la salud antes de comenzar una práctica de yoga si estás tomando algún fármaco.

Estos casos son poco frecuentes, pero es recomendable ser consciente de las reacciones adversas que pueden darse. No te preocupes. Si la situación requiere ayuda, búscala.

Posturas de yin yoga para la parte superior del cuerpo

La práctica de Yin yoga implica estresar los tejidos yin del cuerpo de forma segura (es decir, sin dolor), durante periodos de tiempo prolongados mientras se permanece relajado. Observa que esta definición no especifica dónde deben estar los tejidos. Sabemos que los tejidos yin sobre los que estamos incidiendo son tejidos más densos, más profundos, más plásticos y menos elásticos, tales como ligamentos, cápsulas articulares, cartílago, huesos y redes fasciales, pero dichos tejidos se encuentran tanto en la parte superior del cuerpo como en la inferior. Podemos aplicar los principios del Yin yoga en la totalidad del cuerpo, aunque hasta el momento nos hayamos enfocado en la parte inferior porque, a medida que cumplimos años, esta parte del cuerpo es la que se vuelve más rígida. Desde el ombligo hacia abajo, nuestra movilidad disminuye según nos vamos haciendo mayores y aumentan las lesiones y las patologías. Pero claro está que también podemos hacer Yin yoga para los hombros, el cuello y los brazos. Esta sección ofrece algunas sugerencias para trabajar con estas zonas concretas.

EL CUELLO

Solemos cargar mucho estrés en el cuello y la zona de los hombros, sobre todo cuando pasamos mucho tiempo tecleando o trabajando con las manos. Si los músculos del cuello y los hombros están

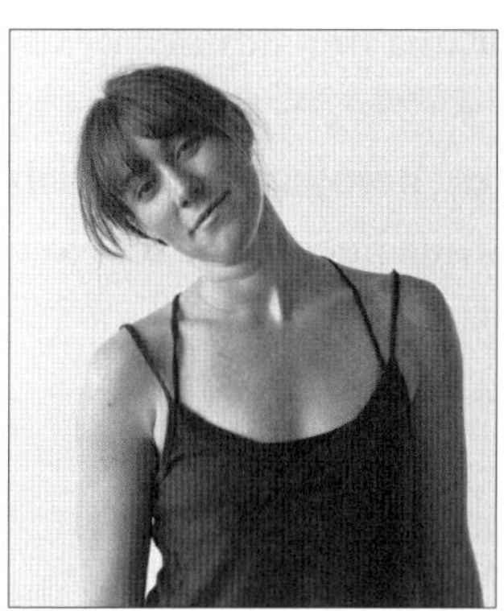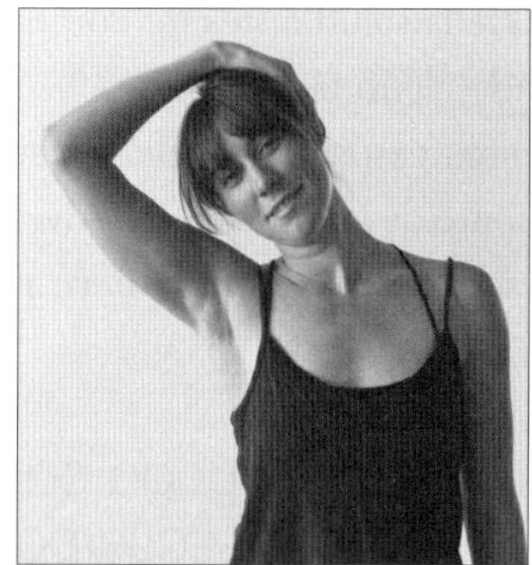

rígidos, pueden surgir dolores de cabeza y la respiración volverse superficial. Si el cuello está rígido de forma crónica, los ligamentos pueden acortarse y restringir considerablemente el rango de movimiento. En las personas mayores se observa una pauta de movimiento muy común: si te sitúas detrás de una niña pequeña y la llamas por su nombre, girará la cabeza para mirarte. Al volverse adulta, quizá tenga que girar todo el torso, desde las caderas. Si llamas a una persona mayor, es posible que gire la totalidad del cuerpo, incluso los pies, para poder verte. Hay un antiguo refrán yóguico que dice: «Eres tan joven como tu columna».

El cuello se puede mover en seis direcciones principales mientras estamos sentados en diversas posturas de Yin yoga. De hecho, la mayoría de las posturas que inciden sobre la parte superior del cuerpo se pueden hacer mientras estamos sentados en el Lazo, el Cuadrado, la Libélula y Cuclillas de Puntillas, o mientras estamos cómodamente sentados con las piernas cruzadas. Prueba a hacer las posturas que aparecen más adelante mientras estás en la posición básica del Lazo. Si tienes problemas de cuello, no las hagas antes de consultar con un profesional de la salud.

Flexión lateral

Siéntate sobre un cojín en la postura del Lazo. Mantén la columna erguida y alargada, incluido el cuello. Deja caer la oreja derecha hacia el hombro derecho. Los tres principios de la práctica siguen siendo aplicables aquí: encuentra un límite adecuado que te permita sentir el estrés en el lado del cuello opuesto al hombro hacia el que te inclinas. Entra en quietud y permanece en la postura uno o dos minutos. Ve aumentando el tiempo en la postura en prácticas sucesivas. Si el límite cambia, deja que la oreja baje más. Ten cuidado de no estar inclinando el cuerpo entero, o peor aún, colapsando la columna. Mantente sentado con la columna erguida. Si quieres añadir un poco más de estrés, descansa suavemente la mano derecha sobre la oreja izquierda para añadir algo más de peso. No tires; deja la mano relajada ahí. Cuando sientas que es suficiente, utiliza la mano derecha para volver a colocar la cabeza centrada y pausa unas respiraciones para permitir que las sensaciones vayan desapareciendo. Luego haz el otro lado.

Otra opción para aumentar el estrés de esta flexión lateral en la columna cervical es llevar la otra mano detrás de la espalda. Si quieres trabajar con el hombro izquierdo también, intenta deslizar la mano entre los omóplatos tan arriba como puedas. Si no, deja que el brazo descanse detrás de ti. Suelta el hombro derecho hacia abajo mientras relajas la oreja derecha sobre ese hombro. A medida que el hombro izquierdo cae, la sensación en el lado izquierdo del cuello se intensificará.

Flexión hacia delante

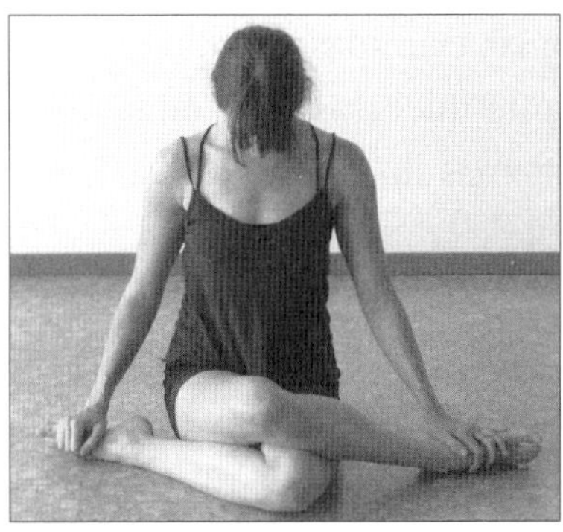

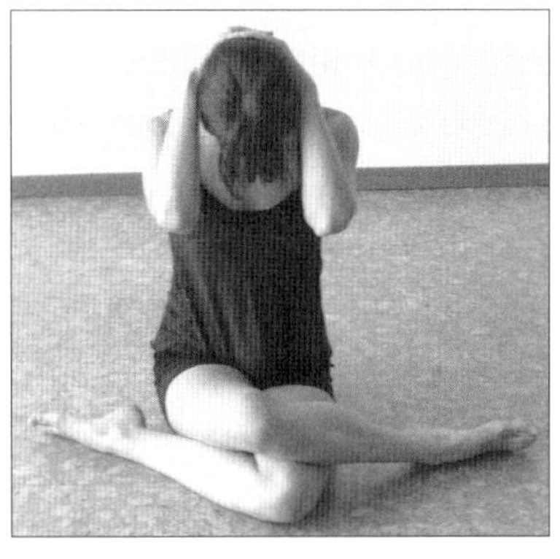

Ahora vamos a trabajar con la parte posterior del cuello, flexionándolo hacia delante. La mayoría de la gente suele tener la cabeza colgando hacia delante, con las orejas más adelantadas que los hombros. Esto se debe a la gran cantidad de tiempo que pasan frente al ordenador o viendo la televisión: se encorvan hacia atrás en la silla o el sofá y la cabeza tiene que ir hacia delante para poder ver la pantalla.

De nuevo, entra en la postura del Lazo y siéntate con la espalda erguida. Inhala profundamente e intenta alargar el cuello intencionalmente empujando con la coronilla hacia el cielo; así crearás el espacio que necesitas para mover la cabeza hacia delante. Ahora saca hacia fuera la barbilla y, al exhalar lentamente, bájala hacia el pecho. Para ayudarte a estar sentado con la espalda erguida, eleva el pecho hacia la barbilla con cada inhalación. Encuentra ese primer límite y date tiempo para ir abriéndote. Quizá un par de minutos sea todo lo que necesitas en esta postura inicialmente. Cuando estés listo para salir, utiliza las manos para empujar la cabeza hacia atrás y llevarla a la posición neutra. Descansa unas respiraciones y relaja los tejidos con los que acabas de trabajar.

Intenta encontrar pequeñas variantes para poder sentir el estrés: si giras la cabeza ligeramente hacia la derecha mientras la barbilla está inclinada hacia delante, quizá notes que el estrés se desplaza un poco diagonalmente hacia el lado derecho del cuello. Ya no solo sientes la parte posterior o lateral del cuello como ocurría en las flexiones laterales. Ahora estás incidiendo sobre los tejidos que hay entre el lateral y la parte posterior del cuello.

Si sientes que aún no estás en tu límite máximo, entrelaza los dedos de ambas manos y déjalas descansar suavemente sobre la parte posterior de la cabeza. No tires; el peso de las manos y los brazos será suficiente para llevarte más profundamente en la postura.

Quizá nunca llegues a sentir un estiramiento profundo aquí: si llevas haciendo yoga mucho tiempo, tal vez ya hayas estirado esos tejidos lo suficiente y puede que tu límite ahora sea la compresión. Has llegado a tu límite final y no tiene sentido tirar más con las manos. A veces, se llega a la compresión incluso antes de que la barbilla llegue al pecho: los huesos de la base del cráneo pueden tocar la parte frontal de las vértebras cervicales, o puede que dos o más vértebras se compriman entre sí. Si sientes que no puedes ir más allá debido a las sensaciones en la garganta, no fuerces nada. Relájate donde estás.

Un último comentario sobre flexionar el cuello: en Yin yoga hay muchas posturas en las cuales se flexiona el cuello de forma natural. En la Mariposa, la Oruga y las variantes de la Libélula en flexión, la cabeza cuelga y, por lo tanto, el cuello estará en flexión. Quizá no sea necesario añadir un ejercicio concreto de flexión para el cuello, pues estarás en flexión frecuentemente. En lugar de eso, tal vez quieras ejercitar el cuello en otras direcciones.

Torsiones

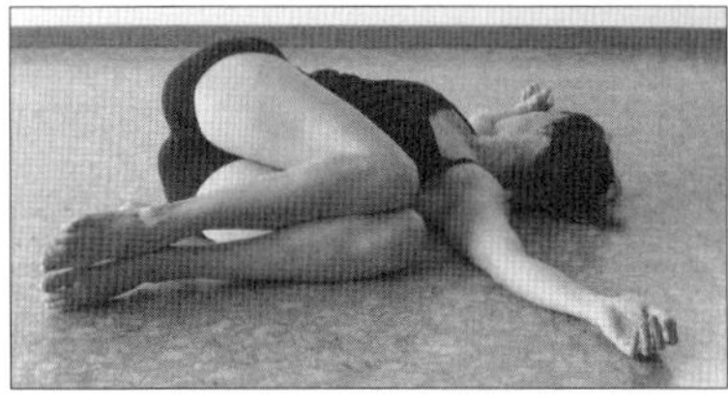

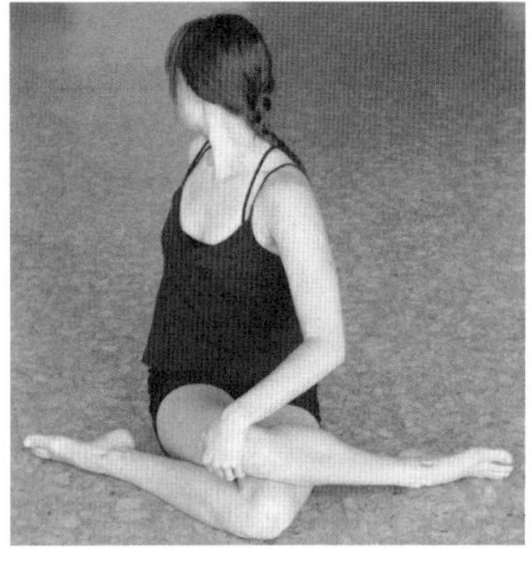

Podemos torsionar el cuello siempre que torsionemos la totalidad de la columna. Las torsiones pueden soltar tensiones y restablecer el equilibrio energético del sistema nervioso. La Torsión Espinal es una buena postura para torsionar el cuello, al igual que muchas de las posturas sentadas. Cuando mantenemos las torsiones para el cuello, no estamos trabajando demasiado los ligamentos a lo largo de la columna, si no que solemos incidir más sobre las bolsas fasciales que envuelven los músculos.[17]

En la Torsión Espinal, a medida que llevas las piernas hacia un lado, gira la cabeza en sentido contrario. Quizá puedas girarla un poco más si primero la levantas del suelo, la giras en el aire sin llegar a apoyarla y luego bajas la mejilla hacia el suelo. Si te mareas, gira la cabeza al otro lado. O simplemente experimenta girándola a ambos lados para luego decidir cuál prefieres.

Lo mismo se puede aplicar al Lazo y otras torsiones sentadas. Gira la cabeza y permite que la barbilla se deslice sobre el hombro. Encuentra ese primer límite. Recuerda: si lo sientes, lo estás haciendo. No es necesario que tenses y lo conviertas en un esfuerzo muscular. Quédate donde lo sientas. El tiempo es más importante que la intensidad. Para salir, primero gira la cabeza al otro lado un momento y luego deja que el resto del cuerpo se suelte.

Extensión hacia atrás

Antes explicamos que la mayoría de la gente tiende a llevar la cabeza más avanzada que los hombros, algo fácilmente detectable en la población en general. Una de las consecuencias de esta posición adelantada de la cabeza es un cierre en la parte delantera del cuello, la garganta. Mover el cuello hacia atrás, es decir, en extensión, puede ayudar a abrir la garganta y masajear las glándulas ubicadas en esta zona, como son la tiroides, las cuatro paratiroides y las muchas glándulas salivales.

Extender el cuello hacia atrás es fácil, pero requiere hacerlo con cuidado. Son cuatro las arterias principales que llevan sangre al cerebro: dos de ellas son las arterias carótidas, que suben por la parte delantera del cuello; las otras dos son las arterias vertebrales, que, como su nombre indica, pasan por las vértebras cervicales. A algunas personas les sucede que, al mover la cabeza hacia atrás, sus vértebras comprimen las arterias vertebrales y se reduce el flujo de sangre al cerebro, lo cual ocasiona mareos y aturdimiento. Pon mucha atención a las sensaciones que experimentas cuando mueves el cuello en cualquier dirección, pero muy en particular cuando lo extiendes hacia atrás.

Comienza sentándote con la espalda erguida en la posición de Yin yoga que prefieras y alarga el cuello cuando inhales. Así crearás más espacio para dejar caer la cabeza hacia atrás. Cuando exhales, suelta el peso de la cabeza. Quizá notes que tienes que pararte bastante pronto: ese es tu límite. Siéntete satisfecha y quédate ahí. Como dijimos, algunas personas se pararán debido a la compresión. Si tu cuello es muy flexible, quizá encuentres que la parte posterior de la cabeza puede descansar sobre la parte alta de la espalda. Otros no podrán tocar la espalda con la cabeza, pero quizá sí sientan la compresión en las vértebras del cuello, y ahí es donde se deben quedar. Si no sientes estos puntos de compresión, es probable que lo que te pare sea la tensión en la garganta. Quédate con la sensación un minuto o dos. Para salir, devuelve la cabeza a la posición neutra y pausa durante unas respiraciones.

Es frecuente que, al trabajar con el cuello, pensemos que estamos curvando la columna cervical, pero lo que estamos haciendo es inclinar la cabeza. Quienes tienen poca flexibilidad en el cuello disfrazan su falta de movimiento girando, torsionando o inclinando el cráneo en las dos primeras vértebras cervicales. Al hacer cualquiera de los movimientos anteriores, intenta sentir el cuello arquearse o torsionarse, más que la cabeza moverse. Cuanto más bajas las vértebras, menor rango de movimiento tienen, así que busca mover el cuello desde su base más baja. Cuando te enfocas en el cuello en lugar de la cabeza, quizá encuentres que extiendes la intensidad más hacia los tejidos: se debería sentir más profundo. El aumento de flexibilidad en esta zona no suele darse con rapidez, por lo que debes ser paciente con la práctica. No intentes hacer demasiado y demasiado deprisa.

LOS HOMBROS

La articulación del hombro es una de las más móviles y complicadas del cuerpo. Esta articulación puede realizar una gran variedad de movimientos. Un motivo es que a lo que llamamos movimiento del hombro son en realidad dos movimientos separados: el del hombro y el del omóplato. El brazo tiene seis grados de libertad,[18] mientras que la escápula puede moverse en ocho direcciones.[19] Si analizásemos todas las posibles combinaciones, tendríamos que considerar cuarenta y ocho movimientos. Afortunadamente, no necesitamos tal número de posturas para mantener los hombros en condiciones óptimas. Existe un par de posturas clásicas para los brazos que trabajarán muy bien los hombros.

Brazos en Cara de Vaca

Desde el Lazo básico podemos trabajar con los hombros de diversas maneras. En la posición tradicional de los brazos en Cara de Vaca, lleva la mano derecha hacia arriba, dobla el codo y date palmaditas en la espalda. Lleva la mano izquierda por detrás de la espalda e intenta moverla hacia arriba tan alto como te sea posible.

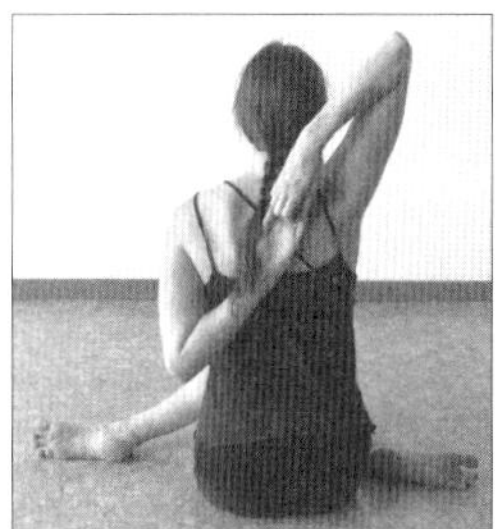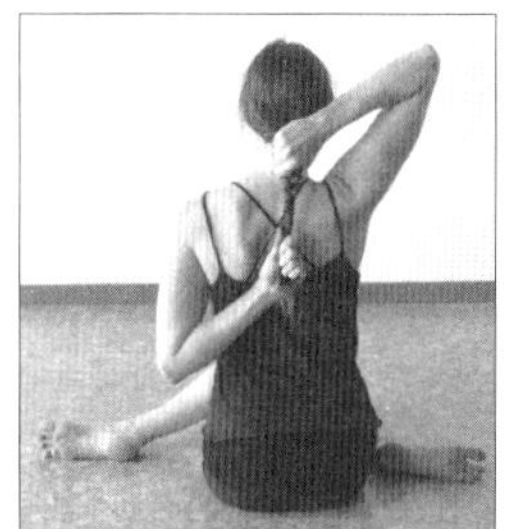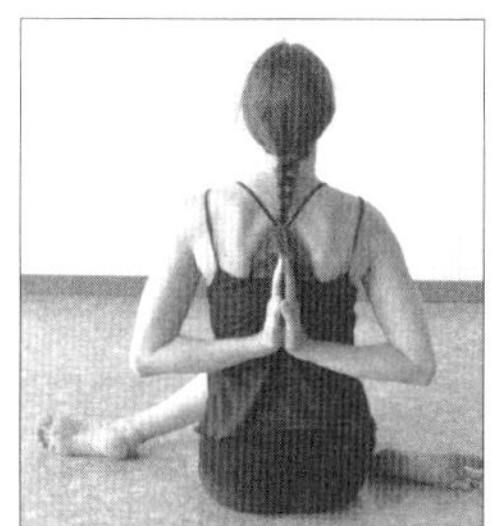

Si tienes suficiente rango de movimiento, une las manos; si no puedes, utiliza un cinturón y agárralo con ambas manos. Si no tienes un cinturón a mano, usa la goma de sujetarte el pelo. Encuentra un lugar donde puedas sentir un estrés agradable y entrégate a él durante dos o tres minutos. Estás rotando externamente, abduciendo y flexionando la parte superior del brazo, mientras que estás rotando internamente, aduciendo y extendiendo la parte inferior del brazo. Las escápulas permanecen principalmente neutras.

Una variación final es colocar las manos en gesto de oración inverso, también conocido como *Paschimanjali*. Se trata de una postura muy intensa y beneficiosa para ambos hombros al mismo tiempo. Puedes hacer *Paschimanjali* a lo largo del día: cuando camines por la casa, pon los brazos en esta posición, y los hombros se soltarán rápidamente.

Cuando decidas salir de estas posturas, sabrás inmediatamente si han funcionado o no. Tus hombros te darán las gracias a gritos. Sal de la postura lentamente y, para soltar los hombros, empuja las manos en direcciones opuestas, como si estuvieses intentando separar las paredes de la habitación. Este es un buen momento para susurrar *Om*. Luego ya estarás listo para hacer el otro lado.

También podrías añadir la opción de flexionar hacia delante mientras sostienes la posición de los brazos. Pero si sientes que así disminuye el estrés, ya sea en los hombros o las caderas, no te flexiones. Si flexionar hacia delante intensifica el estrés de forma agradable, hazlo. Recuerda que puedes hacer esto en muchas posturas básicas de Yin yoga, como el Cuadrado o la Libélula.

Brazos en Águila

Otra variante es los brazos en Águila: lleva el codo derecho por delante y por debajo del codo izquierdo. Intenta ajustar el cierre de los brazos tanto como puedas y comprueba si te es posible juntar las palmas de las manos. Si no puedes juntar las palmas, fín-

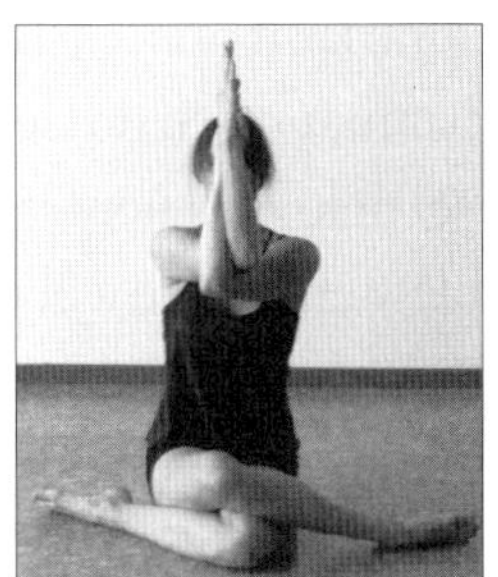
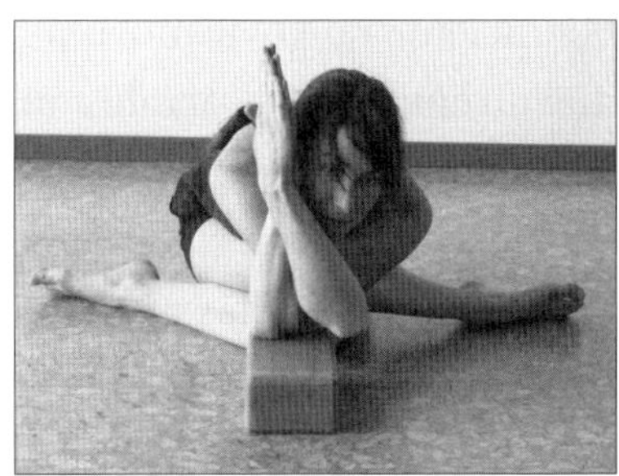

gelo. No estamos replicando exactamente los brazos en Águila. Las águilas vuelan, así que empieza moviendo los codos hacia arriba y hacia delante. Nota dónde lo sientes; ahora estamos aduciendo los brazos pero abduciendo las escápulas. Esta postura es un excelente antídoto para la rigidez de hombros resultante de estar sentados frente al ordenador todo el día. Al levantar los brazos, añadimos una flexión.

Si quieres avanzar hasta un límite más profundo, intenta inclinarte hacia delante y descansar los codos sobre un bloque o *bolster*.

O bien engancha los codos por encima y por delante de las rodillas y trata, con el tiempo, de llevarlos hacia el suelo. Sigue intentando deslizar los brazos lejos de ti. Mantén un par de minutos. Cuando hayas acabado, siéntate con la espalda erguida y abre los brazos bien amplios para generar una pequeña extensión de la columna y abrir el corazón. Luego estarás listo para hacer el otro lado: asegúrate de que sea el brazo contrario el que ahora vaya por debajo.

Esta postura se puede realizar incluso si no estás sentado. Ponte a gatas y descansa los brazos en el suelo, sobre un bloque, o incluso sobre el filo de una mesa baja. Una vez que los codos estén apoyados sobre algo, sepárate de ellos.

HOMBROS Y BRAZOS

Hemos movido los brazos en la totalidad de los seis grados de libertad que tienen, pero solo hemos abducido las escápulas. La siguiente postura las aduce y proporciona libertad a la parte delantera del pecho, además de estresar profundamente los brazos, sobre todo la articulación de los codos. Podemos hacer este movimiento mientras estamos en el Lazo, pero puede resultar más profundo si lo hacemos en

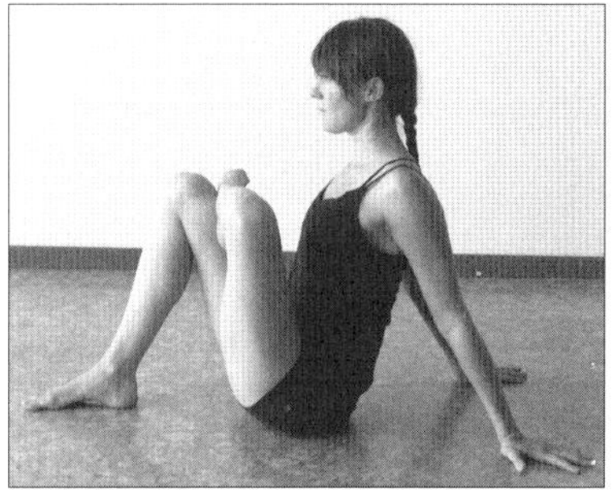

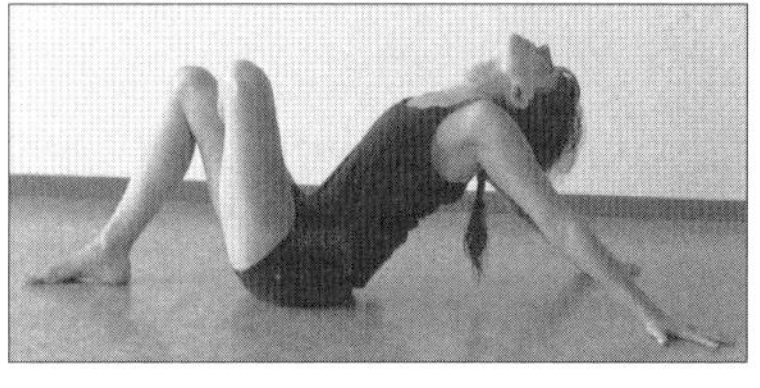

la Oruga o incluso en una posición que podríamos llamar el Cisne Sentado. El Cisne Sentado es una manera alternativa de incidir sobre las caderas si el Cisne completo es demasiado intenso o siempre que una postura de apertura de caderas no sea accesible. Usemos el Cisne Sentado como plantilla básica para esta variante de brazos.

Para entrar en la postura, siéntate con las piernas estiradas frente a ti, inclínate un poco hacia atrás apoyándote sobre las manos, coloca el tobillo izquierdo sobre la rodilla derecha, dobla la pierna derecha poniendo el pie en el suelo y lleva el talón hacia dentro, hacia la cadera. Mantén el pie izquierdo en *flex* para proteger la rodilla. A medida que pasas tiempo en la postura, quizá sientas disminuir la intensidad en la cadera izquierda; si es así, lleva las caderas más cerca del pie derecho. Enfócate en los brazos. Separa lentamente las manos de ti e inclínate sobre ellas. Identifica los puntos de estrés: puede que los sientas exclusivamente en los brazos, codos o muñecas. Siempre que sientas algo, estarás recibiendo los beneficios. La sensación es buena, pero no dejes que se vuelva sensacional: cuando hayas tenido suficiente, sal. Sacude los brazos para relajarlos. No te olvides de hacer el otro lado.

Una opción más profunda quizá no sea accesible desde el Cisne Sentado, así que pruébala con las piernas estiradas hacia delante. Comprueba si puedes deslizar las manos más hacia atrás y acercar una mano a otra. Si lo deseas, puedes dejar caer la cabeza hacia atrás para añadir extensión al cuello, pero recuerda todas las advertencias relativas al cuello antes explicadas. Con el tiempo, las manos se tocarán y esta es la variante más intensa. Recuerda no pasarte de la raya.

LAS MUÑECAS

Los masajistas, las personas que trabajan con un teclado y los músicos son solo algunos de los que padecen de síndrome de estrés repetitivo, que con frecuencia se da en las muñecas. Alrededor de las muñecas hay una banda de fascia llamada retináculo, así como muchas capas de ligamento, como el ligamento carpiano que pasa por encima de los tendones de los flexores de los dedos. Los movimientos repetitivos de naturaleza yang con la mano pueden dañar estos tejidos de naturaleza yin y crear problemas con nombres como «síndrome del túnel carpiano».[20] Los ejercicios de naturaleza yin, si se realizan correctamente, ayudarán a fortalecer estos tejidos y volverlos más espesos.

Si sufres de algún tipo de estrés repetitivo, consulta con un profesional de la salud antes de comenzar un tratamiento. Como siempre, no llegues hasta un punto que resulte doloroso; si tienes dudas, consulta con un profesional.

En este caso también podemos trabajar con las manos y las muñecas mientras disfrutamos de diversas asanas de Yin yoga. Tomemos de nuevo la postura del Lazo e investiguemos unas pocas opciones para trabajar con las muñecas de forma yin. Eleva las manos frente a ti con las palmas hacia arriba; baja las puntas de los dedos hacia el suelo y luego apóyate sobre las manos, intentando llevar la base de las palmas al suelo. Ve hasta donde puedas percibir una sensación en la parte interna del antebrazo. Si lo sientes demasiado, acerca las manos más hacia ti. Si las sensaciones se atenúan con el tiempo, puedes buscar más intensidad separando las manos de ti y flexionando el pecho hacia los muslos. Estas sensaciones pueden ser bastante intensas: no te quedes donde sientas quemazón. Para empezar, un minuto aquí puede ser suficiente. Sal, siéntate con la espalda erguida y sacude las muñecas.

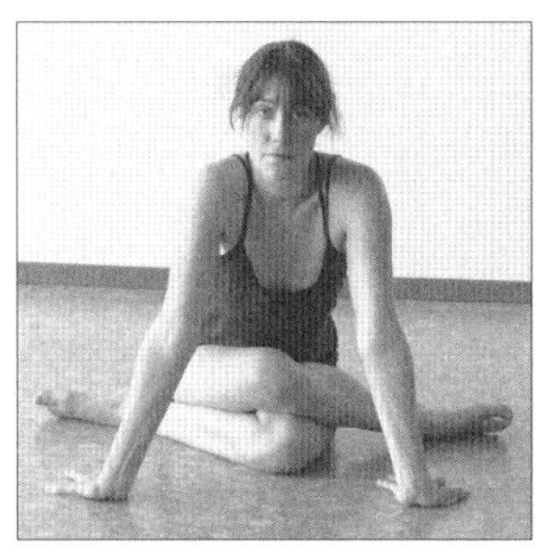

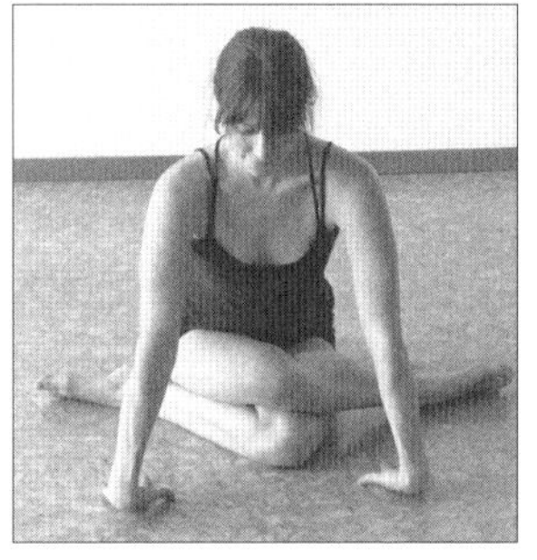

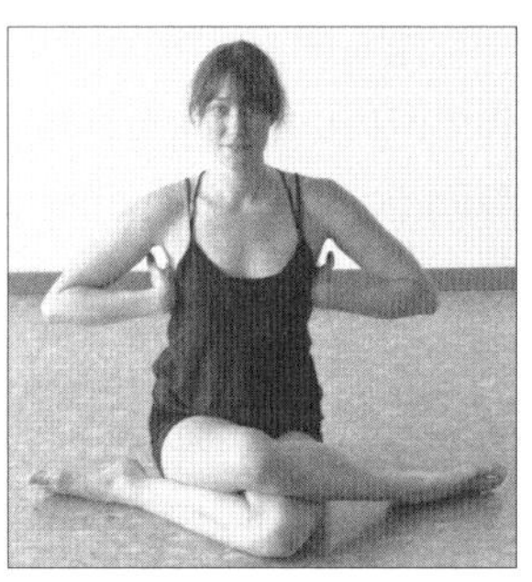

Luego procede a hacer el otro lado: eleva de nuevo las manos frente a ti, pero esta vez con las palmas hacia abajo. Apoya las yemas de los dedos en el suelo e inclínate hacia delante hasta que el reverso de la mano pase a estar en contacto con el suelo. Quizá empieces a sentirte como una especie de gorila yóguico prehistórico que arrastra los nudillos por la tierra. Eso quiere decir que lo estás haciendo bien. Si lo sientes demasiado, acerca las manos más hacia ti. A medida que cambie tu límite, intenta deslizar las manos separándolas de ti. Un minuto aquí puede también ser suficiente. Cuando acabes, siéntate y sacude las muñecas.

Esta variante del estiramiento de las muñecas es una contrapostura agradable para los yoguis yang que gustan de las secuencias de Vinyasa con muchos Perros Bocarriba y Bocabajo. Puedes hacer estas dos variantes de estiramiento de muñecas mientras estás en los Dragones, el Cisne, la Libélula o cualquier postura sentada.

Otra variante para la parte posterior de las manos es la Gaviota. Siéntate con la espalda erguida (o ponte de pie si lo prefieres) y abre los brazos hacia los lados ampliamente con las palmas mirando hacia el fondo de la habitación. Luego lleva el reverso de las manos a las axilas y mantén los dedos mirando hacia el fondo de la habitación. Arrima las manos un poco más. Añádele intensidad bajando las alas (los codos). Esta postura de Yin puede resultar agradable como forma de terminar una serie de Saludos al Sol: es semejante a colocar los pies sobre las manos en *Padahastasana*. Mantén alrededor de un minuto y luego suelta las manos y sacude las muñecas.

Estas posturas de Yin yoga no cubren en absoluto todas las maneras en que podemos estresar los tejidos de la parte superior del cuerpo. Siéntete libre de desarrollar otras posturas y recuerda que los principios son sencillos: estresar los tejidos, explorar los límites, entrar en quietud, mantener la postura un tiempo y, al acabar, relajarse y descansar la zona que se acaba de trabajar. Recuerda también que estamos estirando deliberadamente estos tejidos: has de sentirlo. No vayas demasiado profundo (recuerda a Ricitos de Oro), pero ve lo suficientemente profundo para poder beneficiarte de la postura.

Contraposturas yang

Muchos profesores sugieren un poco de movimiento yang entre las posturas yin. Es algo que resulta agradable y estimula el flujo de energía en el cuerpo antes de la siguiente postura. Recuerda que nos podemos exceder con todo. Demasiado yang conduce al agotamiento y el desgaste. Por su parte, demasiado yin conduce al estancamiento. Introducir algunas posturas yang entre las yin ayuda a evitar el estancamiento. Escoge cualquier movimiento yang que te resulte agradable: deja que tu cuerpo decida o escoge alguno de la lista que aparece más adelante.

Ni esta lista es exhaustiva ni nuestra intención es describir detalladamente cómo hacer asanas yang. Si deseas profundizar más en estas posturas o encontrar más opciones, sería recomendable que acudieses a un profesor.[21]

La respiración de Gato: es una contrapostura grata a cualquier trabajo con la columna, pues la moviliza tanto en flexión como en extensión y la libera de torcimientos. Colócate a gatas sobre las manos y las rodillas y surfea la ola de tu respiración. Levanta la cabeza y deja caer la columna al inhalar; al exhalar, arquea la espalda mientras llevas la barbilla hacia el pecho. Comienza el movimiento desde el coxis y permite que la columna ondule desde la base hasta la cabeza.

El Cocodrilo: es una forma agradable de soltar las rodillas y tonificar el centro del cuerpo (glúteos y abdomen). Estupenda tras el Sillín o cualquier trabajo de caderas que estrese las rodillas. En esencia, se trata de un *push-up* (flexión de brazos), pero sobre los antebrazos. Entra en la Esfinge (tumbado sobre el abdomen con la parte superior del cuerpo sostenido, pues estás sobre los codos), apoya los dedos de los pies en el suelo y levanta los glúteos a la misma altura que los hombros. Esta sería la segunda etapa y es más difícil que la primera, en la que dejas las rodillas apoyadas en el suelo. En cualquiera de las dos, ¡controla los glúteos! No dejes que las caderas cuelguen hacia el suelo; mantenlas a la misma altura que los hombros.

El Perro Bocabajo y todas sus variantes: esta quizá sea la mejor contrapostura tras el Cisne o los Dragones. El Perro Bocabajo estira la parte posterior del cuerpo a la vez que tonifica la parte superior. Hay múltiples maneras de hacer un Perro, pero para simplificar, ponte a gatas sobre las manos y las rodillas, apoya los dedos de los pies en el suelo y eleva las rodillas. Sé un perro feliz: levanta la cola. Empuja el suelo con las patas y acerca los talones hacia el suelo. Quizá los talones nunca lleguen a tocarlo; no importa. Intenta cada vez un poco más.

El Pez: es una extensión de la columna bastante profunda y se utiliza después de flexiones hacia delante intensas o inversiones, como el Caracol. Coloca los brazos debajo de la espalda mientras estás tumbada sobre el suelo con las piernas bien estiradas y juntas; mantén los brazos estirados y coloca las manos justo debajo de los glúteos o los muslos para sostener la parte baja de la espalda, con los hombros tan cerca uno del otro como sea posible. Mientras vas levantando el pecho, dobla los codos. Desliza relajadamente la parte superior de la cabeza hacia el suelo y descánsala suavemente ahí. Esta sería la primera etapa, conocida como Pececillo o Bebé Pez. La segunda etapa, si el cuello te lo permite, es doblar los brazos más y levantar más el pecho hasta que la cabeza se separe del suelo. Aquí la postura se convierte en un estiramiento profundo para la garganta.

La Bisagra: al igual que el Cocodrilo, esta postura ayudará a soltar las rodillas y a tonificar el centro del cuerpo. Es estupenda después del Sillín. Túmbate sobre la espalda con las manos debajo de los glúteos o del sacro (para soportar la parte baja de la espalda). En la primera etapa se mantienen las rodillas dobladas y cercanas al pecho. Al exhalar, estira las rodillas un poco y baja los pies hacia el suelo. Al inhalar, dobla las rodillas de nuevo y vuelve a acercarlas al pecho. En la segunda etapa hacemos lo mismo pero con las piernas cada vez más estiradas. Otra variante es alternar las piernas: estirar y bajar una pierna primero y la otra después. La tercera etapa es mantener las piernas completamente estiradas, levantarlas al inhalar y bajarlas al exhalar, manteniendo todo el tiempo los glúteos encima de las manos.

La Mesa Invertida (Hamaca) o el Tobogán: estas dos contraposturas pueden ser placenteras en cualquier momento que hayas pasado mucho tiempo en una postura de flexión hacia delante, como la Mariposa o la Oruga. Con las manos apoyadas en el suelo detrás de ti, eleva las caderas. Los pies pueden estar en el suelo con las piernas dobladas o estiradas (las piernas estiradas convierte la postura en el Tobogán). Entra en esta asana elevando las caderas y bajándolas al ritmo de la respiración (arriba al inhalar, abajo al exhalar). Después de tres o cuatro vueltas, mantén la postura durante tres o cuatro respiraciones.

El Limpiaparabrisas: es una contrapostura que sirve tanto para rotaciones externas como el Lazo como para rotaciones internas como el Ciervo, pues en ella rotamos las caderas tanto interna como externamente. Siéntate con las manos apoyadas en el suelo detrás de ti y los pies también apoyados y bien separados. Luego deja caer las rodillas de lado a lado. ¡Asegúrate de que los pies estén separados! Si estuvieran juntos habría muy poca rotación. También se puede hacer tumbado.

Siéntete libre de hacer cualquier movimiento espontáneo que te resulte natural y que el cuerpo te pida. Pero no te excedas. Los movimientos yang entre las posturas yin deberían ser breves. Es posible crear clases fusionadas en las que combinemos asanas yang y yin durante la misma sesión; sin embargo, deberíamos evitar pasar constantemente de modo yang a modo yin y al revés. Si vas a crear una clase fusionada, asegúrate de que cada segmento dure un buen tiempo. Haz al menos de diez a quince minutos de práctica yang constante o al menos de diez a quince minutos de práctica yin ininterrumpida. No cambies de una a otra en una franja de tiempo inferior. Durante una clase de Yin yoga, mantén las contraposturas yang cortas: de treinta segundos a un minuto sería suficiente.

Notas

1. Uno de los dos primeros americanos que aprendieron la práctica de Ashtanga de Pattabhi Jois.
2. Iyengar, *Light on Yoga*, pág. 129.
3. Ibíd.
4. Iyengar, *Light on Yoga*, pág. 150.
5. Iyengar, *Light on Yoga*, pág. 88.
6. Ibíd.
7. Iyengar, *Light on Yoga*, pág. 170.
8. Iyengar, *Light on Yoga*, pág. 93.
9. Iyengar, *Light on Yoga*, pág. 239.
10. Iyengar, *Light on Yoga*, pág. 125.
11. Ibíd.
12. En el mundo de la fisioterapia, se conoce como método McKenzie. Para personas con problemas en la parte baja de la espalda derivados de la flexión (como un disco desplazado), las extensiones de la columna pueden ayudar a mover el núcleo pulposo de vuelta hacia el centro del disco.
13. Iyengar, *Light on Yoga*, pág. 500.
14. Iyengar, *Light on Yoga*, pág. 266.
15. Iyengar, *Light on Yoga*, pág. 392.
16. Ver la sección sobre *Nadi Shodhana* (página 94) para aprender la respiración por fosas nasales alternas.
17. Estas bolsas fasciales se describirán en el Capítulo VI, cuando tratemos la fisiología de nuestros tejidos.
18. Estos seis movimientos son flexión (si tenemos los brazos sueltos a los lados del cuerpo, la flexión se dará al moverlos hacia delante y hacia arriba), extensión (al mover los brazos hacia atrás y hacia arriba), abducción (al separar los brazos de los costados del cuerpo), aducción (al acercar los brazos uno hacia el otro) y rotación interna y rotación externa del brazo.
19. Los ocho grados de movimiento son aducción (los omóplatos se juntan), abducción (los omóplatos se separan), depresión (dejar caer los omóplatos hacia atrás y hacia abajo), elevación (subir los omóplatos), rotación ascendente o descendente e inclinar la parte superior de la escápula hacia atrás o hacia delante.
20. El síndrome del túnel carpiano surge cuando hay presión sobre el nervio mediano que transcurre por debajo de la fascia y los ligamentos que van de la muñeca a la mano. Si realmente la causa del síndrome del túnel carpiano es el movimiento repetitivo es algo que se está

debatiendo, pues bien es verdad que hay numerosas causas potenciales de este problema: un túnel carpiano más pequeño en algunas personas, lesiones o traumas en esta zona, retención de líquido, artritis reumatoide... la lista es larga. Sin embargo, sí se sabe que el estrés repetitivo puede crear tendinitis, bursitis e inflamación de la articulación de la muñeca.

21. Una buena opción es visitar YogaJournal.com y hacer una búsqueda de la postura concreta que quieres conocer, pues tienen un buen catálogo con la mayoría de las asanas yang que existen.

Capítulo IV

SECUENCIAS DE YIN YOGA

Ya hemos aprendido cómo practicar Yin yoga de forma segura y cómo establecer una intención para nuestra práctica. Hemos explorado las diversas posturas y los motivos para hacer cada una de ellas. También hemos visto cómo empezar y cómo acabar la práctica. Ahora es el momento de reunir todos estos conocimientos.

Las secuencias que se ofrecen en esta sección son solo una pequeña muestra de las muchas posibilidades existentes, pero representan bien las formas de trabajar los principales campos del cuerpo. Siéntete libre de experimentar con ellas y de cambiarlas. Aquí aparecen diez secuencias, la mayoría con variantes para principiantes y para alumnos más avanzados. Escoge tu opción intencionalmente. Si estás empezando, sigue la opción 1. Dales al cuerpo, al corazón y a la mente tiempo para ir abriéndose. Las diferencias entre la opción 2 y la opción 3 (que no se muestra aquí) no es más que la cantidad de tiempo total que se mantiene cada postura. Para hacer la opción 3, permanece en cada postura más tiempo: ¡la secuencia podría fácilmente durar unas pocas horas! Profundizar en la práctica de Yin yoga no necesariamente significa hacer posturas nuevas y más difíciles, sino permanecer más tiempo en posturas sencillas.

Las diez secuencias principales y sus temas son:

1. Secuencia fácil para principiantes.
2. Secuencia para la columna (trabajando con los seis grados de libertad de la columna).
3. Secuencia para las caderas (trabajando con los seis grados de libertad de las caderas).
4. Secuencia para las piernas (trabajando con los cuatro cuadrantes de las piernas).
5. Secuencia para los hombros, los brazos y las muñecas (trabajando con las líneas del Corazón y el Pulmón).
6. Secuencia para las líneas de los meridianos del Riñón y la Vejiga.
7. Secuencia para las líneas de los meridianos del Hígado y la Vesícula Biliar.
8. Secuencia para las líneas de los meridianos del Estómago y el Bazo.
9. Secuencia para la totalidad del cuerpo (incide sobre aquellas áreas corporales que no solemos trabajar).
10. Yin en la pared (una secuencia más restaurativa que utiliza la pared como apoyo).

Cada secuencia tiene un tema principal, pero eso no quiere decir que no vayas a trabajar otras zonas del cuerpo al mismo tiempo: las trabajarás. El tema simplemente define dónde pondremos el énfasis. Quizá quieras añadir a la secuencia que escojas tus propias intenciones de atención plena, técnicas respiratorias, imágenes sanadoras, trabajo con el alma o cualquier otra intención que desees invocar.

Cuando estás inmersa en la postura, es fácil perder la noción del tiempo y terminar pasando más rato en un lado que el otro. Usar un reloj que puedas programar para que suene, vibre o emita destellos al acabarse el tiempo es una buena idea. El tiempo total asignado a cada secuencia es aproximado: tú mismo puedes decidir cuánto durará tu práctica. Dicha duración será más corta o más larga según el tiempo que pauses entre posturas. Utiliza un reloj o temporizador para no perder de vista la duración total de la práctica. Hemos asignado alrededor del 10 % de tiempo de práctica a *Shavasana*, pero quizá quieras alargar esta relajación final. También hemos asignado de tres a cinco minutos para la meditación inicial, aunque puedes alargarla o incluso añadir una meditación final después de *Shavasana*.

1) Secuencia fácil para principiantes

En esta secuencia suave de una hora de duración, comenzarás trabajando con la columna para luego pasar a las caderas. Acabarás torsionando la columna antes de la relajación final. Mantén cada postura durante tres minutos y relaja el cuerpo de cualquier manera en la que te sientas cómodo de treinta a sesenta segundos entre asana y asana. Puedes extender la duración de esta secuencia a noventa minutos si amplías los tiempos en las posturas a cinco minutos.

SECUENCIA FÁCIL PARA PRINCIPIANTES
Una hora, con tres minutos en cada postura
Meditación inicial
La mariposa Contrapostura: el Limpiaparabrisas.

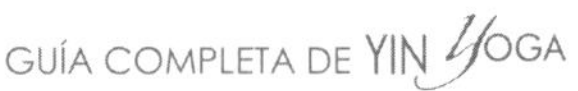

SECUENCIA FÁCIL PARA PRINCIPIANTES
Una hora, con tres minutos en cada postura

Libélulas
Flexiónate sobre la pierna derecha.
Flexiónate sobre la pierna izquierda.
Flexiónate hacia el centro.
Contrapostura: el Limpiaparabrisas.

Postura del Niño (un minuto)

La Esfinge

La Foca

Postura del Niño (un minuto)

Medios Lazos
Con la pierna derecha estirada.
Con la pierna izquierda estirada.
Contrapostura: el Limpiaparabrisas.

El Bebé Feliz

Torsiones Espinales
Torsiona hacia la derecha.
Torsiona hacia la izquierda.

Shavasana

Meditación final

2) Secuencia para la columna

Esta secuencia movilizará la columna en sus seis grados de libertad: flexión, extensión, flexiones laterales a izquierda y derecha y torsiones a izquierda y derecha. La Mariposa (o el Colgado) al inicio es una flexión moderada para comenzar. La Libélula intensifica la flexión sobre cada pierna e incide sobre los lados de la columna. La Oruga (o el Caracol) es la flexión más profunda. Movilizamos la columna hacia una extensión mediante la Esfinge y la Foca, *Bananasana* proporciona flexiones laterales y acabamos con torsiones de la columna. Añade movimiento al cuello permitiendo que la cabeza se mueva en la misma dirección que la columna. Para obtener una flexión, la cabeza cae hacia delante; para obtener una extensión, la cabeza se eleva y se lleva hacia atrás; para obtener una flexión lateral, permite que la oreja vaya hacia el hombro, y para las torsiones, gira la mejilla hacia el suelo. Ve con cuidado si tienes problemas de cuello. Si te apetece, añade dos minutos más a las posturas de la opción 2 a partir de la Libélula.

OPCIÓN 1: UNA HORA	OPCIÓN 2: 90 MINUTOS
Meditación durante tres minutos.	Meditación durante cinco minutos.
La Mariposa durante cuatro minutos. • Contrapostura: el Limpiaparabrisas.	El Colgado durante tres minutos. Cuclillas durante dos minutos. El Colgado durante tres minutos. Cuclillas durante dos minutos.
Media Mariposa: flexiónate sobre la pierna derecha durante cuatro minutos. • Contrapostura: el Limpiaparabrisas durante un minuto. Media Mariposa: flexiónate sobre la pierna izquierda durante cuatro minutos. • Contrapostura: el Limpiaparabrisas durante un minuto.	La Libélula: flexiónate sobre la pierna derecha durante tres minutos. • Después añade la opción de inclinación lateral durante dos minutos. La Libélula: flexiónate sobre la pierna izquierda durante tres minutos. • Después añade la opción de inclinación lateral durante dos minutos. La Libélula: flexiónate hacia el centro durante cinco minutos. • Contrapostura: el Limpiaparabrisas durante un minuto.

OPCIÓN 1: UNA HORA	OPCIÓN 2: 90 MINUTOS
La Oruga durante cuatro minutos. • Contrapostura: la Mesa Invertida.	La Oruga durante dos minutos. El Caracol durante tres minutos. • Contrapostura: la Mesa Invertida.
La Esfinge durante cuatro minutos. • Contrapostura: relájate sobre el abdomen, gira la cabeza a un lado y dobla esa rodilla para que quede a tu costado sobre el suelo durante un minuto. La Esfinge durante cuatro minutos más. • Contrapostura: relájate sobre el abdomen, gira la cabeza al otro lado y dobla esa rodilla para que quede a tu costado sobre el suelo durante un minuto.	La Esfinge durante cinco minutos. • Contrapostura: relájate sobre el abdomen, gira la cabeza a un lado y dobla esa rodilla para que quede a tu costado sobre el suelo durante un minuto. La Foca durante cinco minutos. • Contrapostura: relájate sobre el abdomen, gira la cabeza al otro lado y dobla esa rodilla para que quede a tu costado sobre el suelo durante un minuto.
Bananasana hacia la derecha durante cuatro minutos. • Contrapostura: abraza las rodillas hacia el pecho y haz círculos con ellas. *Bananasana* hacia la izquierda durante cuatro minutos. • Contrapostura: abraza las rodillas hacia el pecho y haz círculos con ellas.	*Bananasana* hacia la derecha durante cinco minutos. *Bananasana* hacia la izquierda durante cinco minutos. • Contrapostura: abraza las rodillas hacia el pecho y haz círculos con ellas.

OPCIÓN 1: UNA HORA	OPCIÓN 2: 90 MINUTOS
Torsión Espinal con una rodilla doblada hacia la derecha durante cuatro minutos. • Contrapostura: abraza las rodillas hacia el pecho y haz círculos con ellas. Torsión Espinal con una rodilla doblada hacia la izquierda durante cuatro minutos. • Contrapostura: abraza las rodillas hacia el pecho y haz círculos con ellas.	Torsión Espinal con una rodilla doblada hacia la derecha durante cinco minutos. • Contrapostura: abraza las rodillas hacia el pecho y haz círculos con ellas.
Shavasana durante siete minutos.	*Shavasana* durante diez minutos.

3) Secuencia para las caderas

Esta secuencia moviliza las caderas en cada uno de sus seis grados de libertad. Incluye rotación externa suave, abducción y flexión mediante la Mariposa, abducción y flexión mediante la Libélula, flexión pura con la Oruga y rotación externa con el Lazo (que también combina aducción moderada y flexión). Con el Dragón Alado, la rotación externa de la cadera delantera se combina con una extensión para la cadera trasera. Solo en la opción 2, el Camello aporta una extensión profunda para la cadera. La Libélula aporta algo más de extensión y añade rotación interna. La Torsión Espinal combina aducción con rotación interna. Si te apetece, añade dos minutos más a las posturas principales de la opción 2. Para el ciclo de Dragones, escoge cualquiera de las variantes que se muestran en el capítulo III o comienza con un minuto en Bebé Dragón y luego pasa al Dragón en Vuelo Bajo durante dos minutos.

OPCIÓN 1: UNA HORA	OPCIÓN 2: 90 MINUTOS
Meditación durante tres minutos.	Meditación durante cinco minutos.
La Mariposa durante cinco minutos. • Contrapostura: el Limpiaparabrisas.	La Mariposa durante cinco minutos. • Pasa directamente a la siguiente postura.
La Libélula durante cinco minutos. • Contrapostura: el Limpiaparabrisas.	La Libélula durante diez minutos. • Contrapostura: el Limpiaparabrisas.
La Oruga durante tres minutos. • Contrapostura: la Mesa Invertida.	La Oruga durante tres minutos. • Contrapostura: la Mesa Invertida.
El Lazo. • Rodilla derecha encima durante tres minutos. • Contrapostura: el Limpiaparabrisas.	El Lazo. • Rodilla derecha encima durante cinco minutos. • Contrapostura: el Limpiaparabrisas.
El Dragón Alado. • Da un paso hacia delante con el pie derecho y mantén durante dos minutos. • Contrapostura: da un paso hacia atrás hasta el Perro Bocabajo.	Ciclo de Dragones durante cinco minutos y acabando con el Dragón Alado. • Da un paso hacia delante con el pie derecho. • Mantén el Dragón Alado durante dos minutos. • Contrapostura: da un paso hacia atrás hasta el Perro Bocabajo.
El Lazo. • Rodilla izquierda encima durante tres minutos. • Contrapostura: el Limpiaparabrisas.	El Lazo. • Rodilla izquierda encima durante cinco minutos. • Contrapostura: el Limpiaparabrisas.

OPCIÓN 1: UNA HORA	OPCIÓN 2: 90 MINUTOS
El Dragón Alado. • Da un paso hacia delante con el pie izquierdo y mantén dos minutos. • Contrapostura: da un paso hacia atrás hasta el Perro Bocabajo.	Ciclo de Dragones durante cinco minutos y acabando con el Dragón Alado. • Da un paso hacia delante con el pie izquierdo. • Mantén el Dragón Alado durante dos minutos. • Contrapostura: da un paso hacia atrás hasta el Perro Bocabajo.
	El Camello. • Contrapostura: Postura del Niño. • Haz el Camello dos veces, manteniendo cada uno durante dos minutos. • Mantén suave tu primer Camello.
Medio Sillín. • Siéntate sobre un *bolster* con la pierna derecha estirada durante tres minutos. • Cambia a la pierna izquierda estirada durante tres minutos. • Contrapostura: Postura del Niño durante un minuto.	El Sillín, sentándote entre los pies, durante cinco minutos. • Contrapostura: el Cocodrilo durante un minuto.
Torsión Espinal (Raíces Torcidas). • Torsiona hacia el lado derecho durante tres minutos. • Torsiona hacia el lado izquierdo durante tres minutos. • Contrapostura: abraza las rodillas hacia el pecho y haz círculos con ellas.	Torsión Espinal (Raíces Torcidas). • Torsiona hacia el lado derecho durante cinco minutos. • Torsiona hacia el lado izquierdo durante cinco minutos. • Contrapostura: abraza las rodillas hacia el pecho y haz círculos con ellas.
Shavasana durante siete minutos.	*Shavasana* durante diez minutos.

4) Secuencia para las piernas

La parte alta de las piernas tiene cuatro lados: el superior (cuádriceps), el interior (aductores), el posterior (isquiotibiales) y el exterior (cintilla iliotibial y abductores). Esta secuencia incide sobre las bolsas fasciales que hay dentro de cada grupo principal de músculos en cada uno de los cuatro cuadrantes. Al incidir sobre las fascias mediante estrés mantenido un tiempo considerable, podemos alargar la totalidad del grupo miofascial y mejorar nuestro rango de movimiento y la salud de estos tejidos. La clave de esta secuencia es relajarse: mantén los músculos suaves y utiliza la respiración oceánica. Aquí también, si lo deseas, quédate disfrutando cada postura un par de minutos más.

OPCIÓN 1: UNA HORA	OPCIÓN 2: 90 MINUTOS
Meditación durante tres minutos.	Meditación durante cinco minutos.
La Mariposa durante tres minutos.	La Mariposa durante cinco minutos.
La Libélula durante siete minutos.	La Libélula durante diez minutos.
La Oruga durante tres minutos.	La Oruga durante cinco minutos.
El Cisne. • El Cisne completo con la rodilla derecha hacia delante durante dos minutos. • El Cisne Dormido durante dos minutos.	El Cisne. • El Cisne completo con la rodilla derecha hacia delante durante dos minutos. • El Cisne Dormido durante tres minutos.
El Lazo con la rodilla izquierda encima durante tres minutos. • Contrapostura: el Limpiaparabrisas.	El Lazo con la rodilla izquierda encima durante cinco minutos. • Contrapostura: el Limpiaparabrisas.

OPCIÓN 1: UNA HORA	OPCIÓN 2: 90 MINUTOS
El Cisne. • El Cisne completo con la rodilla izquierda hacia delante durante dos minutos. • El Cisne Dormido durante dos minutos.	El Cisne. • El Cisne completo con la rodilla izquierda hacia delante durante dos minutos. • El Cisne Dormido durante tres minutos.
El Lazo con la rodilla derecha encima durante tres minutos. • Contrapostura: el Limpiaparabrisas.	El Lazo con la rodilla derecha encima durante cinco minutos. • Contrapostura: el Limpiaparabrisas.
El Sillín, sentándote entre los pies, durante tres minutos. • Si el Sillín no es accesible, haz el Bebé Dragón en cada lado durante dos minutos. • Contrapostura: la Bisagra.	El Sillín, sentándote entre los pies, durante cinco minutos. • Si el Sillín no es accesible, haz el Bebé Dragón en cada lado durante cuatro minutos. • Contrapostura: la Bisagra.
Bananasana hacia la derecha durante tres minutos. • Contrapostura: abraza las rodillas hacia el pecho y haz círculos con ellas. *Bananasana* hacia la izquierda durante tres minutos. • Contrapostura: abraza las rodillas hacia el pecho y haz círculos con ellas.	*Bananasana* hacia la derecha durante cuatro minutos. • Contrapostura: abraza las rodillas hacia el pecho y haz círculos con ellas. *Bananasana* hacia la izquierda durante cuatro minutos. • Contrapostura: abraza las rodillas hacia el pecho y haz círculos con ellas.

OPCIÓN 1: UNA HORA	OPCIÓN 2: 90 MINUTOS
Torsión Espinal con una rodilla doblada hacia la derecha durante un minuto. • Contrapostura: abraza las rodillas hacia el pecho y haz círculos con ellas. Torsión Espinal con una rodilla doblada hacia la izquierda durante un minuto. • Contrapostura: abraza las rodillas hacia el pecho y haz círculos con ellas.	Torsión Espinal con una rodilla doblada hacia la derecha con la pierna superior (izquierda) estirada hacia el lado durante tres minutos. • Contrapostura: abraza las rodillas hacia el pecho y haz círculos con ellas. Torsión Espinal con una rodilla doblada hacia la izquierda con la pierna superior (derecha) estirada hacia el lado durante tres minutos. • Contrapostura: abraza las rodillas hacia el pecho y haz círculos con ellas.
Shavasana durante siete minutos.	*Shavasana* durante diez minutos

5) *Secuencia para los hombros, los brazos y las muñecas*

Esta secuencia trabaja la columna y las caderas al mismo tiempo que los hombros mediante los brazos en Águila y en Cara de Vaca, los codos en el Cisne Sentado y las muñecas en la Mariposa y la Libélula. Mientras estresamos estos tejidos de la parte superior del cuerpo, también estimularemos las líneas de los meridianos de esa zona, especialmente el Corazón y el Pulmón. Revisar las asanas que utilizaremos para los hombros, los brazos y las muñecas (ver el capítulo III) te ayudará a escoger las opciones que mejor funcionen para ti. Recuerda: si sientes algún tipo de cosquilleo en los dedos, resta intensidad a la postura o sal de ella.

OPCIÓN 1: UNA HORA	OPCIÓN 2: 90 MINUTOS
Meditación durante tres minutos.	Meditación durante cinco minutos.
Postura del Niño con los brazos estirados por encima de la cabeza durante tres minutos.	La Rana. • Comienza con el Renacuajo durante dos minutos. • Lleva las caderas hacia delante hasta la Rana completa y mantén tres minutos.
Anahatasana durante tres minutos.	*Anahatasana* durante cuatro minutos.
La Esfinge durante tres minutos. • Contrapostura: relájate sobre el abdomen, gira la cabeza a un lado y dobla esa rodilla para que quede a tu costado sobre el suelo durante un minuto. La Foca durante dos minutos. • Contrapostura: relájate sobre el abdomen, gira la cabeza al otro lado y dobla esa rodilla para que quede a tu costado sobre el suelo durante un minuto.	La Esfinge durante cinco minutos. • Contrapostura: relájate sobre el abdomen, gira la cabeza a un lado y dobla esa rodilla para que quede a tu costado sobre el suelo durante un minuto. La Foca durante cinco minutos. • Contrapostura: relájate sobre el abdomen, gira la cabeza al otro lado y dobla esa rodilla para que quede a tu costado sobre el suelo durante un minuto.
Medio Lazo con la pierna derecha encima y la izquierda estirada. • Brazos en Cara de Vaca con la mano derecha detrás de la espalda durante dos minutos. • Contrapostura: suelta los brazos y empuja las manos separándolas en direcciones opuestas. • Brazos en Águila con el brazo izquierdo debajo del derecho durante dos minutos. • Contrapostura: suelta los brazos y empuja las manos separándolas en direcciones opuestas.	El Lazo con la pierna derecha encima. • Brazos en Cara de Vaca con la mano derecha detrás de la espalda durante tres minutos. • Contrapostura: suelta los brazos y empuja las manos separándolas en direcciones opuestas. • Brazos en Águila con el brazo izquierdo debajo del derecho durante dos minutos. • Contrapostura: suelta los brazos y empuja las manos separándolas en direcciones opuestas.

OPCIÓN 1: UNA HORA	OPCIÓN 2: 90 MINUTOS
Estira las piernas e inclínate hacia atrás apoyándote sobre las manos durante un minuto. • O haz la variante del Cisne Sentado.	El Cisne Sentado con el tobillo derecho sobre la rodilla izquierda. • Inclinándote sobre las manos, sepáralas de ti tanto como puedas. • Mantén durante dos minutos.
Medio Lazo con la pierna izquierda encima y la derecha estirada. • Brazos en Cara de Vaca con la mano izquierda detrás de la espalda durante dos minutos. • Contrapostura: suelta los brazos y empuja las manos separándolas en direcciones opuestas. • Brazos en Águila con el brazo derecho debajo del izquierdo durante dos minutos. • Contrapostura: suelta los brazos y empuja las manos separándolas en direcciones opuestas.	El Lazo con la pierna izquierda encima. • Brazos en Cara de Vaca con la mano izquierda detrás de la espalda durante tres minutos. • Contrapostura: suelta los brazos y empuja las manos separándolas en direcciones opuestas. • Brazos en Águila con el brazo derecho debajo del izquierdo durante dos minutos. • Contrapostura: suelta los brazos y empuja las manos separándolas en direcciones opuestas.
Estira las piernas e inclínate hacia atrás apoyándote sobre las manos durante un minuto. • O haz la variante del Cisne Sentado.	El Cisne Sentado con el tobillo izquierdo sobre la rodilla derecha. • Inclinándote sobre las manos, sepáralas de ti tanto como puedas (comprueba si puedes juntarlas). • Mantén durante dos minutos.

OPCIÓN 1: UNA HORA	OPCIÓN 2: 90 MINUTOS
La Mariposa. • Lleva las manos hacia delante, gira las palmas hacia el cielo y baja los dedos hacia el suelo. Inclínate hacia delante hasta que las palmas estén cerca del suelo o hasta que sientas el estrés en la parte interior del antebrazo. Mantén durante un minuto. • Suelta y sacude las muñecas. • Lleva las manos hacia delante, gira las palmas hacia abajo y baja los dedos hacia el suelo. Inclínate hacia delante hasta que el reverso de las muñecas esté cerca del suelo o hasta que sientas el estrés en la parte posterior de las muñecas. Mantén durante un minuto. • Suelta y sacude las muñecas. • Permanece en la Mariposa otros tres minutos.	La Libélula. • Lleva las manos hacia delante, gira las palmas hacia el cielo y baja los dedos hacia el suelo. Inclínate hacia delante hasta que las palmas estén cerca del suelo o hasta que sientas el estrés en la parte interior del antebrazo. Mantén durante dos minutos. • Suelta y sacude las muñecas. • Lleva las manos hacia delante, gira las palmas hacia abajo y baja los dedos hacia el suelo. Inclínate hacia delante hasta que el reverso de las muñecas esté cerca del suelo o hasta que sientas el estrés en la parte posterior de las muñecas. Mantén durante dos minutos. • Suelta y sacude las muñecas. • Permanece en la Libélula otros cinco minutos.
Torsión Espinal con una rodilla doblada hacia la derecha durante dos minutos, con el brazo izquierdo estirado cerca de la oreja. • Contrapostura: abraza las rodillas hacia el pecho y haz círculos con ellas. Torsión Espinal con una rodilla doblada hacia la izquierda durante dos minutos, con el brazo derecho estirado cerca de la oreja. • Contrapostura: abraza las rodillas hacia el pecho y haz círculos con ellas.	Torsión Espinal con una rodilla doblada hacia la derecha durante cinco minutos, con el brazo izquierdo estirado cerca de la oreja. • Contrapostura: abraza las rodillas hacia el pecho y haz círculos con ellas. Torsión Espinal con una rodilla doblada hacia la izquierda durante cinco minutos, con el brazo derecho estirado cerca de la oreja. • Contrapostura: abraza las rodillas hacia el pecho y haz círculos con ellas.
Shavasana durante siete minutos.	*Shavasana* durante diez minutos.

6) Secuencia para las líneas de los meridianos del Riñón y la Vejiga

Esta secuencia incluye flexiones hacia delante y extensiones de la columna que trabajan muy bien estas líneas. La opción 2 estimula más el interior de las ingles. Cualquier secuencia enfocada en la columna será muy eficaz para estimular y nutrir los riñones. Observa que comenzamos con una extensión de la columna que aporta una compresión agradable a estos órganos. El Riñón alberga la energía *Jing*,[1] que se almacena aquí y luego se envía a todos los otros órganos. Podemos mejorar el flujo de energía en estas líneas con la respiración y la atención, tal y como se describe en el capítulo II.

OPCIÓN 1: UNA HORA	OPCIÓN 2: 90 MINUTOS
Meditación durante tres minutos.	Meditación durante cinco minutos.
La Esfinge durante cinco minutos. • Contrapostura: relájate sobre el abdomen, gira la cabeza a un lado y dobla esa rodilla para que quede a tu costado sobre el suelo durante un minuto.	La Esfinge durante cinco minutos. • Contrapostura: relájate sobre el abdomen, gira la cabeza a un lado y dobla esa rodilla para que quede a tu costado sobre el suelo durante un minuto.
El Sillín, sentándote sobre los pies o un bloque, durante tres minutos. • Si el Sillín no es accesible, haz el Medio Sillín en cada lado durante dos minutos. • Si el Sillín sigue no siendo accesible, haz otra vuelta de la Esfinge. • Contrapostura: Postura del Niño.	El Sillín, sentándote sobre los pies o un bloque, durante seis minutos. • Si el Sillín no es accesible, haz el Medio Sillín en cada lado durante tres minutos. • Contrapostura: el Cocodrilo durante un minuto.

OPCIÓN 1: UNA HORA	OPCIÓN 2: 90 MINUTOS
La Esfinge, o la Foca si te es posible, durante cinco minutos. • Contrapostura: relájate sobre el abdomen, gira la cabeza a un lado y dobla esa rodilla para que quede a tu costado sobre el suelo durante un minuto.	La Foca durante cinco minutos. • Contrapostura: relájate sobre el abdomen, gira la cabeza a un lado y dobla esa rodilla para que quede a tu costado sobre el suelo durante un minuto.
La Mariposa durante cuatro minutos.	La Mariposa durante cinco minutos.
Media Mariposa: flexiónate sobre la pierna derecha durante tres minutos. • Contrapostura: el Limpiaparabrisas durante un minuto. Media Mariposa: flexiónate sobre la pierna izquierda durante tres minutos. • Contrapostura: el Limpiaparabrisas durante un minuto. La Libélula: flexiónate hacia el centro durante tres minutos. • Contrapostura: el Limpiaparabrisas durante un minuto.	La Libélula: flexiónate sobre la pierna derecha durante cinco minutos. La Libélula: flexiónate sobre la pierna izquierda durante cinco minutos. La Libélula: flexiónate hacia el centro durante cinco minutos. • Contrapostura: el Limpiaparabrisas durante un minuto.
La Oruga durante dos minutos. • Contrapostura: la Mesa Invertida.	La Oruga durante dos minutos. El Caracol durante tres minutos. • Contrapostura: la Mesa Invertida.
	Anahatasana durante cuatro minutos.

OPCIÓN 1: UNA HORA	OPCIÓN 2: 90 MINUTOS
	Ciclo de Dragones: comienza con el pie derecho adelantado. • Bebé Dragón durante un minuto. • Dragón en Vuelo Alto durante dos minutos. • Dragón Alado durante dos minutos. • Dragón en *Spagat* durante un minuto. • Contrapostura: el Perro Bocabajo durante un minuto. • Haz el otro lado con el pie izquierdo adelantado.
Torsión Espinal (Raíces Torcidas). • Torsiona hacia el lado derecho durante cuatro minutos. • Torsiona hacia el lado izquierdo durante cuatro minutos. • Contrapostura: abraza las rodillas hacia el pecho y haz círculos con ellas.	Torsión Espinal (Raíces Torcidas). • Torsiona hacia el lado derecho durante cinco minutos. • Torsiona hacia el lado izquierdo durante cinco minutos. • Contrapostura: abraza las rodillas hacia el pecho y haz círculos con ellas.
Shavasana durante siete minutos.	*Shavasana* durante diez minutos.

7) *Secuencia para las líneas de los meridianos del Hígado y la Vesícula Biliar*

Cualquier secuencia que incluya aperturas de caderas y torsiones estimula muy bien las líneas del Hígado y la Vesícula Biliar. Podemos mejorar el flujo de energía en estas líneas con la respiración y la atención, tal y como se describe en el Capítulo II. Para ayudar a activar el Hígado y la Vesícula Biliar, es útil activar también el Riñón. La energía *Jing* del Riñón da apoyo a todos los órganos internos. Observa que estimulamos el Riñón al principio de esta secuencia con las primeras posturas de la Esfinge y la Foca.

OPCIÓN 1: UNA HORA	OPCIÓN 2: 90 MINUTOS
Meditación durante tres minutos.	Meditación durante cinco minutos.
	La Rana: comienza con el Renacuajo durante dos minutos. Pasa a la Rana completa durante tres minutos. • Contrapostura: deslízate hasta descansar sobre el abdomen durante un minuto.
La Esfinge, o la Foca si te es posible, durante cinco minutos. • Contrapostura: relájate sobre el abdomen, gira la cabeza a un lado y dobla esa rodilla para que quede a tu costado sobre el suelo durante un minuto.	La Esfinge durante cinco minutos. • Contrapostura: relájate sobre el abdomen, gira la cabeza a un lado y dobla esa rodilla para que quede a tu costado sobre el suelo durante un minuto.
	La Foca durante cinco minutos. • Contrapostura: relájate sobre el abdomen, gira la cabeza a un lado y dobla esa rodilla para que quede a tu costado sobre el suelo durante un minuto.
El Cisne. • El Cisne completo con la rodilla derecha hacia delante durante un minuto. • El Cisne Dormido durante tres minutos. • Postura del Niño durante un minuto.	El Cisne. • El Cisne completo con la rodilla derecha hacia delante durante dos minutos. • El Cisne Dormido durante tres minutos. • Inclínate hacia la derecha y entra en el Lazo.

OPCIÓN 1: UNA HORA	OPCIÓN 2: 90 MINUTOS
El Lazo con la rodilla izquierda encima durante cinco minutos. • Para la primera mitad del tiempo, torsiona hacia la izquierda. • Para la segunda mitad del tiempo, inclínate lateralmente hacia la derecha. • El Limpiaparabrisas durante un minuto.	El Lazo con la rodilla izquierda encima durante cinco minutos. • Para la primera mitad del tiempo, torsiona hacia la izquierda. • Para la segunda mitad del tiempo, inclínate lateralmente hacia la derecha. • El Limpiaparabrisas durante un minuto.
El Cisne. • El Cisne completo con la rodilla izquierda hacia delante durante un minuto. • El Cisne Dormido durante tres minutos. • Postura del Niño durante un minuto.	El Cisne. • El Cisne completo con la rodilla izquierda hacia delante durante dos minutos. • El Cisne Dormido durante tres minutos. • Inclínate hacia la izquierda y entra en el Lazo.
El Lazo con la rodilla derecha encima durante cinco minutos. • Para la primera mitad del tiempo, torsiona hacia la derecha. • Para la segunda mitad del tiempo, inclínate lateralmente hacia la izquierda. • El Limpiaparabrisas durante un minuto.	El Lazo con la rodilla derecha encima durante cinco minutos. • Para la primera mitad del tiempo, torsiona hacia la derecha. • Para la segunda mitad del tiempo, inclínate lateralmente hacia la izquierda. • El Limpiaparabrisas durante un minuto.

OPCIÓN 1: UNA HORA	OPCIÓN 2: 90 MINUTOS
La Libélula: flexiónate sobre la pierna derecha durante tres minutos. • El Limpiaparabrisas. La Libélula: flexiónate sobre la pierna izquierda durante tres minutos. • El Limpiaparabrisas. La Libélula: flexiónate hacia el centro durante tres minutos. • El Limpiaparabrisas durante un minuto.	La Libélula: flexiónate sobre la pierna derecha durante tres minutos. • Después añade la opción de inclinación lateral durante dos minutos más. La Libélula: flexiónate sobre la pierna izquierda durante tres minutos. • Después añade la opción de inclinación lateral durante dos minutos más. La Libélula: flexiónate hacia el centro durante cinco minutos. • El Limpiaparabrisas durante un minuto.
Bananasana hacia la derecha durante tres minutos. • Contrapostura: abraza las rodillas hacia el pecho y haz círculos con ellas. *Bananasana* hacia la izquierda durante tres minutos. • Contrapostura: abraza las rodillas hacia el pecho y haz círculos con ellas.	*Bananasana* hacia la derecha durante cinco minutos. • Contrapostura: abraza las rodillas hacia el pecho y haz círculos con ellas. *Bananasana* hacia la izquierda durante cinco minutos. • Contrapostura: abraza las rodillas hacia el pecho y haz círculos con ellas.

OPCIÓN 1: UNA HORA	OPCIÓN 2: 90 MINUTOS
Torsión Espinal con una rodilla doblada hacia la derecha durante dos minutos. • Contrapostura: abraza las rodillas hacia el pecho y haz círculos con ellas. Torsión Espinal con una rodilla doblada hacia la izquierda durante dos minutos. • Contrapostura: abraza las rodillas hacia el pecho y haz círculos con ellas.	Torsión Espinal con una rodilla doblada hacia la derecha con la pierna superior (izquierda) estirada hacia el lado durante dos minutos. • Dobla la pierna superior y entra en una torsión con una rodilla doblada durante tres minutos. • Contrapostura: abraza las rodillas hacia el pecho y haz círculos con ellas. Torsión Espinal con una rodilla doblada hacia la izquierda con la pierna superior (derecha) estirada hacia el lado durante dos minutos. • Dobla la pierna superior y entra en una torsión con una rodilla doblada durante tres minutos. • Contrapostura: abraza las rodillas hacia el pecho y haz círculos con ellas.
Shavasana durante siete minutos.	*Shavasana* durante diez minutos.

8) *Secuencia para las líneas de los meridianos del Estómago y el Bazo*

Cualquier secuencia que incluya extensiones de la columna o las caderas puede nutrir al Estómago y al Bazo. La torsión profunda de la columna también puede masajear los órganos internos. Es posible mejorar el flujo de energía en estas líneas con la respiración y la atención, tal y como se describe en el capítulo II. Para ayudar a activar el Bazo y el Estómago, es útil activar también el Riñón. La energía *Jing* del Riñón da apoyo a todos los órganos internos. Observa que estimulamos el Riñón al principio de esta secuencia con las primeras posturas de la Esfinge y la Foca, pero comenzamos con la Postura del Niño para comprimir el abdomen.

OPCIÓN 1: UNA HORA	OPCIÓN 2: 90 MINUTOS
Meditación durante tres minutos.	Meditación durante cinco minutos.
Postura del Niño durante tres minutos.	Postura del Niño durante cinco minutos.
La Esfinge, pasando a la Foca si es posible, durante cinco minutos. • Contrapostura: relájate sobre el abdomen, gira la cabeza a un lado y dobla esa rodilla para que quede a tu costado sobre el suelo durante un minuto.	La Esfinge durante cinco minutos. • Contrapostura: relájate sobre el abdomen, gira la cabeza a un lado y dobla esa rodilla para que quede a tu costado sobre el suelo durante un minuto.
El Sillín, sentándote entre los pies o un bloque durante, cuatro minutos. • Si el Sillín no es accesible, haz el Medio Sillín en cada lado durante dos minutos. • Si el Sillín sigue no siendo accesible, haz otra vuelta de la Esfinge. • Contrapostura: Postura del Niño.	El Sillín, sentándote entre los pies, durante seis minutos. • Si el Sillín no es accesible, haz el Medio Sillín en cada lado durante tres minutos. • Contrapostura: el Cocodrilo durante un minuto.
	La Foca durante cinco minutos. • Contrapostura: relájate sobre el abdomen, gira la cabeza a un lado y dobla esa rodilla para que quede a tu costado sobre el suelo durante un minuto.

OPCIÓN 1: UNA HORA	OPCIÓN 2: 90 MINUTOS
El Lazo con la rodilla izquierda encima. • Torsiona hacia el lado izquierdo durante dos minutos. • Flexiónate hacia delante durante dos minutos. • El Limpiaparabrisas. • Otro lado: rodilla derecha encima, torsiona hacia la derecha durante dos minutos, luego flexiónate hacia delante durante dos minutos.	El Lazo con la rodilla izquierda encima. • Torsiona hacia el lado izquierdo durante dos minutos. • Flexiónate hacia delante durante tres minutos. • El Limpiaparabrisas. • Otro lado: rodilla derecha encima, torsiona hacia la derecha durante dos minutos, luego flexiónate hacia delante durante tres minutos.
	La Libélula flexionando hacia el centro durante diez minutos.
La Oruga durante tres minutos.	La Oruga durante cinco minutos.
Ciclo de Dragones: comienza con el pie derecho adelantado. • Bebé Dragón durante un minuto. • Dragón en Vuelo Bajo durante un minuto. • Dragón en *Spagat* durante un minuto. • Postura del Niño durante un minuto. • Haz el otro lado con el pie izquierdo adelantado.	Ciclo de Dragones: comienza con el pie derecho adelantado. • Bebé Dragón durante un minuto. • Dragón en Vuelo Alto durante dos minutos. • Dragón en Vuelo Bajo durante dos minutos. • Dragón en *Spagat* durante un minuto. • Contrapostura: el Perro Bocabajo durante un minuto. • Haz el otro lado con el pie izquierdo adelantado.

OPCIÓN 1: UNA HORA	OPCIÓN 2: 90 MINUTOS
Torsión Espinal con una rodilla doblada hacia la derecha durante cuatro minutos. • Contrapostura: abraza las rodillas hacia el pecho y haz círculos con ellas. Torsión Espinal con una rodilla doblada hacia la izquierda durante cuatro minutos. • Contrapostura: abraza las rodillas hacia el pecho y haz círculos con ellas.	Torsión Espinal con una rodilla doblada hacia la derecha durante cuatro minutos. Torsión Espinal con una rodilla doblada hacia la izquierda durante cuatro minutos. • Contrapostura: abraza las rodillas hacia el pecho y haz círculos con ellas.
Shavasana durante siete minutos.	*Shavasana* durante diez minutos.

9) *Secuencia para la totalidad del cuerpo*

Esta secuencia incide sobre muchas áreas del cuerpo que se suelen obviar en nuestras prácticas de yoga habituales. Trabajaremos desde la punta de los pies hasta la parte superior de la cabeza, pasando por muchos puntos intermedios. Hazla entera: no te saltes la práctica de yoga facial.[2] El *tapping* sobre el corazón que hacemos al principio estimula el sistema inmunitario. La glándula timo está ubicada justo encima del corazón y debajo del esternón: cuando damos golpecitos sobre ella, estimulamos sus células y hacemos que maduren las células madre de los glóbulos blancos. También puedes imaginar que estás masajeándote el corazón. Para la Cremallera tienes que juntar las plantas de los pies y entrelazar los dedos de los pies, lo cual estimula los seis meridianos del cuerpo inferior que comienzan o acaban en los dedos.[3] Si no conoces bien posturas como el Estiramiento de Tobillo, Cuclillas de Puntillas o el Bebé Feliz, revísalas en el Capítulo III. Las posturas o movimientos que no se incluyen en ese capítulo se describen según vamos avanzando en la secuencia. Terminamos con un agradable movimiento yang llamado *Tantrumasana*. En la opción

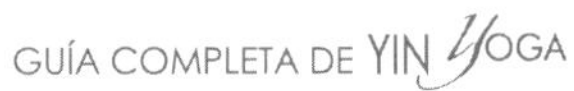

1, mantén los tiempos mínimos que se indican. En la opción 2, mantén los periodos más largos.

<table>
<tr><td colspan="1" align="center">SECUENCIA PARA LA TOTALIDAD DEL CUERPO
60 a 75 minutos</td></tr>
<tr><td>Meditación durante tres minutos.</td></tr>
<tr><td>Tapping sobre el corazón durante dos minutos.
• Usa las puntas de los dedos de la mano derecha para golpear suavemente a lo largo del esternón. Ve lentamente al principio.</td></tr>
<tr><td>La Mariposa con los dedos de los pies en la Cremallera durante cinco minutos.
• Círculos de cuello: permite que la cabeza caiga hacia el hombro derecho y luego baja la barbilla hacia el pecho y eleva la oreja izquierda hacia el hombro izquierdo. Repite estos medios círculos varias veces.
• Prueba a hacer un círculo completo dejando caer la cabeza hacia atrás. Permite a la barbilla recorrer un círculo completo. Cambia de dirección tras dos o tres vueltas.
• Círculos de hombros: manteniendo la cabeza centrada, lleva los hombros hacia delante, arriba, atrás y abajo. Deja que los brazos se muevan con libertad. Cambia de sentido tras dos o tres vueltas.</td></tr>
<tr><td>El Colgado durante tres minutos.
• Opción 1: si el Colgado es demasiado intenso, haz la Oruga.</td></tr>
<tr><td>Cuclillas durante tres minutos.
• Opción 1: si Cuclillas es demasiado intensa, haz una Mariposa cerrada con los pies cerca del cuerpo.</td></tr>
</table>

SECUENCIA PARA LA TOTALIDAD DEL CUERPO
60 a 75 minutos

Cuclillas de Puntillas durante cinco minutos.
- En esta postura tenemos tiempo de trabajar los hombros y la cara. Empieza poniendo los brazos en Cara de Vaca con la mano izquierda detrás de la espalda y el brazo derecho apuntando hacia el cielo. Si no puedes juntar las manos, utiliza una cinta o un cinturón. Mantén durante dos minutos.
- Para el yoga facial, sonríe tan abierta y tontamente como puedas con toda la cara.
- Suelta los brazos y pasa a brazos en Águila con el derecho debajo. Separa los codos de ti y súbelos. Mantén durante dos minutos.
- Mientras tienes los brazos en Águila, haz la siguiente postura facial: el Grito. Abre los ojos y la boca tanto como puedas. ¡Estira!
- Estira los brazos hacia arriba, entrelaza los dedos y empuja con las palmas de las manos hacia el cielo durante un minuto. Saca la lengua para que toque la barbilla, mira hacia arriba y ruge como un león.
- Cuando acabes, masajéate el cuero cabelludo durante un minuto.

Estiramiento de Tobillo durante dos minutos.
- Contrapostura: da un paso hacia atrás y entra en el Cocodrilo durante un minuto.

Cuclillas de Puntillas: parte dos, durante cinco minutos.
- Pon los brazos en Cara de Vaca, con la mano derecha detrás de la espalda y el brazo izquierdo apuntando hacia el cielo. Si no puedes juntar las manos, utiliza una cinta o un cinturón. Mantén durante dos minutos.
- Para el yoga facial, mantén la cabeza centrada y desliza la cara hacia la derecha tanto como puedas. Mira hacia la derecha, pero no gires la cabeza. Mueve la mandíbula hacia la derecha. Te sentirás como Popeye.[4]
- Suelta los brazos y pasa a brazos en Águila con el izquierdo debajo. Separa los codos de ti y súbelos. Mantén durante dos minutos.
- Mientras tienes los brazos en Águila, mantén la cabeza centrada y desliza la cara hacia la izquierda tanto como puedas.
- Estira los brazos hacia arriba, entrelaza los dedos y empuja con las palmas de las manos hacia el cielo durante un minuto. Saca la lengua para que toque la barbilla, mira hacia arriba y ruge como un león.
- Cuando acabes, masajéate el cuero cabelludo durante un minuto.

SECUENCIA PARA LA TOTALIDAD DEL CUERPO   *60 a 75 minutos*
Estiramiento de Tobillo durante dos minutos.   • Contrapostura: el Cocodrilo durante un minuto.
La Esfinge, pasando a la Foca si es posible, durante cinco minutos.   • Contrapostura: Postura del Niño durante un minuto.
Bebé Feliz de tres a cinco minutos.
Bananasana hacia la derecha durante cinco minutos.   • Contrapostura: abraza las rodillas hacia el pecho y haz círculos con ellas.   *Bananasana* hacia la izquierda de tres a cinco minutos.   • Contrapostura: abraza las rodillas hacia el pecho y haz círculos con ellas.
Torsión Espinal (Raíces Torcidas).   • Torsiona hacia el lado derecho durante cuatro minutos.   • Torsiona hacia el lado izquierdo durante cuatro minutos.   • Contrapostura: abraza las rodillas hacia el pecho y haz círculos con ellas.
Tantrumasana.   • Desde la posición tumbada sobre la espalda, dobla las rodillas para que los pies queden planos sobre el suelo. Coloca las manos al lado de los pies con las palmas hacia abajo.   • Durante treinta segundos, da palmadas sobre el suelo con las manos y los pies tan rápido como puedas.   • Pausa durante quince segundos y vuelve a repetir otros treinta segundos de palmadas rápidas.   • Pausa de nuevo durante quince segundos y haz una última ráfaga de diez segundos.   • Siéntete libre de cantar mantras y hacer tanto ruido como te apetezca. ¡Ve rápido! Canaliza la expresión de tu gamberro interior.
Shavasana durante siete minutos.

10) Yin en la pared

¿Alguna vez has tenido uno to esos días en que lo único que te apetece hacer es desplomarte? ¿Quizá tu ímpetu esté en paradero desconocido? ¿Tu colega de yoga, esa persona en quien sueles buscar apoyo moral, te ha dejado plantado? ¿A dónde vas a buscar apoyo en esos momentos? ¡Puede que el apoyo esté tan cerca como la pared de al lado! Pon música relajante, deja un espacio libre en la pared más larga de tu casa, busca un reloj (mejor si tiene temporizador) y un cojín o dos y prepárate para hacer Yin en la pared.

La Mariposa en la pared: como en todas las sesiones de yoga, puedes comenzar con una meditación breve, pero esta vez dejando que la pared sostenga tus pies. La forma más fácil de entrar en esta postura puede ser sentarse de costado contra la pared y luego bascular subiendo las piernas pared arriba mientras te tumbas sobre la espalda. Intenta acercar lo más posible los glúteos a la esquina que forma la pared con el suelo. Junta los pies y permite que los talones bajen al máximo mientras las rodillas se abren también al máximo. Como esta es tu posición de meditación, coloca las manos don-

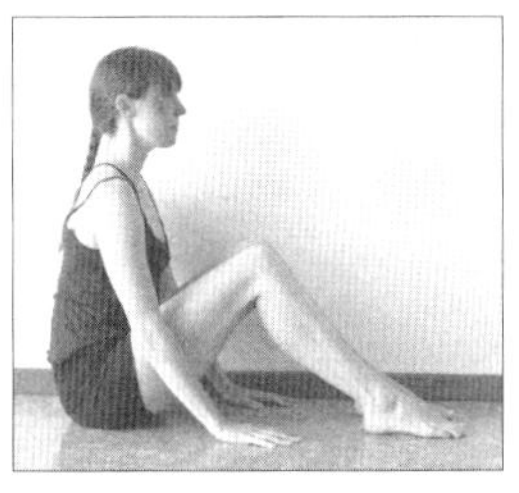

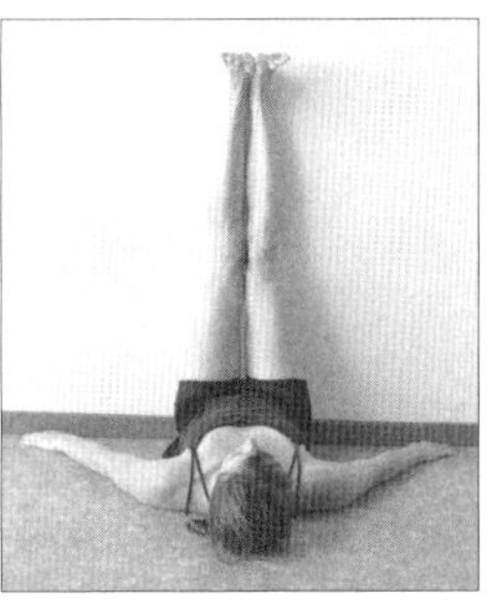

de estén más cómodas: sobre el corazón, sobre el abdomen (una encima de otra) o deja que los brazos caigan a los costados del cuerpo. Quédate ahí tanto tiempo como tu intuición te sugiera. Respira, suelta unos pocos suspiros y permanece presente.

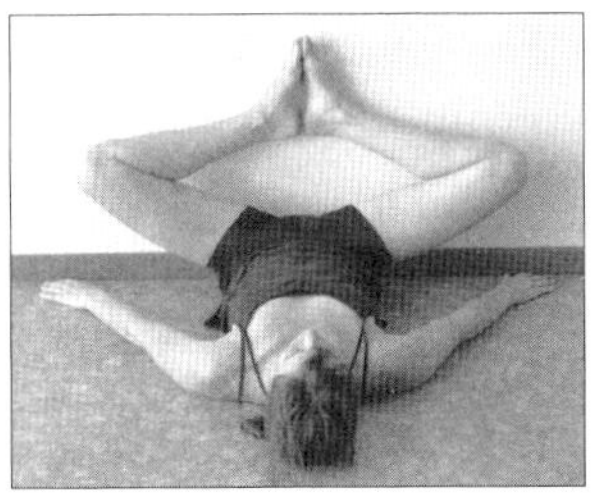

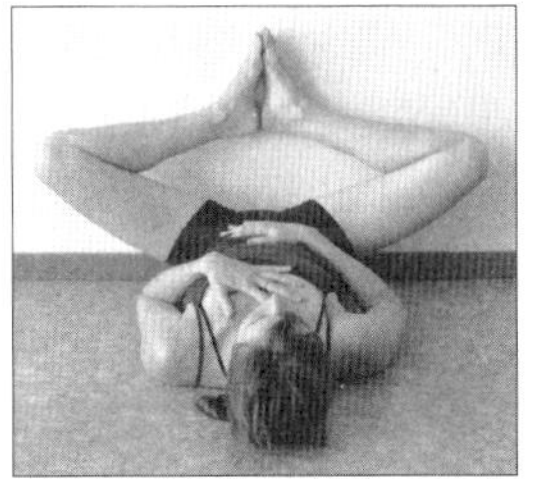

La Oruga en la pared: desde la Mariposa en la pared, todo lo que tienes que hacer es estirar las piernas hacia arriba mientras siguen apoyadas en la pared. Si ves que no puedes mantenerlas estiradas, recula para separarte un poco de la pared. Una opción agradable puede ser poner un cojín debajo del sacro. Mantén esta postura de tres a diez minutos. Es una postura muy restaurativa e ideal para personas que se han pasado el día de pie.

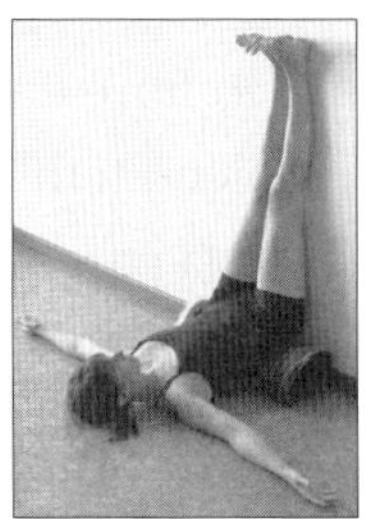

Cuclillas en la pared (o Bebé Feliz en la pared): comienza con las piernas estiradas contra la pared, luego dobla ambas rodillas y ve deslizando los pies hacia abajo pegados a la pared. Los pies han de tener una separación cómoda, que será aproximadamente el ancho de las caderas. Si los pies y las rodillas están más separados que el ancho de las caderas, la postura se vuelve más intensa. Los glúteos pueden haberse levantado del suelo al deslizar los pies hacia abajo. Algunos estarán bien así y les gustará tener las caderas ligeramente elevadas. Otros quizá no lo disfruten tanto, pues esto carga mucho estrés en el sacro. Siéntete libre de separarte un poco de la pared para que el sacro se apoye plano sobre el suelo. La intención aquí es despertar los acetábulos de las caderas. Siempre que tengas sensaciones en esta zona, estarás beneficiándote de la postura. De tres a cinco minutos en ella debería ser suficiente. Para el último minuto aproximadamente, prueba a entrar en el Bebé Feliz convencional agarrándote los pies o sujetando la parte posterior de los muslos y tirando de ellos para ir acercando las rodillas hacia el suelo. Cuando hayas tenido suficiente, estira de nuevo las piernas contra la pared y suelta cualquier tensión residual de la postura anterior. Mécete, muévete y haz cualquier cosa que te

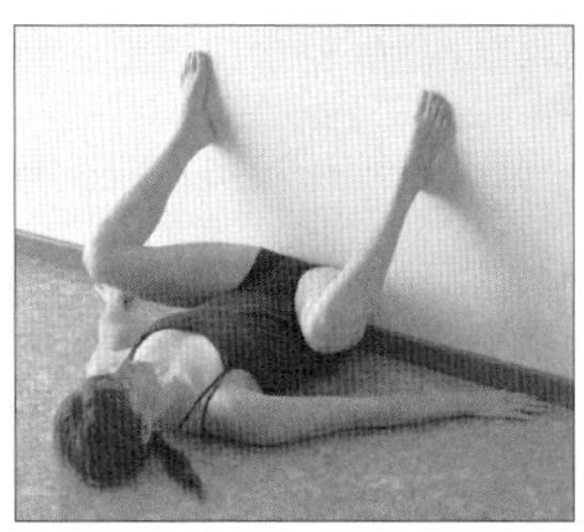

parezca natural. Intenta una variante de *Tantrumasana* que quizá hayas perfeccionado de pequeño. ¡Sacude brazos y piernas en el aire!

La Libélula en la pared: necesitarás espacio para hacer esta postura, sobre todo si eres bastante flexible. Comienza con las piernas estiradas contra la pared (o tu variante de esta posición) y luego deja que la gravedad separe las piernas y los pies, que se irán resbalando hacia abajo y hacia los lados por la pared. Llega a la posición de Ricitos de Oro, aquella en

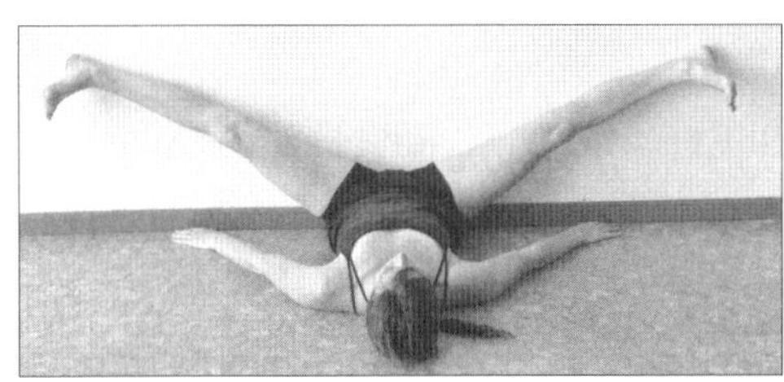

la que las sensaciones son las adecuadas. Si quieres un poco más de intensidad, prueba a descansar las manos en la parte interna de los muslos. No hay necesidad de tirar: deja que la musculatura se relaje. Permanece aquí de tres a cinco minutos. Cuando estés listo para salir, utiliza las manos para recoger y acercar las piernas, como si cerraras un libro. Mécete y muévete. Recuerda que un poco de movimiento yang entre postura y postura yin ayuda a liberar energía estancada.

Enhebrar la Aguja en la pared: comenzaremos con el lado derecho, pero si tu cadera izquierda es la que está más abierta, siéntete libre de empezar con el lado izquierdo. Pon las piernas estiradas contra la pared y luego coloca el tobillo derecho sobre la rodilla

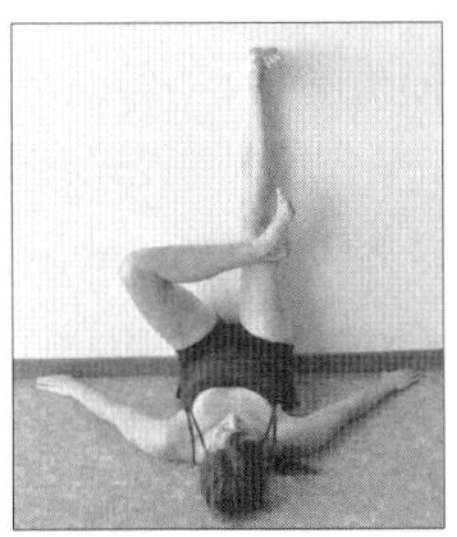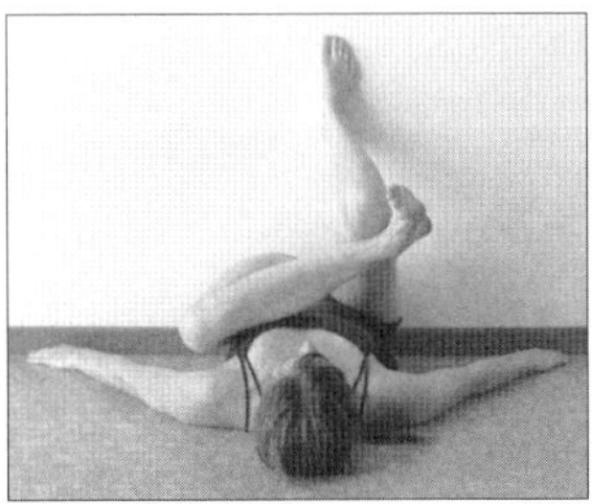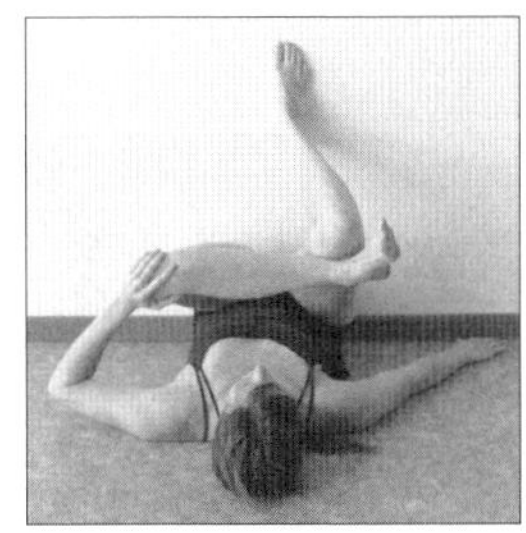

izquierda. Como estás bocarriba, las palabras *arriba* y *abajo* pueden confundir; lo ideal es tener el tobillo justo por debajo de la rodilla, es decir, más cerca del suelo o sobre el muslo, pero no sobre la espinilla. Flexiona el pie derecho para darle apoyo a la rodilla y luego dobla lentamente la pierna estirada deslizando el pie hacia abajo por la pared. Comprueba si puedes conseguir que el pie izquierdo esté a la misma altura que la rodilla izquierda. Esta es la posición de máximo estrés para la cadera. Si lo necesitas, separa los glúteos de la pared para que el sacro pueda quedarse plano sobre el suelo. Ambas formas funcionarán. Quizá quieras quedarte aquí y dejar las caderas separadas del suelo, o tal vez prefieras separarte un poco del suelo hasta que el sacro vuelva estar plano sobre él. Una posición no es mejor que la otra. Observa dónde sientes cada variante, pues las sentirás en áreas diferentes, y luego decide cuál hacer. Entra poco a poco; no bajes los pies por la pared demasiado deprisa. También puedes usar la mano derecha para presionar contra la rodilla y abrirla unas pocas veces hacia fuera para soltar la articulación antes de mantener la postura en quietud. Permanece aquí de tres a cinco minutos y sal de la postura entrando en una torsión.[5]

Torsión Espinal: desde la postura de Enhebrar la Aguja, entramos

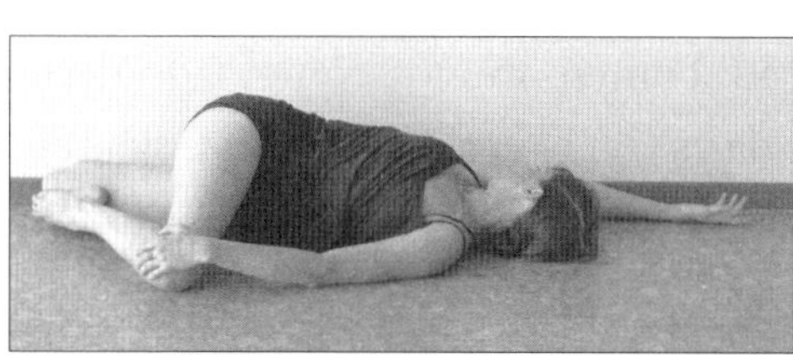

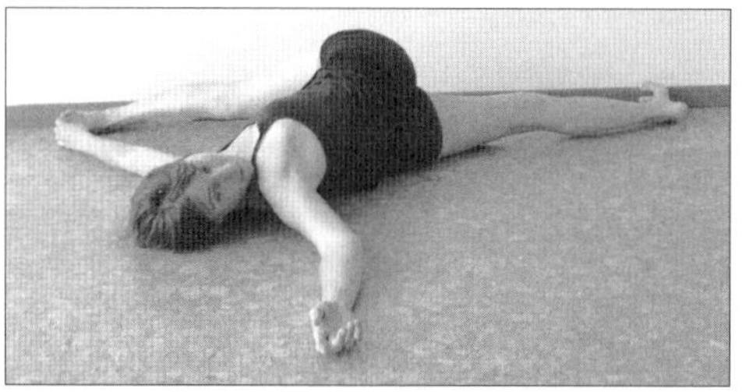

en una torsión espinal simplemente bajando las piernas y las caderas hacia la izquierda y hacia al suelo, pero sin mover la parte superior del cuerpo de donde está. Quizá quieras estirar los brazos hacia los lados para ayudarte a anclar los hombros, y después dejar caer el pie derecho y la rodilla izquierda hacia la izquierda hasta encontrar una torsión cómoda. Mantener el pie izquierdo (a ser posible, la parte superior del pie) contra la pared hará que las rodillas se mantengan más cerca del pecho e intensifiquen la torsión. Aún más intenso es estirar ambas piernas en sentidos opuestos y mantener los pies presionando contra la pared (como se muestra en la imagen anterior). Mantén de tres a cinco minutos. Sal de la postura volviendo a subir las piernas por la pared y sacudiéndolas un poco.

Enhebrar la Aguja en la pared (lado izquierdo): haz las dos posturas anteriores de nuevo, pero con el otro lado. Comienza con el tobillo izquierdo sobre la rodilla derecha. Al final, entra en la torsión.

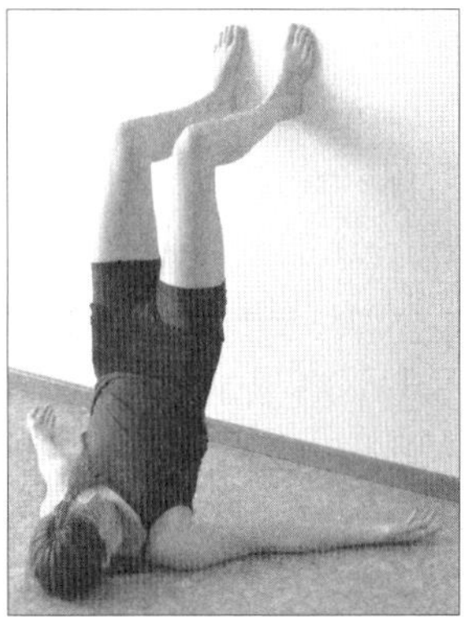

Torsión Espinal (lado derecho): deja caer el pie izquierdo y la rodilla derecha hacia el lado derecho.

Arco en la pared: sáltate esta postura si no te quieres invertir hoy. Las contraindicaciones y precauciones estándares para inversiones también se aplican aquí: no deben hacer esta postura personas con problemas de cuello, presión arterial alta, glaucoma o diabetes, mujeres con la menstruación o cualquiera que no se quiera poner del revés. Si te decides a probarla, vuelve a estirar las piernas contra la pared.

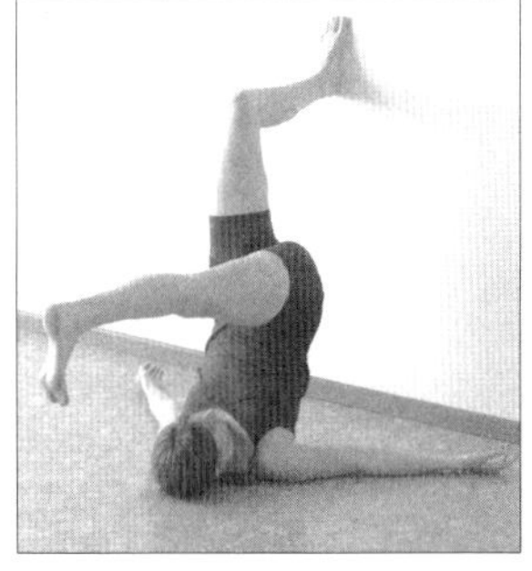

Desliza ambos pies hacia abajo por la pared, como si fueses a entrar en Cuclillas en la pared, pero no los bajes tanto. De

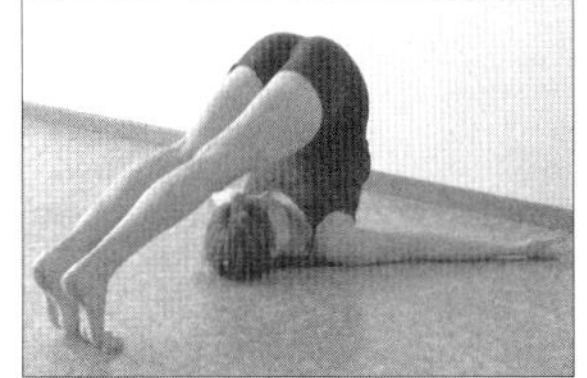

30 a 45 cm debería ser suficiente. Coloca las manos a los costados del cuerpo, con las palmas presionando sobre el suelo. Empuja ambos pies contra la pared y levanta las caderas del suelo. Entra en un arco. Mantén las manos en el suelo. No te preocupes si las caderas no están sobre los hombros. Empujando contra la pared con las piernas en lugar de usar los músculos de la espalda o los brazos te debería resultar más fácil permanecer invertida un buen rato. Quédate aquí un minuto antes de probar la segunda variante.

La segunda variante consiste en dejar que el pie derecho se separe de la pared y que esa pierna cuelgue por encima de la cabeza en dirección al suelo. Mantén el pie izquierdo en la pared. Quédate aquí solo si sientes bien el cuello. Cambia las piernas tras un minuto aproximadamente.

La variante final, que no es apta para todos los públicos, es dejar que ambas piernas caigan por encima de la cabeza y entrar en la postura del Caracol durante el último minuto aproximadamente. Sal del Caracol volviendo con una pierna primero y otra después para retomar el Arco, y luego baja lentamente hasta el suelo. Quizá te apetezca sacudir las piernas o hacer una elevación de columna moderada para relajarla.

La Esfinge en la pared: terminamos con la Esfinge, pero con las espinillas elevadas contra la pared. Para entrar, gírate y túmbate sobre el abdomen. Dobla las rodillas y arrímate para que las rodillas estén ahora en la esquina que forma la pared con el suelo. Las espinillas estarán en contacto con la pared. Agárrate cada codo con la mano

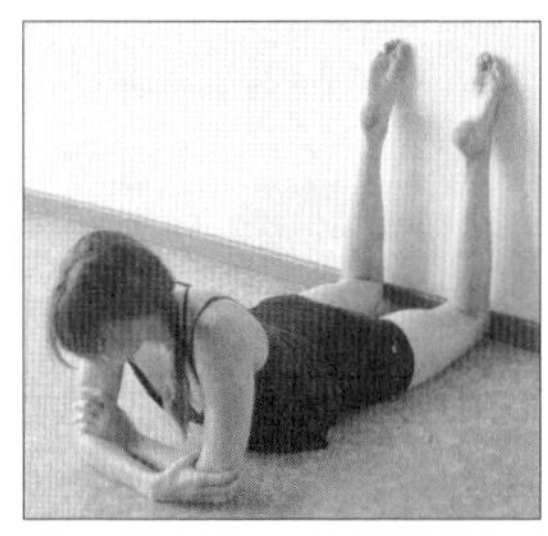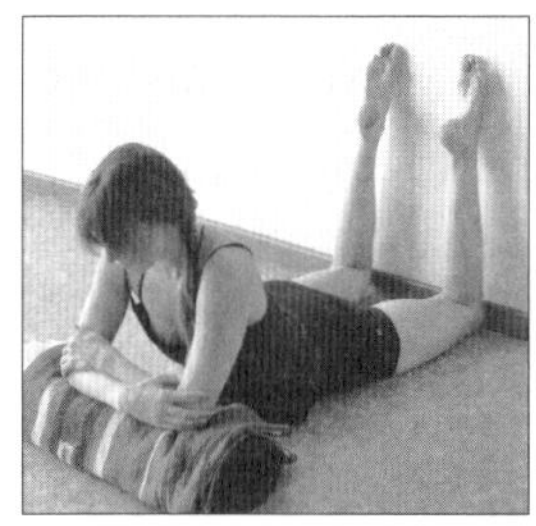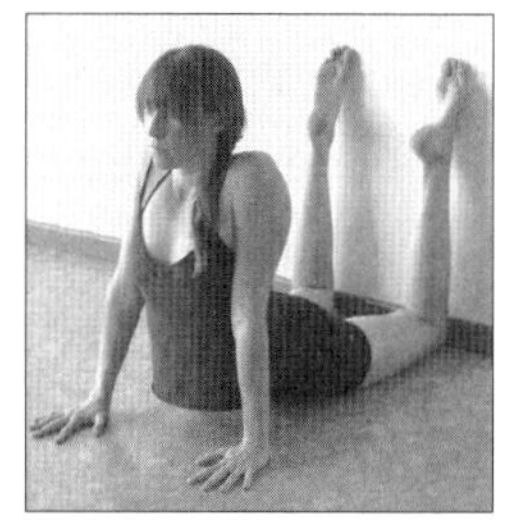

contraria. Deja que, durante unos minutos, la espalda se *marine* en esta postura. Si quieres un poco más de compresión o sensación en la columna lumbar, descansa los codos sobre un cojín. Mantén de tres a cinco minutos. La versión más intensa de esta postura se da al extender los brazos y entrar en la Foca en la pared.

***Shavasana* y meditación final**: ¡hora de relajarse! Como toda esta secuencia ya ha sido bastante relajante, quizá prefieras saltarte un *Shavasana* en torsión y pasar a sentarte en quietud durante varios minutos.

Notas

1. Según la filosofía taoísta, *Jing* es la energía degenerativa. En el Capítulo VII se describe en detalle.

2. Dependiendo de cómo se cuenten, en la cara hay más de cuarenta músculos. Podemos hacer yoga para estos músculos al igual que para cualquier otro músculo. ¿Quién ha dicho que los isquiotibiales son más importantes que el cigomático menor?

3. No poder entrelazar los dedos de los pies es una mala señal. Seguramente estás calzando zapatos rígidos. Hay un antiguo dicho taoísta que reza: «Un hombre con los dedos de los pies abiertos es un hombre con la mente abierta». ¡Esto también se refiere a las mujeres! Si no puedes entrelazar los dedos de los pies, utiliza los dedos de las manos o bolas de algodón como separadores. Cuando salgas de la postura, la sensación será muy agradable.

4. Popeye, para quienes no lo conozcan, es un famoso maestro zen americano, aunque desgraciadamente, uno ficticio. Popeye solía decir: «Soy lo que soy». Me encanta.

5. Una nota de Lorien en el foro YinYoga.com sobre esta postura: «Los alumnos con caderas muy abiertas quizá necesiten un poco de ayuda para tener sensaciones en la postura de Enhebrar la Aguja. Digamos que el pie derecho descansa sobre el muslo izquierdo; al doblar la rodilla izquierda e ir deslizando el pie hacia abajo por la pared, la rodilla derecha cae hacia el pecho y no siento nada en las caderas, a no ser que abra la rodilla derecha hacia la pared. He descubierto que si apuntalo el codo derecho sobre el suelo y abro el muslo derecho sujetándolo con la mano, puedo mantener esta postura sin mucho esfuerzo muscular. Algunos alumnos colocan un bloque sobre la caja torácica para apoyar el muslo, pero a mí no me gusta la forma en que afecta a mi respiración. ¿He mencionado cuánto me gusta usar la pared?».

Capítulo V

CASOS ESPECIALES

El Yin yoga es suave, nos hace ganar flexibilidad y nos revitaliza (algunas de las mismas cualidades que hacen que la gente se sienta atraída hacia el yoga restaurativo). Si bien el yoga restaurativo incorpora muchos elementos yin, la forma de Yin yoga que se describe en este libro no es yoga restaurativo: sus intenciones son bastante diferentes. El yoga restaurativo intenta, principalmente, sanar problemas concretos y restaurar la salud. Por su parte, el Yin yoga asume que tienes buena salud y que quieres ir más allá para alcanzar el bienestar y la salud óptima. Sin embargo, podemos utilizar el sistema de Yin yoga descrito en el libro como una ayuda cuando no estamos en forma óptima o cuando se dan casos especiales que se deben tener en cuenta.

Entre la población yóguica hay un sinfín de casos especiales. En el foro YinYoga.com, los alumnos suelen plantear preguntas relativas a cómo les podría ayudar el Yin yoga con su lesión o circunstancia concreta y, a través de las opiniones de la comunidad, se van haciendo valiosas sugerencias. En este capítulo repasaremos tres de los problemas más comunes: los de rodillas y caderas, los de la parte baja de la espalda y el embarazo y la fertilidad. Lo que presentamos, lejos de ser la última palabra sobre el tema, te servirá de orientación. Siéntete libre de hacer preguntas relativas a tu propio caso en el foro o de ofrecer tus conocimientos a aquellas personas que se enfrentan a sus propios desafíos. Recuerda: ¡consulta con un profesional de la salud antes de intentar cualquiera de estas sugerencias!

El Yin yoga incide principalmente sobre el área que va desde las rodillas hasta el ombligo. Es frecuente que los problemas de rodillas vengan causados por problemas de caderas; practicar para abrir de forma segura las caderas reduce el dolor en las rodillas. Vamos a comenzar desde abajo y avanzar hacia arriba, empezando por las rodillas.

Problemas de caderas y rodillas

Los problemas más comunes en las rodillas son los desgarros de ligamentos y cartílagos, así como la artritis. Aunque nos es imposible cubrir todas las patologías relacionadas con las rodillas, sí

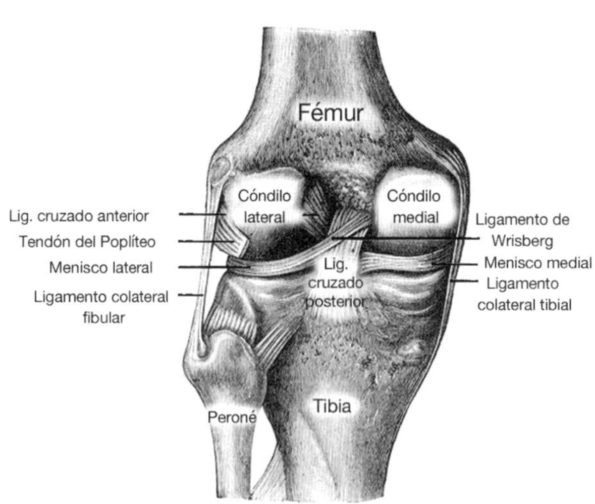

trataremos un problema concreto que suele surgir en las clases de yoga: la rotura de menisco.

La rodilla es una articulación compleja y envuelta por muchos ligamentos que le proporcionan apoyo estructural. Entre los dos huesos que forman la articulación de la rodilla (el fémur y la tibia) hay dos cojines cartilaginosos con forma de «C» llamados meniscos. Los meniscos permiten que los dos huesos se unan y proporcionan apoyo amortiguado para que el final de los huesos no esté en contacto abrasivo.

Al rotar externamente la pierna con la rodilla doblada, se puede generar presión en la parte interna de la rodilla. Si las caderas están rígidas o no rotan con facilidad (algo que les ocurre a la mayoría de los occidentales), el estrés de la rotación externa tiende a ir a la articulación más cercana, que en este caso es la rodilla. Afortunadamente, nuestros cuerpos están diseñados para advertirnos a través del dolor cuándo el estrés en la articulación de la rodilla se vuelve peligroso. Pero desafortunadamente, no siempre escuchamos esta advertencia y forzamos a pesar del dolor hasta terminar rompiéndonos el menisco.

Si el dolor es agudo y continuo, la única alternativa podría ser una operación. Si el dolor es leve y soportable, es posible vivir con el desgarro, pero ¿cómo puedes asegurarte de que no empeoras la situación? ¡Haciendo Yin yoga! Trabajando para abrir las caderas lentamente con el tiempo podemos reducir el estrés sobre los meniscos y minimizar la incomodidad.

Podemos usar el Yin yoga para abrir las caderas y aminorar el estrés en las rodillas de dos maneras: incluyendo muchas posturas de apertura de caderas en nuestra práctica de asanas y viviendo en el suelo. Entre las posturas que son estupendas para abrir las caderas están el Lazo, el Cuadrado, el Cisne y los Dragones. Recuerda, buscamos tolerancia cero para cualquier dolor en las rodillas durante estas posturas. Vivir en el suelo es la otra manera de abrir las rodillas. Una de las causas principales de rigidez en las caderas es el hecho de que pasamos tantísimo tiempo sentados en sillas. Siéntate en el suelo tan a menudo como te sea posible. No te preocupes de cómo hacerlo y cambia de postura con tanta frecuencia como desees. Lo importante es que te bajes al suelo. Siéntate con las piernas cruzadas de vez en cuando, estira una pierna un rato, estira las dos piernas, entra en el Lazo, muévete hacia atrás hasta el Cisne: cómo te sientes no importa.

Las aperturas de caderas evitan que se estresen más las rodillas y, sin embargo, estresar las rodillas es a veces justo lo que necesitamos. Si se hace de forma inteligente, el estrés puede estimular la sanación. Consulta con tu médico y escucha a tu cuerpo. La Libélula es un ejemplo: con las piernas abiertas al máximo posible, se da una agradable tirantez en el ligamento colateral medial que recorre el interior de la rodilla. El menisco medial es parte de este ligamento, por lo que si sientes un estrés agradable en esta zona, estarás ayudando a estimular los fibroblastos y condrocitos del área. Los condrocitos son las células que forman el cartílago nuevo; los fibroblastos forman ligamentos nuevos. Recuerda: si sientes dolor al separar así las piernas, acércalas una a otra.

Una postura muy recomendable para los problemas de rodilla es el Sillín, pero sin llegar a reclinarnos. En el mundo del Yang yoga, esta postura se conoce como el Diamante o *Vajrasana*; también se conoce como una variante de la postura del Héroe o *Virasana*. Simplemente se trata de sentarse sobre los talones.[1] Si te resultase imposible, colócate un par de bloques entre los pies y siéntate sobre ellos. Si los tobillos se quejan, prueba a ponerles debajo una toalla doblada. Esta postura estresará las rodillas y puede ser muy terapéutica para las rótulas, los tobillos y el arco del pie. Siempre que sea apropiado, se le puede dar más intensidad poniendo una toalla enrollada y bien encajada debajo de las rodillas. Con el tiempo, esto contribuirá a crear más espacio en la articulación de la rodilla. Muchas personas con problemas de menisco encuentran esta variante muy beneficiosa.

Una de las mayores preocupaciones en relación con las rodillas es la osteoartritis, que es dolorosa y muy dañina para la articulación. Sus causas son numerosas, entre ellas el rozamiento yang de los huesos y el cartílago cuando hay poco o ningún lubricante entre ellos, lo cual provoca el desgaste del cartílago. Estresar los huesos es una manera de ayudar a que se regeneren, tal y como se explicará con más detalle en el capítulo siguiente. Aquí hemos de tener cuidado: demasiado estrés agrava la situación y la falta de estrés también la agrava. Como siempre, consulta con un profesional de la salud y coméntale lo que planeas hacer.

Reemplazo de cadera

Los problemas más comunes con las caderas son los desgarros de ligamentos y del labrum, así como la osteoporosis.[2] En el siguiente capítulo veremos cómo puede ayudar el Yin yoga en caso de osteoporosis. De momento, vamos a ver cómo contribuir al fortalecimiento y alargamiento de los ligamentos de las caderas.

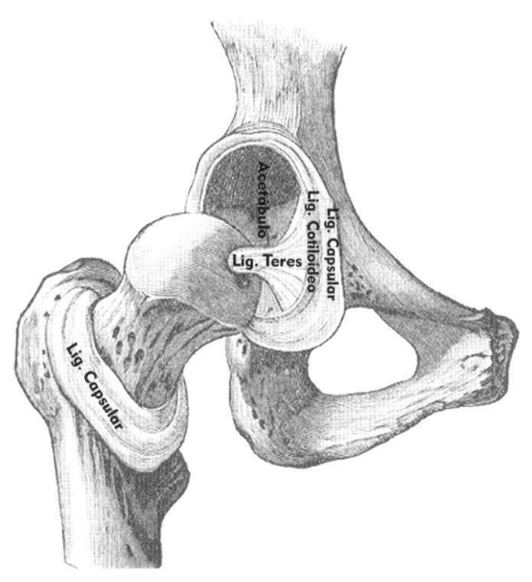

Son muchos los alumnos que se suelen quejar de rigidez en las caderas, algo que no debería sorprendernos, pues en Occidente tenemos las caderas rígidas. La articulación está como retractilada y tan solo permite un rango de movimiento muy reducido, sobre todo en rotación. La cápsula articular, que está formada por tejido conectivo y por los ligamentos que mantienen unida la articulación, se ha vuelto más pequeña, más corta y más rígida. La causa suele ser no hacer uso del rango de movimiento completo debido a que estamos sentados en sillas todo el día con las piernas juntas. Como decíamos antes, vivir en el suelo ayudará enormemente a abrir las caderas. Ni perdimos nuestro rango normal de movimiento en las caderas de la noche a la mañana ni tampoco lo vamos a recuperar así de deprisa. Pero aplicando los principios del Yin yoga a las caderas, podemos recuperar lo que hemos perdido.

Cuando recobremos el rango de movimiento en las caderas, les quitaremos una pesada carga a las rodillas y los tobillos. Las posturas de apertura de caderas que se mencionan en la sección anterior funcionan bien: el Lazo, el Cuadrado, el Cisne, los Dragones, la Libélula y el Sillín. Pero ¿qué ocurre si el nuestro es un caso especial, como por ejemplo si nos hemos sometido a un reemplazo de cadera? ¿Se recomienda hacer Yin yoga en este caso?

Como cada cuerpo es diferente, cada operación de cadera también lo será. El cirujano es la persona más adecuada para decirte qué puedes y qué no puedes hacer con tu nueva cadera. En general, la rotación externa y la abducción no deberían representar un problema, pero habría que tener cuidado al aducir o rotar internamente la cadera. En este caso, no deberías intentar recuperar tu rango de movimiento sino trabajar para que los ligamentos se vuelvan más espesos y puedas recuperarte de la operación. Muchos pacientes se encuentran automáticamente con un mayor rango de movimiento tras la intervención quirúrgica.

En cuanto el equipo sanitario te dé luz verde, ya puedes empezar a estresar esta zona. Comienza con una postura del Ciervo sencilla, pues es una rotación interna y externa suave de las caderas. Observa cómo te sientes antes de pasar a las rotaciones externas más profundas como el Dragón Alado. El Cuadrado y un Sillín suave podrían ser buenas opciones para continuar. El Lazo quizá no sea una buena idea, pues implica llevar la rodilla por encima de la línea media del cuerpo, algo que está contraindicado para los pacientes con reemplazo de cadera.

En algún momento, independientemente de si te has sometido o no a un reemplazo de cadera, lo que limitará el movimiento de esta articulación no será la tensión de los ligamentos o los músculos, sino el pinzamiento del fémur en el acetábulo de la cadera o de los glúteos entre el fémur y la parte trasera del ilion. Esto se conoce como compresión y, en última instancia, dicta hasta qué profundidad podemos ir en cualquier postura. Una vez hayas alcanzado el punto de compresión en tus caderas, no avanzarás más en esa dirección en esa postura. Para saber si has alcanzado tu límite máximo, presta atención a las sensaciones que experimentas. Si tu limitación sigue proviniendo de músculos o ligamentos rígidos, continúa trabajando aquí. Pero si lo que sientes es compresión, ya no vas a abrir más.

Cuando hayas alcanzado el punto de compresión, no tiene sentido intentar abrir más en esa dirección. La forma y la orientación de tus huesos son los determinantes finales del grado de apertura del que gozarás. Si sigues con las rodillas elevadas a la altura de las orejas cuando te sientas con las piernas cruzadas en el suelo, quizá no vayas a pasar de ahí. Tal vez nunca vayas a gozar de mayor apertura debido a tu estructura ósea. Pero no lo utilices como excusa para no intentar obtener una mayor apertura: solo habrás alcanzado tu límite máximo una vez que hayas trabajado con toda la resistencia tensil de tus músculos y ligamentos. Muchos alumnos se lesionan gravemente intentando sobrepasar sus puntos de compresión para ir más profundo de lo que realmente pueden en una postura. Las lesiones en las rodillas se dan cuando las caderas no se abren más y los alumnos hacen palanca con la parte inferior de las piernas para poner el pie en la postura del Loto. Si las caderas no se abren, la rodilla se torsiona y la presión va a la articulación. Lo siguiente es consultar al médico sobre una operación de menisco.

Presta atención. Se debe evitar todo tipo de dolor. Sé consciente de los pequeños pellizcos que puedan producirse en tu cuerpo. Los pequeños pellizcos conducen a grandes pellizcos, y estos a operaciones caras.

Problemas en la parte baja de la espalda

En el siguiente capítulo nos centraremos detalladamente en la columna y descubriremos algunos de los beneficios que el Yin yoga aporta a la hora de recuperar la curvatura normal de la parte baja de la espalda. De momento, trataremos una afección de la espalda que los alumnos suelen comunicar a sus profesores más que el resto: un disco protuberante o herniado.

Cuando tenemos un disco protuberante (a veces llamado disco desplazado o, en su peor estado, disco herniado), lo que ha ocurrido es que hemos comprimido su parte delantera con mucha frecuencia y lo hemos sometido a demasiado estrés. El disco es como un rosco de gelatina. Está formado por cartílago con un centro como de gelatina y está diseñado para resistir estrés compresivo que desgastaría los huesos de las vértebras si no existiese el disco. Cuando flexionamos la columna al plegarnos hacia delante, podemos comprimir la parte delantera del disco, lo cual fuerza la gelatina del centro del disco y la desplaza hacia la parte trasera. Con el tiempo, la gelatina puede comenzar a fracturar el disco y a salirse y formar una pequeña burbuja.

Justo detrás de los discos está la médula espinal. Cuando la gelatina del disco sobresale, presiona contra la médula espinal y crea diversos tipos de dolor. Con frecuencia, la primera señal de que existe un problema con un disco protuberante se presenta durante un movimiento bastante inocente: algo tan sencillo como agacharse a recoger los calcetines. Se trata del famoso efecto «gota que colmó el vaso». El último movimiento (la última gota) no es el causante del problema, sino los años previos de estrés repetitivo del disco que prepararon el camino para la lesión.[3]

Si te han diagnosticado un disco protuberante o herniado, te habrán dicho que evites la flexión de la columna. Es decir, que no te pliegues más hacia delante. Sin embargo, cada persona es diferente. Quizá sea posible hacer flexiones de las caderas, como las que encontramos en la Mariposa, la Oruga, etc., sin redondear la columna. La flexión de las caderas puede seguir trabajando la parte posterior de las piernas, al tiempo que se mantiene la columna erguida para evitar exacerbar los problemas discales. Las torsiones también pueden estar contraindicadas en estos casos, dependiendo del grado de seriedad del problema discal. Si no lo tienes claro, no lo hagas. Deja que el cuerpo se cure antes de intentar recuperar tu rango de movimiento.

La postura de la Esfinge es muy beneficiosa para alumnos con discos protuberantes y forma parte de una secuencia de posturas restaurativas diseñada en los años sesenta del siglo XX por Robin McKenzie. Estas posturas son, básicamente, extensiones de la columna que contribuyen a que la gelatina regrese al interior del rosco. Stuart McGill, catedrático especializado en trastornos de la parte baja de la espalda, está de acuerdo con el uso de extensiones en el tratamiento de discos protuberantes, pero también exige a sus pacientes que hagan ejercicios yang para fortalecer y estabilizar los músculos centrales. Posturas como el Cocodrilo o el Gato en equilibrio, con un brazo estirado hacia delante y la pierna opuesta estirada hacia atrás, trabajan los músculos centrales posteriores y anteriores, a la vez que (y esto es lo importante) mantienen la columna lumbar en posición neutra.[4] Los músculos centrales laterales son tan importantes como los músculos delanteros y traseros. La Plancha lateral o el Cocodrilo lateral con las rodillas dobladas pueden fortalecer los lados de la zona lumbar al tiempo que la mantienen en neutralidad.[5]

Si tienes problemas en la parte baja de la espalda, consulta con tu médico para saber qué es seguro hacer y qué no. Informa a tu profesor de yoga antes de que comience la clase para que podáis trabajar juntos y decidir qué posturas evitar. Las causas de los problemas en la parte baja de la espalda son tan numerosas que nos es imposible explorar soluciones para cada situación.[6] Si el problema viene causado por un disco protuberante o herniado, evita la flexión de la columna y las torsiones profundas. Mantener la columna erguida te permitirá hacer muchas posturas de Yin yoga. Las extensiones de la columna podrían ser la mejor cura.

Fertilidad[7]

La esterilidad se define como la incapacidad de concebir tras un año de intentos. El causante puede ser la mujer o el hombre.

Mediante la práctica de yoga nos podemos enfocar en problemas estructurales, hormonales o de otro tipo que pueden incidir sobre la capacidad de concebir de una mujer. Los problemas estructurales de las mujeres pueden incluir fibromas (que interfieren en los procesos en el interior del útero), endometriosis, quistes ováricos, síndrome de ovario poliquístico (un trastorno endocrino que afecta aproximadamente al 5 % de las mujeres), vulvodinia (dolor vulvar crónico sin causa conocida) y vaginismo (rigidez vaginal).[8] Otro problema estructural que puede interferir en la concepción es la compresión de los nervios que riegan los órganos reproductivos. Estos nervios serpentean desde la columna lumbar y atraviesan los ganglios mesentéricos inferiores. Los discos desplazados, los trastornos de la columna y los discos herniados pueden afectar a estos nervios. Junto a los nervios están las arterias que nutren a la pelvis y los órganos, que también podrían estar comprimidas.

Los hombres tienen problemas estructurales similares en lo que se refiere a nervios y arterias. Entre ellos podrían estar la inflamación de los testículos y el recuento bajo o la movilidad reducida de espermatozoides.

En lo relativo a las hormonas, las mujeres que se encuentran sometidas a mucho estrés pueden ver su fertilidad menguada. Esta correlación se conoce desde hace mucho tiempo. Lo lamentable del ciclo de estrés es que este interfiere en la concepción, y no poder concebir crea más estrés. El yoga ayuda sin duda a gestionar y reducir el estrés.

Podemos reducir la presión estructural sobre los nervios y arterias alargando el psoas. Posturas como el Cisne, el Dragón y el Sillín son útiles aquí. También podemos prestar atención al cuerpo energético y los meridianos para ayudar a llevar energía a los lugares adecuados. Aquí nos enfocamos en el chacra del corazón y el chacra *Svadhisthana*, que controla los órganos sexuales. Las torsiones son estupendas (para el corazón) y trabajar con el Riñón ayudará al segundo chacra o *Svadhisthana*. Masajear los puntos 2 y 3 del Riñón también puede ayudar con la concepción.[9] El Hígado libera de toxinas a las hormonas y estimula el hipotálamo. Seguidamente, se trabaja el punto de acupresión 5 del Riñón, que puede ayudar con la menstruación irregular.[10]

En cuanto a las asanas físicas, en estilo yang, B. K. S. Iyengar ha recomendado secuencias para la esterilidad que incluyen el Triángulo, extensiones de la columna y flexiones hacia delante, así como la Mariposa y *Janu Sirsasana*.[11] Desde la perspectiva yin, la siguiente secuencia de noventa minutos puede ser de ayuda. Mantén cada postura de tres a cinco minutos. Si no tienes suficiente tiempo, sáltate el Bebé Feliz y el Cisne en lugar de acortar el tiempo en las posturas. Mientras estás en ellas, siéntete libre de aplicar algo de acupresión en los puntos claves mencionados anteriormente.

- Meditación inicial: concéntrate en relajarte y soltar el estrés.
- La Mariposa: masajea los puntos del Riñón.
- La Media Mariposa: masajea los puntos del Hígado.
- *Anahatasana*.
- La Esfinge, la Foca o ambos.
- El Sillín con los brazos estirados por encima de la cabeza.
- El Lazo con torsión.
- El Cisne soltando el psoas (Paloma Real).
- El Bebé Feliz.
- Torsiones Espinales.
- *Shavasana*.

Recuerda que el estrés es un factor de peso a la hora de no poder concebir, así que asegúrate de añadir la respiración oceánica mientras permaneces en estas posturas. Relájate y cambia el tiempo que pasas en las posturas para que se ajuste a tu nivel de práctica. La intención aquí es estimular las líneas de energía, no llevar el pie por detrás de la cabeza. Trabaja con atención y con intención.

Embarazo

Cada cuerpo es diferente y lo que funciona maravillosamente para el embarazo de una mujer puede ser ineficaz para el de otra. Escucha atentamente a tu cuerpo y descubre qué funciona para ti.

Las sugerencias en esta sección vienen de las experiencias que muchas mujeres han compartido en el foro YinYoga.com. No es una investigación exhaustiva del yoga prenatal. Te recomiendo buscar a una profesora cualificada de yoga prenatal que te enseñe los básicos que debes practicar y evitar en yoga a medida que avanzas en los trimestres. Como siempre, consulta con un profesional de la salud y coméntale lo que planeas hacer.

Las intenciones son importantes. Mientras estés embarazada, la intención de tu práctica no debería ser progresar más que nunca con las posturas. Ahora el foco no está en el rango de movimiento, sino en la salud de tu bebé y en tu propio confort. Debido a una hormona llamada relaxina, tus tejidos conectivos se irán volviendo cada vez más suaves. En este estado es fácil sobrecargar los ligamentos y cartílagos del cuerpo y estirarlos hasta el punto de dañarlos. Mantente dentro del rango de movimiento que tenías antes de quedarte embarazada. No intentes ir más allá.

Primer trimestre

El embrión se está asentando y a las mujeres se les suele recomendar no hacer inversiones para que pueda implantarse firmemente en las paredes del útero. Sobre esto no tenemos que preocuparnos mucho en Yin yoga porque, aparte del Caracol y el Arco en la pared, no hay inversiones. En el primer trimestre, la barriga no es tan grande como para obstaculizar las flexiones y las torsiones, pero ya deberías empezar a reducir la compresión en esta zona.

Es justo en el primer trimestre, y de nuevo justo antes del parto, cuando se libera relaxina en altas concentraciones. Un área que empieza a ponerse mucho más suave es la sínfisis púbica, el cartílago entre las ramas púbicas. Esta zona tendrá que abrirse para permitir que el bebé pase a través del canal del parto, pero en la práctica de yoga sería fácil so recargarla sin darnos cuenta. Ve con cuidado en cualquier postura que incluya abducción de las piernas (la Mariposa o la Libélula) para no ir más allá de lo que podías ir antes de quedarte embarazada.

Segundo y tercer trimestres

A medida que crece el bebé empieza a haber bastante peso sobre la parte baja de la espalda. Muchas mujeres sienten el deseo de liberar la columna y disfrutan haciendo extensiones. Sin embargo, tumbarse sobre el abdomen ya no es una opción y la Esfinge, por muy agradable que sea, no se puede hacer... Al menos, no de la forma habitual. Ahora llega el momento de utilizar *bolsters* y accesorios. Prueba a hacer una Foca sencilla o una Esfinge con un *bolster* atravesado en la parte superior de los muslos para crear espacio y que la barriga pueda caer hacia el suelo sin presionar contra él. Algunas mujeres dicen que se sienten mejor al poner un bloque o un apoyo debajo del hueso púbico. Experimenta. Siéntete libre de apoyar las manos o los codos sobre un *boslter* o incluso sobre bloques. El Cisne completo puede ser una forma agradable de incidir sobre la columna y comenzar a trabajar con las caderas también. El Cisne Dormido se podría hacer si descansas la parte superior del cuerpo sobre un *bolster*.

Cuclillas, la Mariposa y la Libélula te proporcionarán mucho espacio en la barriga según va creciendo de tamaño y te ayudarán a mantener las caderas abiertas. Recuerda: no te excedas. Permanece ahí donde sientas una intensidad moderada. Las torsiones están bien y pueden soltar la columna, pero debido al tamaño cada vez mayor de la barriga, mejor no te torsiones profundamente. Mantén la torsión en la parte alta del pecho más que en la zona del abdomen. El Sillín quizá no sea una buena idea en estos momentos, pero podría hacerse con ayuda de un *bolster*. Se suele recomendar a las mujeres que no se tumben sobre la espalda ya que el peso del bebé comprime la vena cava, la cual lleva sangre de vuelta al corazón. *Shavasana* se hace recostándose sobre el lado izquierdo y, quizá, con un *bolster* entre las piernas.

Uno de los beneficios del Yin yoga durante el embarazo es el efecto que las posturas tienen en el cuerpo energético. Lo que buscamos es estimular las líneas de los meridianos y enviar *Chi* a la totalidad del cuerpo y también al bebé. La secuencia que aparece a continuación es una forma de lograrlo.

- Meditación inicial: concéntrate en relajarte y soltar el estrés.
- La Mariposa: incide sobre las líneas del Hígado, el Riñón y la Vejiga.
- La Libélula (flexiónate sobre la pierna izquierda, la derecha y luego hacia el centro): incide sobre las líneas del Hígado, el Riñón y la Vejiga.
- El Cuadrado: incide sobre las líneas de la Vesícula Biliar y el Hígado.
- El Cisne con el pecho hacia arriba: incide sobre los seis meridianos de la parte inferior del cuerpo.
- La Foca: incide sobre las líneas de la Vejiga, el Riñón y el Estómago.
- La Postura del Niño con las rodillas abiertas: incide sobre las líneas de la Vesícula Biliar, el Hígado y el Riñón.
- La Rana fácil o el Renacuajo: incide sobre las líneas del Hígado, la Vesícula Biliar, la Vejiga y el Riñón.
- *Shavasana*.

He aquí el testimonio de una mujer que siguió esta secuencia:[12]

Estoy embarazada de cinco meses y anoche hice la serie de ocho posturas yin para el embarazo que Bernie sugiere. Luego me fui a dormir. Dormí como hacía tiempo que no lo hacía, y el dolor que venía sintiendo en la parte alta de la espalda ha desaparecido. Ojalá hubiese tenido una práctica de yoga habitual durante mi primer embarazo. ¡Estoy segura de que hubiese sido una experiencia más cómoda y placentera!

A medida que avanza tu embarazo, no mantengas las posturas durante tanto tiempo como las mantenías antes de quedarte embarazada. A continuación incluimos algunas sugerencias de una profesora de Yin yoga prenatal que estaba embarazada de ocho meses de gemelos cuando contó lo siguiente.[13] Ella recomienda mantener las posturas tan solo de uno a tres minutos:

Me sigue encantando practicar Yin yoga, pero debido al aflojamiento de los tejidos conectivos en la zona de las ingles, ahora es más beneficioso mantener las posturas solo de uno a tres minutos. Algunas de las posturas, como la Media Mariposa, sí las mantengo algunas veces hasta cinco minutos, pero para estar segura, coloco una manta debajo de la pierna doblada para evitar el sobreestiramiento. En el Cisne, de uno a dos minutos son más que suficiente. Hago esta postura en casi cada clase de prenatal, ya que la liberación en la articulación sacroilíaca es un placer para la mayoría de las mujeres. Debido a que los tejidos de la pelvis están más relajados, algunas la encuentran muy incómoda.

A mí personalmente, a los tres meses, las posturas de extensión de la columna como el Cisne y la Foca me empezaron a resultar difíciles. El Sillín con un *bolster* me siguió resultando agradable más tiempo, aunque manteniéndolo de uno a tres minutos máximo. Sin embargo, a partir de los seis meses en adelante, tumbarme sobre la espalda más de cinco minutos se volvió muy incómodo. Una forma agradable de soltar la parte alta de la espalda y reducir la acidez es ponerse de pie frente a una pared a una distancia de entre 60 y 90 cm y caminar con las manos hacia arriba por la pared. Inclínate hacia la pared para estirar la parte alta de la espalda y los hombros. Encontré que la práctica de Vinyasa (un estilo de secuencias yang) no me convenía durante este embarazo, pues agravaba muchos de los síntomas, incluida la acidez. Otra cosa que merece la pena mencionar es que durante el embarazo las piernas se me ponen rígidas con mucha facilidad: para evitar los calambres, intento mantener los fluidos en movimiento y giro los tobillos después de salir de las posturas yin, y también los sacudo. Los estiramientos yin para las piernas me han ayudado mucho a prevenir la rigidez. Me he estado concentrando más en la parte baja del cuerpo que en la columna. Encuentro que los movimientos yang, tales como las variantes de Gato/Vaca, funcionan muy bien para mantener la columna móvil. En cuanto a flexionarse hacia delante y comprimir la barriga, como Bernie dice, llega un momento en que es demasiado grande y no permite la flexión. Nunca me he hecho «daño» comprimiendo la barriga: debido a su tamaño, simplemente no me puedo flexionar hacia delante tanto como antes, pues llego a mi límite con más rapidez y la única opción es separar más las piernas.

Para el estreñimiento funcionan muy bien las secuencias de Gato/Vaca, las inclinaciones laterales y las torsiones suaves. Un movimiento bueno durante el embarazo es ponerse de pie y dejar que los brazos se columpien a los costados del cuerpo mientras giras a izquierda y derecha. Las torsiones son beneficiosas para la totalidad de la columna y la articulación sacroilíaca, sobre todo si sufres de estreñimiento, pero has de hacerlas con mucha lentitud y suavidad. Utiliza un *bolster* debajo de las rodillas en las torsiones espinales y gira la cabeza hacia el mismo lado que las piernas en lugar de mirar en sentido contrario.

Yin yoga posnatal

Ahora que ya tienes un precioso saquito de amor en tus brazos, llega la hora de recuperar tu cuerpo. Roberta Hughes, una excelente profesora de Yin yoga prenatal y posnatal, ofrece las siguientes indicaciones:

Las seis semanas siguientes al parto son un tiempo de sanación para la madre. Tras el parto, la mayoría de las mujeres siente que sus cuerpos están muy rígidos y agarrotados. Yo apenas podía flexionarme tras el parto. Las posturas de Yin yoga se pueden utilizar para estirar suavemente el cuerpo, así como para masajear la barriga y estimular los músculos abdominales de forma suave. Esta es mi recomendación para las mujeres que hayan tenido un parto vaginal saludable:

Semana 1: muchos ejercicios de Kegel y masaje para la barriga. Cuando te des una ducha, haz ejercicios de Kegel de forma continua mientras te lavas y enjuagas el pelo. Dedica un par de minutos a masajear la barriga en la dirección de las agujas del reloj, aplicando una presión de moderada a profunda.

Semana 2: añade flexiones hacia delante para estirar los isquiotibiales y comprimir la barriga. Las flexiones hacia delante sentadas, como la Oruga y las piernas hacia arriba apoyadas en la pared, son perfectas. Evita de momento las aperturas de caderas y los estiramientos en la parte interna de los muslos.

Semana 3: continúa haciendo flexiones hacia delante. Añade torsiones espinales para ayudarte a masajear la barriga, encoger el útero y estimular los músculos abdominales.

Semana 4: sigue haciendo todo lo anterior. Añade flexiones hacia delante para la parte interna de los muslos, como la Media Mariposa y, más tarde, la Libélula.

Semana 5: continúa haciendo todo lo anterior. Añade torsiones (sentadas) más profundas para trabajar los abdominales suavemente.

Semana 6: tras un chequeo y cuando tu médico te dé luz verde, comienza a fortalecer el centro (yang) mientras continúas con las posturas anteriores (yin).

Hacer diariamente tan solo una o dos de las posturas de Yin que se ofrecen anteriormente puede ser muy revitalizador para la nueva mamá. Practicar de forma consistente traerá cambios reales. Recuerda ser flexible con las expectativas e intentar sentirte satisfecha si solo tienes cinco minutos aquí y allá durante el día para hacer yoga, en lugar de treinta a sesenta minutos para una práctica completa.

Notas

1. Sentarse sobre los talones se llama *Vajrasana*; sentarse entre los talones se llama *Virasana*. No hace falta que hagas la segunda versión; basta con que te sientes sobre los talones.

2. El labrum es un tipo de cartílago especial que forma un borde alrededor del acetábulo de la cadera para agrandarlo y ayudar a que el fémur se mantenga en su lugar.

3. Stuart McGill, autor de *Low Back Disorders* y catedrático en la Universidad de Waterloo, suele acudir como perito cuando las juntas de indemnización de trabajadores se niegan a indemnizar por una lesión que tiene lugar en el hogar. La realidad es que las condiciones para la lesión vienen originadas por la naturaleza del trabajo, y no por un pequeño movimiento realizado en casa. En las clases de yoga se da el mismo error de atribución: una alumna puede lesionarse en clase y culpar al profesor, cuando han sido años de estrés inadecuado sobre las articulaciones lo que ha creado las condiciones para que se dé el problema.

4. Los ejercicios para fortalecer el centro suelen acabar flexionando la parte baja de la espalda. Posturas como las sentadillas o los abdominales son la peor forma de trabajar la parte baja de la columna.

5. Ver *Low Back Disorders* para obtener una descripción de estos ejercicios y de muchos otros.

6. Si el tuyo es un caso especial, siéntete libre de plantear el tema en el foro YinYoga.com.

7. Estoy profundamente agradecido a Nataly Pluta por esta información. En sus talleres sobre fertilidad y yoga, Nataly cita el trabajo de Alice Domar (ver domarcenter.com).

8. Desgraciadamente, no son muchos los médicos que reconocen estos problemas y no se ofrece gran ayuda.

9. El punto de acupuntura 2 del Hígado está entre el dedo gordo del pie y el segundo dedo, en la membrana interdigital. Un dedo sobre el punto 2 del Hígado está el punto 3 del Hígado. Para masajear estos puntos, sencillamente presiona con el pulgar o con cualquier otro dedo sobre el punto y masajea profundamente.

10. El punto 5 del Hígado está en el interior del tobillo, detrás del maléolo medial y un dedo más abajo.

11. *Janu Sirsasana*, que significa «postura de la cabeza a la rodilla», es semejante a la Media Mariposa (postura sentada de flexión hacia delante con una pierna estirada).

12. Mi agradecimiento a Sunny Mom, de California.

13. Mi agradecimiento a Hannah Marie, de la República Checa.

Capítulo VI

LOS BENEFICIOS FÍSICOS

Ya hemos visto *qué* es el Yin yoga y *cómo* practicarlo. Ahora nos toca hablar de *por qué* es beneficiosa esta forma de práctica. Estudiaremos los beneficios del Yin yoga en tres aspectos principales: el físico, el energético y el mental/emocional. Para hacer cualquier tipo de yoga, existen otras razones, como puede ser contribuir a nuestra práctica espiritual, pero la forma en que el yoga pueda contribuir a nuestra espiritualidad depende en gran medida de la práctica espiritual que sigamos. El yoga no tendrá el mismo efecto sobre la práctica espiritual de todo el mundo, aunque todos se pueden beneficiar física, energética y mental/emocionalmente.

Estresar los tejidos

Cuando estresamos los tejidos durante la práctica de asanas de yoga, suceden tres cosas a nivel físico: compresión, estiramiento y torsión. Los resultados de estos tres tipos de estrés se denominan compresión, tensión y cizalla. Los dibujos que se exponen a continuación muestran los resultados de estos tipos de estrés. En las extensiones de la columna comprimimos las facetas vertebrales entre sí (que, como veremos, es algo muy saludable para los huesos); en las flexiones hacia delante estiramos la fascia y los músculos y estresamos los ligamentos de la parte posterior de la columna; en las torsiones aplicamos una fuerza de cizalla entre las vértebras y las costillas que tanto comprime como estira los tejidos intercostales.

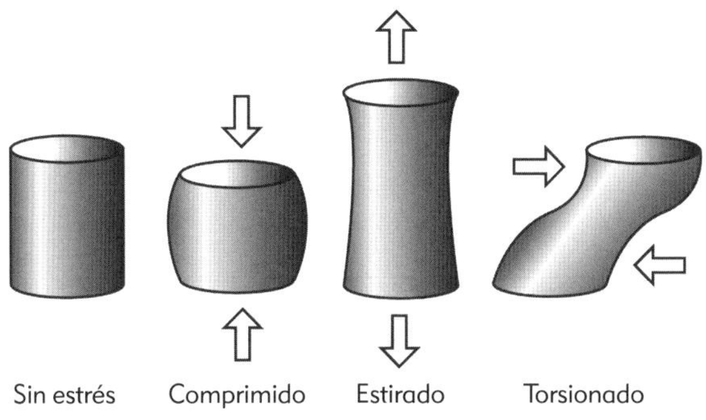

Los resultados de estos tipos de estrés tienen un efecto sobre el cuerpo a muchos niveles. Mediante la torsión, la elongación y la compresión de los tejidos, nuestros cuerpos se rejuvenecen de la misma forma que una esponja vieja se puede resucitar empapándola en agua caliente y torsionándola, apretándola y estirándola (las partículas de suciedad antigua atrapadas en los tejidos de la esponja se liberan y el agua caliente se las lleva). La práctica de asanas masajea nuestros tejidos de forma similar, liberando toxinas y productos de desecho. Incluso el tejido cicatricial antiguo se puede descomponer y eliminar.

El yoga fomenta el flujo de energía en el cuerpo de dos formas: estimulando la liberación de energía (sobre todo en las prácticas yang activas) y eliminando bloqueos profundos del flujo de energía (sobre todo en las prácticas yin más pasivas). La sangre y los fluidos linfáticos cumplen la misma misión que el agua caliente en el ejemplo de limpiar una esponja. Otra analogía sería la de una manguera que no se ha usado durante años y yace sobre la hierba en un jardín cubierto de maleza. Con el tiempo, los insectos y el barro (toxinas) bloquean la manguera (que podríamos equiparar a un meridiano o *nadi*). Al abrir el grifo, el agua (que podríamos equiparar a nuestra energía o prana) no puede fluir por la manguera. Hay que eliminar los bloqueos, y lo hacemos abriendo el grifo y doblando y torsionando la manguera (le hacemos yoga a la manguera). Una vez que el flujo de energía se ha liberado o aumentado, el cuerpo entero empieza a nutrirse.

Nuestros tejidos

Nuestros cuerpos físicos están formados por muchos tipos de tejidos que responden de forma diferente al ejercicio. Como decíamos en el Capítulo I, el Yang yoga es estupendo para trabajar los tejidos yang, que son los músculos.[1] El Yin yoga es especialmente eficaz para trabajar con los tejidos conectivos más profundos del cuerpo. Para comprender plenamente los beneficios fisiológicos que nos ofrece, hemos de comprender la naturaleza de estos tejidos.

Los tejidos son grupos de células que hay en nuestro cuerpo y que tienen un fin y una disposición similar. En general, hay cuatro clases principales de tejidos:

- Epitelio (piel, revestimiento de órganos, etc.).
- Tejido nervioso.
- Musculatura.
- Tejidos conectivos.

El yoga afecta más claramente a los dos últimos, aunque en realidad afecta a la totalidad del cuerpo y a los cuatro tipos de tejidos. Cada vez que nos movemos, activamos la musculatura para crear movimiento, y cada movimiento estira, torsiona o comprime todos los tejidos de la zona, así como de otras áreas más lejanas. Para saber cómo afecta el Yin yoga al cuerpo físico y cómo lo beneficia, estudiaremos más de cerca los tejidos conectivos. Pero antes, sería útil comprender otro aspecto de nuestro cuerpo físico: la flexibilidad.

Los límites de la flexibilidad

Como acabamos de ver, toda nuestra práctica física de yoga tiene uno de tres efectos sobre nuestros tejidos: los estira, los comprime o les aplica una fuerza de cizalla. Este sencillo hecho dicta qué nos para a la hora de ir más profundo en cualquier postura. La resistencia al estiramiento o al movimiento, o dicho de otra forma, la limitación a nuestra flexibilidad, se debe a tensión en los tejidos, que se resisten a un mayor alargamiento o a una mayor compresión en el punto en que dos partes del cuerpo entran en contacto y que impiden que haya más movimiento. Si es tensión lo que detiene el movimiento, se siente en la *dirección contraria* al movimiento. Por ejemplo: ponte de pie y dobla una pierna hacia atrás, llevando el talón hacia el glúteo. Si el talón se detiene antes de que la pantorrilla presione contra la parte posterior de la pierna, se puede deber a tensión en el cuádriceps. La tensión se da en la dirección contraria al movimiento de la parte inferior de la pierna. Si es compresión lo que detiene el movimiento, se siente en la *dirección del* movimiento. En este ejemplo, la compresión se puede dar cuando la pantorrilla se aprieta contra la parte posterior del muslo o cuando el talón empuja contra el glúteo.

Hay casos en los que resulta difícil determinar si es tensión o compresión lo que limita el movimiento. Prestar atención a lo que está ocurriendo en el cuerpo cuando nos movemos forma parte de nuestra práctica. Un mantra que puede ser útil repetir durante nuestra práctica de asana es: «¿Qué me impide ir más allá?». La respuesta a esta pregunta puede tener una enorme influencia sobre tu práctica.[2]

El rango de movimiento (RDM) con que contamos en las articulaciones, en caso de que esté limitado por tensión, se puede ampliar mediante la práctica de asanas, la respiración e incluso la dieta. Cuando alcanzamos el límite de nuestro RDM, y este viene dado por compresión, hacer más yoga no nos ayudará a ampliarlo, pues habremos alcanzado el límite de nuestro rango de movimiento en esa postura y en esa dirección. Quizá sea posible hacer una postura diferente para avanzar evitando ese punto de compresión, pero al final, una vez que hayas trabajado toda la resistencia tensil que tengas en tus tejidos, lo que te detendrá será la compresión.[3] No obstante, factores como la dieta, una lesión, una operación u otros podrían reducir el punto de compresión y, por lo tanto, aumentar tu RDM. Por ejemplo: una mujer en su noveno mes de embarazo podría no alcanzar a tocarse los dedos de los pies debido a la compresión entre la barriga y las piernas. En esos momentos, el yoga no la va a ayudar. Una vez que haya dado a luz, el punto de compresión habrá cambiado y su rango de movimiento en esa dirección aumentará.

Cuando es resistencia (tensión) lo que limita el RDM, se ha visto que esta proviene de cuatro tejidos principales: la piel, el tendón del músculo, el músculo mismo y su fascia y la cápsula articular y sus ligamentos. Todos ellos proporcionan resistencia tensil al movimiento. La tabla siguiente muestra cómo se distribuye la resistencia de forma relativa en estas cuatro áreas:[4]

Cápsula articular y ligamentos	47 %
Músculo (y su fascia)	41 %
Tendón	10 %
Piel	2 %

Como ya vimos, la mayor limitación a la flexibilidad, cuando viene causada por tensión, es la rigidez de las articulaciones, seguida por la musculatura y su fascia. El Yang yoga es excelente para abrirnos a los límites de flexibilidad de nuestro tejido muscular, su fascia y la piel. El Yin yoga es necesario para abrir de forma segura las articulaciones y los ligamentos a sus límites saludables.

La fascia

La fascia puede constituir hasta el 30 % de la masa muscular y es por este motivo por lo que nos referimos a la musculatura como miofascia. El término *fascia* es una palabra latina que significa «venda» o «vendaje». La fascia, y todos sus componentes, crea una malla integradora que envuelve los huesos, los músculos y los órganos. Los vasos sanguíneos y los nervios se mantienen en su sitio gracias a la estructura y el apoyo de la fascia. Los investigadores y médicos occidentales la han ignorado durante años, considerándola un mero relleno del cuerpo y de poca importancia. Ahora nos damos cuenta de que la fascia es muy importante para la salud general, la capacidad de movimiento y el funcionamiento adecuado de nuestros sistemas de comunicación internos.

Podríamos crear un mapa de nuestro cuerpo con una serie de tubos internos, todos ellos hechos de fascia. Una comparación estupenda para comprender la fascia es un paquete de salchichas.[5] El paquete tiene un envoltorio exterior de plástico que mantiene las salchichas juntas: así es como envuelve la fascia a los grupos de músculos. Dentro de este envoltorio exterior de plástico, cada salchicha tiene su propia envoltura plástica. Lo mismo ocurre en nuestro cuerpo: cada grupo principal de músculos está formado por grupos más pequeños de músculos, cada uno de ellos con su propia bolsa fascial. Esta estructura de envolturas fasciales se replica hasta llegar a las fibras musculares más pequeñas.

El complejo miofascia-tendón

La siguiente imagen representa la naturaleza tubular de nuestro sistema muscular. La bolsa fascial más externa se llama epimisio y envuelve la totalidad del grupo muscular dándole forma y rigidez. Sin esta bolsa, el resto de los tubos interiores se desarmarían. Dentro del epimisio tenemos una serie de tubos paralelos llamados fascículos que están envueltos en sus propias bolsas de fascia llamadas perimisio. Y dentro de ellas tenemos fibras musculares envueltas en una bolsa de fascia llamada endomisio.

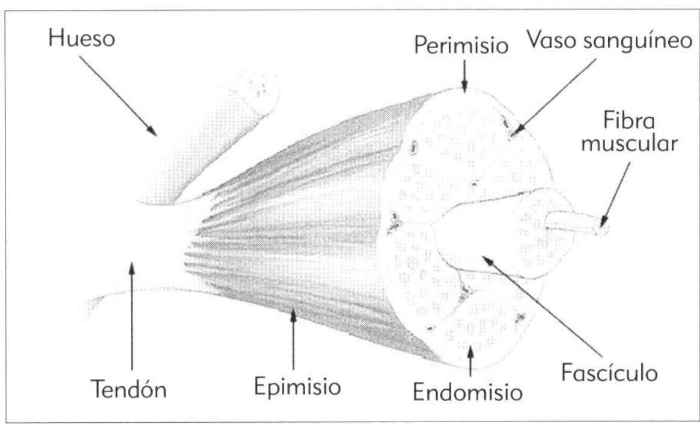

A niveles inferiores, la unidad activa del músculo, llamada sarcómero, también está recubierta de una bolsa fascial que se une a la bolsa de fascia que tiene dentro. Cuando el sarcómero se contrae, tira de la fascia, que a su vez tira de las bolsas envoltorio más grandes. A nivel del epimisio, la fascia se convierte en tendón. Nunca hay una línea divisoria definida entre un tejido y el siguiente, sino que la fascia se va volviendo más y más densa hasta llegar a ser un tendón. De igual manera, el tendón, que se une a un hueso, termina convirtiéndose en el hueso.[6] Este punto donde la fascia se convierte en tendón se denomina unión miotendinosa. La fuerza contráctil se transmite desde el sarcómero, a través de las bolsas fasciales, y termina llegando al tendón. Mediante el tendón, la fuerza contráctil alcanza el hueso y da lugar al movimiento del hueso y a una expresión de una articulación.

A lo largo de estas cadenas de conversiones, en las que la fascia se convierte en el tendón, que se convierte en el hueso, hay áreas que son más fuertes y otras que son más débiles. Las células musculares son muy suaves y frágiles, pero gracias a la cobertura de fascia del tejido conectivo, no suele ser el músculo el que resulta dañado por las fuerzas de contracción o estiramiento. El eslabón más débil de la cadena es la unión miotendinosa. La mayoría de las lesiones deportivas se dan aquí.[7]

Si pudiésemos sacar un sarcómero del cuerpo, veríamos que es posible estirarlo hasta que alcanzase una longitud tres veces mayor a la que tiene en reposo.[8] Dentro del cuerpo, la célula muscular solo se puede alargar de 1,5 a 1,7 veces más allá de su longitud en reposo.[9] Está claro que la causa de resistencia al estiramiento de los músculos no es el sarcómero en sí, sino que es la resistencia de la fascia al alargamiento lo que causa la rigidez que sentimos en los músculos tensos.

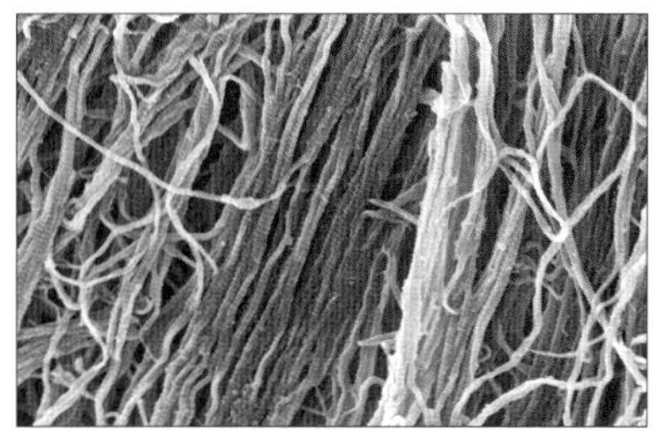

La fascia está hecha de colágeno, elastina y fibras reticulares. El colágeno, la fibra menos elástica, pertenece a una familia de proteínas donde la más común se llama colágeno tipo I. Como se muestra en esta imagen, las fibras están principalmente derechas, pero tienen algunos nexos de conexión laterales. Las fibras son de naturaleza muy yin: resisten el alargamiento o el estiramiento pero se pueden doblar y deslizar unas sobre otras, lo cual alarga la totalidad de la unidad. Si hay muchas conexiones transversales entre las fibras, la capacidad de deslizarse es menor. Imagínate una escalera con un solo peldaño entre los dos rieles largos; no tendría mucha estabilidad. Pero imagínate docenas de peldaños entre los rieles de muchas escaleras unidas; el conjunto de todas las escaleras tendría mucha más estabilidad. Son estas fibras de colágeno lo que le otorga a la fascia su capacidad para resistir el estiramiento.

La elastina, como su nombre indica, es mucho más elástica. Las fibras de elastina pueden estirarse hasta un 150 % más de su longitud habitual sin romperse.[10] La fascia tiene distintas cantidades tanto de colágeno como de elastina que afectan a su flexibilidad. Nuestro grado de flexibilidad depende tanto del número de fibras de elastina que tenemos como de la organización de las fibras de colágeno. Al estresar las fibras que hay dentro de la fascia, el colágeno, sus conexiones transversales y las fibras de elastina se reorganizan. La totalidad de la bolsa fascial puede quedarse alargada de forma permanente. Dentro de este nuevo espacio se crean más sarcómeros, normalmente cerca de la unión miotendinosa.

Estudiar los cambios microscópicos que tienen lugar como resultado del estrés aplicado al complejo miofascia-tendón va más allá de nuestro alcance, pero es importante señalar que la fascia es un tejido yin y, por lo tanto, responde mejor a un estrés de tipo yin. El estrés estático mantenido durante periodos prolongados contribuirá a reorganizar la fascia y permitirá que se alargue y se vuelva más espesa, y lo hará de forma más eficaz que un estrés corto de tipo yang. Sentarse en la Libélula en flexión durante veinte minutos alargará los músculos aductores, debido al efecto del estrés en las bolsas fasciales de los músculos. Sin embargo, para fortalecer la musculatura es preciso aplicar un estrés de tipo yang. Como siempre, hace falta un equilibrio: necesitamos tanto formas de ejercicio yin como yang para tener una salud óptima.

Cambiar los tendones

¿Podemos cambiar los tendones mediante la práctica de Yin yoga? En los mapas creados por los yoguis taoístas, los Tendones poseen aspectos que no encontramos en los tendones tal y como se entienden en Occidente. Para los taoístas, los Tendones incluyen los músculos, la fascia, los nervios y los ligamentos. Por eso es más fácil ver cómo podemos incidir sobre los Tendones que sobre los tendones. ¿Realmente podemos fortalecer y alargar los tendones (según la definición occidental) practicando yoga?

Imagínate que tienes tres gomas elásticas enrolladas juntas para formar una cadena. La goma que está más a la derecha es muy gruesa y dura de estirar: representa los tendones. La goma que está más a la izquierda es de grosor medio y se puede estirar, pero no con demasiada facilidad: representa la miofascia. La goma que está en medio es más corta que las otras dos pero muy fina y se puede estirar fácilmente: representa la unión miotendinosa, el lugar donde la miofascia se convierte en tendón. Las tres gomas están enrolladas juntas y forman una unidad. Vamos a aplicar estrés a la totalidad de la cadena. Cuando tiramos de los extremos en direcciones opuestas, la cantidad de estrés que recibe cada una de las tres bandas elásticas es la misma, pero el efecto es bastante diferente en cada una de ellas. La banda elástica más gruesa, los tendones, no se estira prácticamente nada al ser sometida a estrés. La banda de grosor medio, los músculos, se estira un poco. La banda más fina, la unión miotendinosa, se estira mucho.

Si intentáramos aumentar el estrés en la totalidad de la cadena para ejercitar los tendones, la unión miotendinosa se estiraría aún más y podría llegar hasta el punto de ruptura. Es difícil estresar nuestros tendones lo suficiente como para provocar un cambio en sus estructuras microscópicas. Antes de que ese nivel de estrés se alcance, la unión miotendinosa o la miofascia, se romperían. Como se explicó anteriormente, la unión miotendinosa, el eslabón más débil de esta cadena, es donde se añade nuevo tejido cuando el estrés se relaja.

Cuando añadimos sarcómeros, creamos más fuerza en el complejo miofascia-tendón. Si añadimos el nuevo sarcómero en serie con el tejido ya existente, es decir, al final de la miofascia que hay justo antes de la unión miotendinosa, también estamos creando más longitud. Con nuestra práctica de yoga estamos creando tanto fuerza como longitud. Los culturistas, al trabajar solo la fuerza, tienden a añadir nuevos sarcómeros en paralelo a la miofascia ya existente, con lo que el músculo se vuelve más grueso y más fuerte pero no más largo. Es por eso por lo que los culturistas se vuelven voluminosos y esculpidos mientras que los yoguis se vuelven altos y larguiluchos. Ambos se ponen fuertes, pero los yoguis se alargan.

Incidir sobre los tendones no es posible mediante la práctica de yoga. El yoga ayudará a los tendones de forma indirecta, contribuyendo a un mejor flujo sanguíneo y una mejor distribución de la energía, pero intentar estirar un tendón no es práctico. Aunque los tendones contribuyen un 10 % de la resistencia tensil a nuestro rango de movimiento, se trata de un área que no trabajamos en Yin yoga.

La fascia profunda

La fascia que hemos estado tratando hasta ahora era la asociada con los músculos, pero la fascia es omnipresente y la encontramos por todo el cuerpo. Ya hemos examinado un componente de la fascia: las fibras. Otros de los componentes de la fascia son:

- Sustancias fundamentales, que son fluidos extracelulares que crean reservas de gel acuoso a través del cual las células pueden migrar.
- Células vivas como son fibroblastos que segregan las fibras antes mencionadas, así como las moléculas que atraen y mantienen el agua en su lugar.

La fascia puede variar en grosor y densidad según dónde esté y para qué sirva. Como hemos visto, es frecuente que esté en láminas y bolsas. Hay un tipo de fascia que está ubicado justo debajo de la superficie de la piel y que se llama fascia superficial o hipodermis.[11]

Justo debajo hay otro tipo de fascia llamado fascia profunda, que suele ser más dura y más compacta que la fascia superficial. Integrados dentro de esta fascia profunda están los tejidos de los músculos, los vasos sanguíneos y todos los otros tubos que recorren el cuerpo. Un tercer tipo de fascia recubre las cavidades del cuerpo. En el contexto que nos ocupa, lo que más nos interesa es la fascia profunda y la forma en que contribuye a restringir nuestro rango de movimiento.

Las ilustraciones habituales de anatomía rara vez muestran la fascia y se concentran solo en los músculos, lo cual da lugar a la impresión errónea de que los músculos (y los huesos, el sistema sanguíneo y el sistema nervioso) son sistemas diferentes y están separados dentro de nuestro cuerpo. Diferentes sí son, pero no están separados. Todo está interconectado y todos los tejidos trabajan juntos. La fascia profunda se fusiona con todos los demás tejidos incrustados en su interior. Ni siquiera los órganos se pueden separar completamente de la capa de fascia profunda. Los órganos forman una continuidad con la fascia. Solo podemos definir arbitrariamente qué es tejido muscular y qué es fascia profunda. Son una continuidad. Lo que hacemos a uno, se lo hacemos a todos.

La fascia profunda:
1. Une los músculos a la vez que garantiza una alineación correcta de las fibras musculares, los vasos sanguíneos que fluyen por los músculos, los nervios y otros componentes de la musculatura.
2. Transmite las fuerzas que se aplican uniformemente a todas las partes del músculo.
3. Lubrica las diversas superficies que necesitan moverse o deslizarse unas contra otras.

La fascia no solo forma una continuidad con los músculos, los órganos y todos los tejidos que se encuentran en su interior; la fascia misma está conectada entre sí por todo el cuerpo. Es la fascia lo que nos da cohesividad, lo que mantiene a los huesos conectados y erguidos. Sin fascia, nuestros huesos colapsarían y se caerían al suelo como si fuésemos un esqueleto de plástico sin alambres.

Esta continuidad significa que un pequeño movimiento en un área tira de la totalidad de la red de fascia que está conectada por todo el cuerpo. Si prestas atención, sentirás que el movimiento más leve en un extremo del cuerpo se hace eco en el otro extremo. Esto es lo que hace posible que sintamos el movimiento de la respiración en todos los rincones del cuerpo, pero requiere atención y práctica.

La pelusa

Las restricciones a nuestros movimientos pueden provenir de una fascia muscular corta y rígida, pero la fascia nos puede restringir de otras formas también. Una de sus funciones que ya hemos mencionado es permitir que las superficies deslizantes de grupos de músculos adyacentes se desplacen. Si la fascia está demasiado seca, las superficies deslizantes empezarán a adherirse. A veces, las adhesiones harán que las superficies se peguen y que se pierda la movilidad. Estas adhesiones están hechas de fibras de colágeno que empiezan siendo delgadas volutas de pelusa; cada noche, mientras dormimos, el cuerpo produce pelusa entre los grupos de músculos. Por la mañana, nos desperezamos, nos movemos, hacemos nuestra práctica de yoga y rompemos esa pelusa. Sin embargo, si tenemos una lesión o estamos inmovilizados por algún motivo, la pelusa no se rompe. A la noche siguiente, mientras volvemos a dormir, se va depositando más pelusa sobre la que ya estaba ahí. Después de unos cuantos días sin moverse, las fibras de pelusa empiezan a entrelazarse y enredarse y se van volviendo bastante más gruesas. Llega un momento en que estamos completamente cubiertos de pelusa y nuestro rango de movimiento se ve reducido.[12]

Hay otras lesiones que también pueden ocasionar una reducción en nuestro rango de movimiento. Es posible que se acumule tejido cicatricial entre las superficies deslizantes de los grupos de músculos o en una cápsula articular. Ya no estamos rígidos y agarrotados debido a una musculatura que se ha acortado y una fascia rígida. Lo que en este caso nos hace perder la flexibilidad son otros tejidos que nos envuelven. Para recuperar nuestro rango de movimiento normal, necesitaremos yoga, masaje y fisioterapia. Tenemos que romper el tejido cicatricial rígido y permitir que los tejidos se vuelvan a mover.

Los miofibroblastos

A veces, las restricciones que sentimos en nuestro rango de movimiento provienen de una autocontracción de la fascia profunda. Recientemente se ha descubierto que la fascia contiene elementos llamados miofibroblastos,[13] que son células vivas que funcionan en parte como los fibroblastos y en parte como las células musculares y que contribuyen a reparar las heridas. Los miofibroblastos son de apoyo en muchas funciones de nuestros órganos y también se encuentran en nuestra fascia profunda, algo que puede dar lugar a problemas. Por ejemplo, la fascia lumbar tiene una alta densidad de miofibroblastos, si bien la cantidad puede variar entre individuos. Estas fibras que se contraen pueden restringir la longitud de la fascia y dar lugar a muchas patologías, que a su vez pueden dar lugar a la remodelación de tejidos (incluido el acortamiento) y a inestabilidad crónica en la parte baja de la espalda, dolores de cabeza y fibromialgia. Los tratamientos que inciden sobre la fascia profunda, como el *rolfing*, la acupuntura y el Yin yoga, pueden ayudar a reducir los síntomas de estas patologías y corregir la causa subyacente.

Los tejidos conectivos

Las cápsulas articulares y los ligamentos forman parte de un grupo mayor de tejidos conocidos como tejidos conectivos (TC), un término amplio que se refiere a tejidos biológicos que unen, proporcionan apoyo y protegen a otros tejidos. Los TC son extracelulares, es decir, no son células en sí mismos sino la materia que hay alrededor de las células y entre ellas. Los TC responden a estímulos, reaccionan para mantener el cuerpo saludable y crean y mantienen la matriz corporal.

Dentro del cuerpo hay muchas células y muy diversas, tal y como se muestra en la siguiente ilustración. Entre ellas están las células nerviosas, las células adiposas, las células sanguíneas (macrófagos, plasmocitos, mastocitos y linfocitos) y los vasos sanguíneos (capilares). Entretejidas con todo esto están las fibras que ya hemos visto, el colágeno y la elastina que conectan los tejidos.

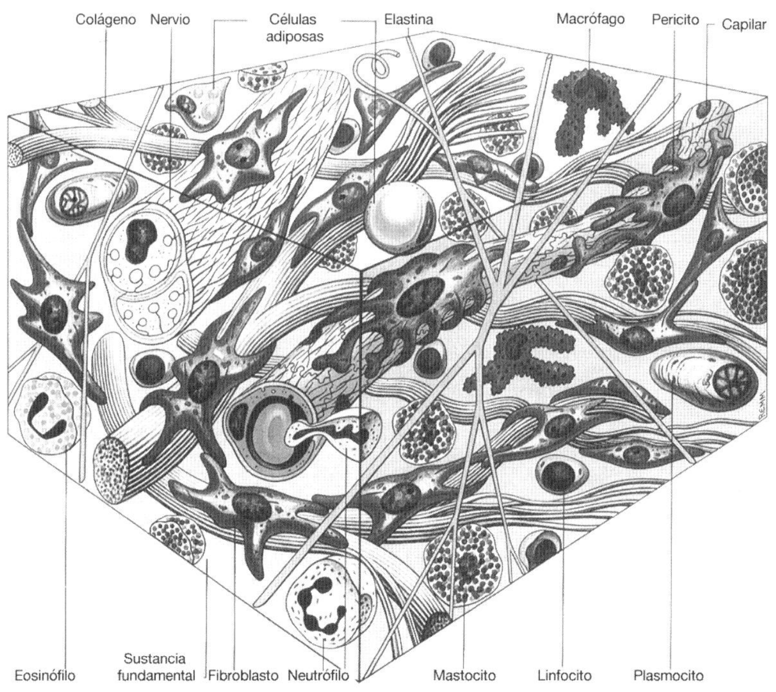

Nuestro tejido conectivo es lo que nos da forma y nos ayuda a restringir nuestros movimientos. Los huesos son los más resistentes al movimiento; el cartílago es más suave que el hueso y restringe en menor medida nuestra actividad. Los ligamentos, que unen los huesos entre sí, también restringen el movimiento dependiendo de su ubicación o la estructura que rodee a la articulación. La fascia es menos limitante que ninguno de los anteriores, pero aun así, contribuye a limitar nuestra actividad (a veces más de lo que nos gustaría) y proporciona estabilidad y unión al cuerpo. Como ya hemos examinado bien de cerca la fascia, prestemos ahora atención al resto de nuestros tejidos conectivos.

Los cartílagos y los huesos

El cartílago da apoyo a los tejidos y proporciona cierto grado de estructura y firmeza. Los huesos hacen exactamente lo mismo, pero en diferente grado. Nuestros huesos no son en absoluto como los huesos que puedes haber visto en un laboratorio, en un esqueleto o incluso después de una comida no vegetariana. Normalmente la gente solo ve o nota las partes «duras» del hueso. Esta parte es el hueso mineralizado, que normalmente está formado por sales de calcio que se depositan entre las fibras de colágeno del hueso. Lo que falta es la red de colágeno, que es mucho más como cuero. En un hueso vivo, hay una porción grande tanto de colágeno como de sales de calcio. Las sales minerales nos ayudan a tolerar la compresión del hueso, mientras que el colágeno nos ayuda a resistir la tensión que de otro modo doblaría o rompería el hueso.

Si el hueso estuviese formado solo por sales minerales y se sometiese a una presión extrema, se rompería como si fuese una rama seca de un árbol muerto, de forma limpia. Sin embargo, un hueso saludable (sobre todo, joven), con un alto grado de red de colágeno, se rompe más como una rama viva de un árbol. Si alguna vez has intentado romper una rama viva, sabes que se dobla y se arruga por un lado al tiempo que se deshilacha por el lado opuesto a la presión.[14]

Si lo examinamos de cerca, el interior de nuestros huesos se ve poroso. Este andamio con textura de esponja permite que los huesos sean ligeros y, a la vez, increíblemente fuertes. La parte con aspecto de esponja se llama hueso trabecular y es más elástica que la piel exterior dura del hueso, que se llama hueso cortical. El hueso trabecular es más activo y está más sujeto al recambio óseo, a remodelarse. La proporción de hueso trabecular y hueso cortical varía según la zona del cuerpo y la necesidad. Por ejemplo, los huesos de las costillas no soportan peso y, por lo tanto, su contenido trabecular es mucho más alto. Los huesos de las piernas tienen mucho más hueso cortical.

El cartílago es semejante en composición al hueso, pero tiene una proporción diferente de colágeno y sales minerales y otros componentes. El cartílago de la nariz, por ejemplo, tiene mucha más hidratación que los huesos.[15] El cartílago de las orejas es más flexible incluso gracias a la presencia de más fibras de elastina. En los discos intervertebrales tenemos fibrocartílago con una proporción más alta de colágeno que de condroitina. Esto aporta al cartílago de la columna una mayor capacidad para soportar peso que la que encontramos en el cartílago de las orejas.

Los ligamentos

Los ligamentos son similares en estructura a los tendones, pero su función consiste en unir los huesos, normalmente dando apoyo a una articulación. A diferencia de los tendones, los ligamentos tienen formas diversas: cordones, láminas o bandas. Si los tendones suelen ser de aspecto blanco, los ligamentos pueden ser más oscuros debido a la mezcla de sus fibras elásticas y más finas. Los ligamentos pueden ser maleables y flexibles en las direcciones en las que no unen al cuerpo.[16] Estas cualidades hacen que los ligamentos sean ideales para proteger las articulaciones, que pueden moverse de diversas formas. Los ligamentos son duros, fuertes y distendidos, pero principalmente no elásticos. La cintilla iliotibial que baja por el lado exterior del muslo, por ejemplo, es lo suficientemente fuerte como para soportar el peso de un coche sin romperse.

No todos los ligamentos son rígidos a lo largo; algunos tienen una proporción más alta de elastina que de colágeno. La elastina distribuye el estrés en lugar de mantenerlo en un punto. Los ligamentos de la columna vertebral en la zona lumbar y en el cuello son especialmente elásticos y se comportan de este modo. De hecho, los ligamentos de la columna lumbar son los más flexibles de todo el cuerpo. Cuando envejecen, las fibras de elastina se mineralizan, se cruzan con otras fibras y se vuelven más rígidas. Cuando los ligamentos de la parte baja de la espalda envejecen, se vuelven más rígidos y restringen nuestro rango de movimiento.

Como los tendones, los ligamentos que se estiran de forma repentina y más de aproximadamente un 4 % se dañarán, se desgarrarán o se quedarán estirados.[17] En este sentido, se dice que los ligamentos y los tendones son plásticos y no elásticos. Los materiales elásticos, como nuestros músculos o una goma elástica, se pueden estirar mucho y, una vez estirados, tienen la capacidad de volver a su forma original. Si estiramos materiales plásticos, como la plastilina o los ligamentos, permanecerán en la nueva forma. Una vez estirado un ligamento o un tendón, no recuperará su forma o tamaño original rápidamente. No obstante, el cuerpo podría repararlo con el tiempo. Por estas razones, la forma en que ejercitamos los tejidos plásticos debe ser diferente de la forma en que ejercitamos los tejidos elásticos. No es que no debamos ejercitar los ligamentos, solo que hemos de tener cuidado para no sobrepasar sus límites.

El colágeno

Debido a que están formados principalmente por colágeno, los tendones y los ligamentos no se estiran más de un 4 a un 10 % normalmente. El colágeno es una sustancia increíble que se encuentra presente por todo nuestro cuerpo. Lo que hace que esta proteína sea tan útil son su fuerza y su resistencia al estiramiento.

A diferencia de la mayoría de las proteínas, que forman grumos cuando se juntan, el colágeno es fibroso y puede formar estructuras con forma de esteras, láminas o cordones.

El colágeno es lo que hace que nuestros dientes sean fuertes, pero también que nuestra piel sea elástica y resistente. Cuando se degrada, crea arrugas. El término *colágeno* viene del griego y significa «que genera pegamento». Eso nos da una idea de lo que hace por nosotros: nos cohesiona.

De los veintisiete tipos de colágeno, el tipo I es el de mayor interés para nuestro estudio. El colágeno de tipo I se encuentra en la piel, los huesos, los ligamentos y los tendones. También en el tejido cicatricial que se forma tras la sanación. El colágeno es lo que los cirujanos plásticos utilizan para mejorar los labios de las mujeres que buscan algo mejor que lo que han recibido de la naturaleza.

Los fibroblastos producen colágeno que el cuerpo absorbe continuamente.[18] Cuando la tasa de producción es más rápida que la de absorción, se crean más conexiones transversales y las fibras son más resistentes al estiramiento, pero más fuertes. Cuando ocurre lo contrario y la tasa de absorción es más rápida que la de producción, se crean menos conexiones transversales y la fibra es más elástica. Los investigadores han avanzado teorías que proponen que el ejercicio o la movilización podrían restringir el número de conexiones transversales y, por lo tanto, aumentar la flexibilidad al tiempo que se reduce la rigidez.[19] Este modelo explicaría por qué la práctica de yoga puede volvernos más flexibles: ayuda a remodelar la rigidez de nuestro colágeno.

Por otro lado, también necesitamos la estabilidad que proporciona el colágeno. A medida que envejecemos, o debido a una lesión, nuestra fascia, tendones y ligamentos (los cuales están formados en su mayor parte por colágeno) se vuelven más débiles. El estímulo de los fibroblastos mediante estrés inducido por el yoga puede activarlos para que generen más colágeno y permitir que los tejidos conectivos se vuelvan más fuertes.

Los fibroblastos crean las fibras de colágeno de nuestros tejidos conectivos, pero no son las únicas células que crean fibras. Hay otras células que también crean las fibras de tejido conectivo que se hallan en los huesos. En estos, los osteoblastos también generan fibras de colágeno que más tarde se mineralizan para dar lugar al hueso maduro. Hay otras células, llamadas osteoclastos, que hacen lo opuesto: reabsorben colágeno y limpian los huesos viejos al degradar el colágeno y liberar sus componentes al torrente sanguíneo. La salud es el equilibrio entre la creación y la destrucción. Necesitamos ambas para crear tejidos nuevos y más fuertes y limpiar los viejos y dañados.

El estrés direccional en los tejidos conectivos

La dirección de las fibras de colágeno es clave. Cuando los osteoblastos o los fibroblastos crean fibras de colágeno, rara vez las depositan en todas las direcciones. Al aplicar un estrés en una dirección mayoritaria, las fibras que lo experimentan generan campos eléctricos. Dichos campos previenen que los osteoclastos reabsorban esas fibras, pero las fibras que no están siendo estresadas y, por lo tanto, no han creado un campo eléctrico, se reabsorben. Con el tiempo, el cuerpo absorbe todas las fibras que no se someten a estrés y deja aquellas que tienen que hacer el trabajo.

Los astronautas en órbita viven en un entorno microgravitacional y las fibras de colágeno de sus huesos no están sometidas a estrés. Nada impide a sus osteoclastos reabsorber los huesos de todo el cuerpo. Los estudios sobre astronautas que han pasado muchos meses en la estación espacial Mir revelaron que los viajeros espaciales perdían un promedio de entre el 1 y el 2 % de masa ósea al mes. En algunos astronautas, la falta de estrés ha ocasionado una pérdida mucho mayor de densidad ósea: hasta un 20 % durante una estancia de seis meses en el espacio. Esta pérdida de densidad ósea solía darse en la parte inferior del cuerpo y la parte baja de la espalda.

Los tejidos conectivos responden a exigencias. Estresar el cuerpo es crucial para mantenerlo saludable. Los huesos necesitan estrés para permanecer fuertes; lo mismo ocurre con los ligamentos y la fascia. Caminar sin más es una manera estupenda de estresar los huesos de las piernas, la pelvis y la columna. El Yin yoga es otro modo de asegurarse este tipo de estrés, de forma inteligente y segura, en áreas concretas del cuerpo. El Yin yoga incide sobre aquellas áreas en las que los astronautas sufren una mayor pérdida de huesos: las piernas y la parte baja de la espalda.

Envejecimiento o lesión de los tejidos conectivos

Cuando las fibras de colágeno que hay dentro de los tejidos conectivos están saludables, suelen alinearse derechas y en la dirección del estrés mayoritario. Según el cuerpo va envejeciendo, o si se tiene una lesión, estas fibras relativamente rectas se enredan o doblan y, consecuentemente, se acortan. Así, hacen que los músculos y los huesos estén más cerca y reducen el rango de movimiento.

Dentro del área donde las fibras están enredadas se quedan atrapadas partículas. Cuando las fibras son largas y rectas, hay menos posibilidades de que se queden partículas atrapadas dentro de ellas. Estas partículas pueden ser tóxicas para el cuerpo: son productos de desecho del metabolismo de las células cercanas o partículas de contaminación externa, como humo o pesticidas.

Una vez atrapadas, estas partículas pueden permanecer en el organismo durante mucho tiempo, o incluso para siempre. Al mover los tejidos corporales, el masaje y el yoga pueden aflojar las adherencias que las atrapan. Y una vez libres, las partículas pueden incorporarse al sistema circulatorio o al linfático que las transportan y, finalmente, las eliminan del cuerpo. El yoga estira y comprime la red de colágeno, lo cual alarga las fibras y libera las partículas tóxicas.

Las sustancias fundamentales y la hidratación

Un último tema para cerrar nuestro estudio sobre la forma en que los músculos, la fascia y otros tejidos conectivos crean estabilidad, fuerza y elasticidad en el cuerpo. Este tema está relacionado con las sustancias fundamentales, los fluidos que rellenan los espacios entre las fibras y las células de nuestros tejidos.

Imagínate que un neumático de una rueda de tu bicicleta está desinflado. Sostenlo en la mano y siente lo flojo y flexible que está. Lo puedes doblar y retorcer en cualquier dirección que te apetezca. Ahora imagínate que está lleno de agua. Siente la rigidez que ha aparecido repentinamente. El agua, que normalmente es bastante adaptable, es muy difícil de comprimir. Cuando está contenida, proporciona una resistencia enorme a la compresión. Las sustancias fundamentales, que a veces se llaman sustancias cementoides, se comportan de forma muy parecida al agua en la analogía del neumático: proporcionan fuerza y apoyo a los tejidos. Pero hacen mucho más que eso.

Las sustancias fundamentales son la parte no fibrosa de nuestra matriz extracelular (lo que hay en el exterior de las células del cuerpo), en la cual los otros componentes se mantienen en su sitio. Están formadas de varias proteínas, agua y glucosaminoglicanos (GAG).[20] El agua puede suponer del 60 al 70 % de las sustancias fundamentales y son los GAG los que la atraen. Uno de los GAG más importantes es el ácido hialurónico (HA).[21] Varios investigadores han calculado que el HA puede atraer y unir mil veces su volumen de agua.[22] Otro tipo importante de GAG es el sulfato de condroitina.

Cuando los GAG se combinan con proteínas, se llaman proteoglicanos. Es en esta forma como se unen a las moléculas de agua e hidratan nuestros tejidos. Los proteoglicanos son muy maleables y se mueven libremente. Sin embargo, al estar compuestos de agua, también poseen una enorme resistencia a la compresión.

Como el agua es un componente principal de las sustancias fundamentales, es fácil ver por qué estas son un lubricante excelente entre fibrillas y les permite moverse libremente pasándose unas a otras. El agua aporta a nuestros tejidos la capacidad de ser como muelles que retoman sus formas originales una vez que cesa la presión. Esto es algo crucial en la capacidad de nuestros tejidos para soportar estrés. Sin embargo, cargar y descargar de forma cíclica el tejido es importante para mantener su salud. Un estudio descubrió que la alteración de la carga y la descarga de la presión del tejido, siempre que no sea excesiva, mantiene la salud del cartílago.[23]

El fluido de las articulaciones (llamado líquido sinovial) también es un lubricante y está formado en gran parte por GAG. El ácido hialurónico y dos tipos de sulfato de condroitina son cruciales para mantener el funcionamiento óptimo de las articulaciones.

Cuando la matriz extracelular está bien hidratada, las células, los nutrientes y otros componentes de la matriz se pueden mover libremente. Las toxinas y los productos de desecho pueden migrar y salir de la matriz para entrar en la sangre o el sistema linfático para que el cuerpo los elimine. Las sustancias fundamentales, que también están formadas por fibroblastos (recuerda que los fibroblastos también producen colágeno), son asimismo útiles a la hora de resistir la propagación de infecciones y son parte de la barrera del sistema inmunitario.

Pero al envejecer, la capacidad del cuerpo de crear ácido hialurónico y otros GAG disminuye. Contamos con menos fibroblastos disponibles que, además, producen menos ácido hialurónico. Como consecuencia, la matriz extracelular se va llenando cada vez más de fibras. A medida que estas fibras disminuyen el espacio que las separan, generan conexiones transversales y se van uniendo unas a otras. El resultado es que los tejidos se vuelven más rígidos, menos elásticos y menos abiertos al flujo de los otros componentes de la matriz. Las toxinas y los productos de desecho[24] se quedan atrapados en la matriz sin poder salir y las bacterias nocivas se pueden multiplicar libremente. La inmovilidad también puede causar una pérdida drástica de hidratación. Hay estudios que han demostrado que la inmovilidad puede causar una pérdida de hasta el 40 % del ácido hialurónico, con lo que se reduce la capacidad de los tejidos de deslizarse unos a través de otros.[25]

Por suerte, ejercicios como el yoga y los masajes, que estresan la matriz extracelular, pueden ayudar a conservar el número de fibroblastos y mantenerlos funcionando correctamente. Al mismo tiempo, esto ayuda a mantener la matriz hidratada, abierta y fuerte.

Necesitamos estos fluidos en la totalidad del cuerpo. El fluido del ojo está formado principalmente por sustancias fundamentales: es aquí donde se descubrió por primera vez el AH. La piel necesita AH para mantenerse suave. En cirugía estética se vienen utilizando últimamente inyecciones de AH en lugar de colágeno para rellenar los tejidos suaves y aumentar el tamaño de los labios o eliminar arrugas. Los efectos no duran más de entre seis y doce meses. Con frecuencia se emplea condroitina como suplemento para aumentar la lubricación de las articulaciones. No obstante, las inyecciones y los suplementos no son formas eficaces de hidratar el cuerpo.[26] Es más eficaz persuadir al cuerpo de que aumente su propia producción.

Las sustancias fundamentales pueden tener textura de fluido o de gel y pasar de una textura a otra según las condiciones. Cuando son gelatinosas, proporcionan mayor estabilidad, pero se encuentran menos abiertas al paso de los materiales a través de la matriz. Cuando son fluidas, tienen menos rigidez, pero están más abiertas al flujo de materiales. La compresión de tejidos, mediante yoga y otros medios, puede transformar temporalmente las sustancias fundamentales y hacerlas pasar de gel a fluido. En el estado fluido, las toxinas y los productos de desecho se pueden transportar y salir de la matriz. Una vez más vemos por qué el yoga es una forma tan excelente de eliminar toxinas del cuerpo.

Las articulaciones

Una articulación es, sencillamente, la unión de dos o más huesos. Las articulaciones permiten el movimiento del cuerpo al tiempo que le proporcionan apoyo. Los músculos, que están unidos a los huesos mediante los tendones, proporcionan la fuerza o la palanca necesarias para mover un hueso concreto en relación con otro. La articulación está envuelta por ligamentos que le dan apoyo y la protegen. Dentro de las articulaciones se pueden encontrar fluidos sinoviales o cartílago, o ambos, según el tipo de articulación que sea y la función que tenga.

No todas las articulaciones tienen la función de proporcionar grandes rangos de movimiento. Las hay que no permiten ningún tipo de movimiento. Existen tres tipos básicos de articulaciones:

- Articulaciones fibrosas, en las que los huesos se mantienen juntos mediante tejidos conectivos. Un ejemplo de este tipo de articulación es la que une las placas óseas del cráneo. Aquí no es necesario ni deseable el movimiento, por lo que las articulaciones son fibrosas y están unidas firmemente.
- Articulaciones cartilaginosas, en las que los huesos se mantienen juntos mediante cartílago y que permiten un movimiento leve. Ejemplos de estas articulaciones son la sínfisis púbica (donde los dos extremos de los huesos púbicos están conectados por cartílagos), así como la conexión de las costillas al esternón. En estas áreas se permite un movimiento leve, pero no es deseable un rango de movimiento amplio.
- Articulaciones sinoviales, donde hay espacio (la cavidad sinovial) entre los huesos. Este tipo de articulación proporciona el mayor grado de movimiento y de diversas formas.

El yoga no busca aumentar el rango de movimiento en los tres tipos de articulaciones; sin embargo, en el caso de una articulación cartilaginosa que se ha vuelto demasiado rígida, el Yin yoga puede ayudar a restablecer el rango de movimiento normal. Practicarlo colabora en la reconstitución de las articulaciones sinoviales e incluso en el aumento del rango de movimiento actual.

Como se muestra en las imágenes que aparecen a continuación, existen diversas formas de articulaciones sinoviales en el cuerpo:

1. Articulaciones esféricas, como la de la cadera. Estas permiten un rango de movimiento amplio.

2. Articulaciones condiloideas (o elipsoideas), como la de la rodilla. Cuando la rodilla está extendida, no hay rotación; cuando está flexionada, cierta rotación es posible. Una articulación condiloidea se da donde dos huesos se unen con una forma característica, y un hueso es cóncavo mientras el otro es convexo. En algunas clasificaciones se distingue entre articulaciones condiloideas y elipsoideas.

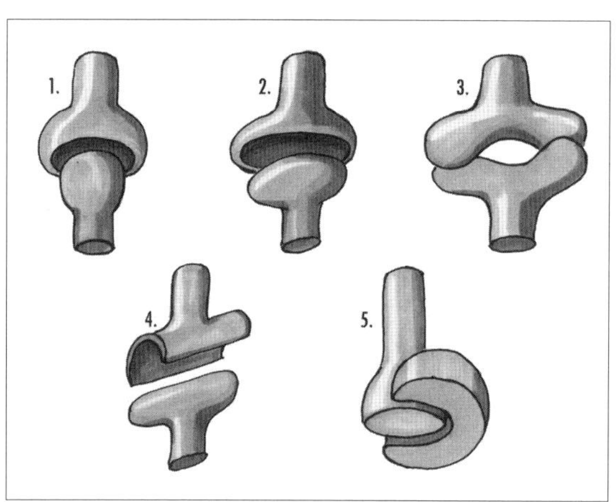

3. Articulaciones sellares, como la del dedo gordo de la mano (entre los huesos metacarpos y carpos). Las articulaciones sellares, que tienen forma de silla de montar, permiten los mismos movimientos que las articulaciones condiloideas.

4. Articulaciones de bisagra, como la del codo (entre el húmero y el cúbito). Estas articulaciones funcionan como la bisagra de una puerta y permiten la flexión y la extensión en un solo plano.

5. Articulaciones pivotales, como la del codo (entre el radio y el cúbito). En estas articulaciones, un hueso rota alrededor del otro.

6. Articulaciones deslizantes, como la de los huesos carpianos de la muñeca. Estas articulaciones permiten una variedad de movimiento amplia, pero no permiten crear distancia (no se muestra aquí).

La cápsula articular

Los extremos de los huesos están cubiertos de cartílagos que tienen grosores diferentes y, a veces, irregulares. El cartílago es más suave y más maleable que el hueso mismo, debido a que tiene una mayor proporción de proteoglicanos que de colágeno. En algunas articulaciones, incluso con el cartílago recubriendo los extremos de los huesos, estos últimos no encajan cómodamente entre sí. En estos casos, se utilizan múltiples pliegues de fibrocartílago, como en el menisco de la rodilla, para permitir que los huesos se deslicen con suavidad.

La sinovia se encuentra alrededor de todas las articulaciones sinoviales. Se trata de una membrana que recubre todas las superficies del hueso. La sinovia forma la cápsula de la articulación y segrega en ella líquido sinovial para mantener las superficies articulares lubricadas. El líquido sinovial comienza a secarse a medida que cumplimos años. Como una hoja de un árbol en otoño, nos secamos y rizamos, pasamos a ser cada vez más yin hasta que nos desmoronamos y convertimos en polvo. Este fluido (del que ya se habló en la sección sobre sustancias fundamentales) está compuesto por moléculas que atraen agua, como ácido hialurónico y sulfatos de condroitina.

Un ejemplo

Como señalábamos antes, el trabajo de nuestros músculos es proteger las articulaciones, labor que llevan a cabo cerrando estrechamente la articulación. Esto se puede comprobar fácilmente de varias formas, como ya describimos al principio de nuestro viaje. Vamos a hacerlo de nuevo. Agarra el dedo índice derecho con la mano izquierda. Relaja la mano y el índice derechos y esta vez tira suavemente con la mano izquierda. Observa la base del dedo derecho. Quizá notes que se crea un pequeño hoyuelo o extensión en el nudillo. Incluso si no puedes ver movimiento alguno, percibirás una sensación de apertura ahí. Ahora contrae los músculos del dedo derecho firmemente e intenta tirar de él. ¿Notas la diferencia? No hay nada de movimiento. Los músculos han unido la articulación activamente para que no sea posible el movimiento.

La razón por la que se dedica tanto tiempo y cuidado a alinear el cuerpo y a activar la musculatura correctamente en los estilos yang activos de yoga es asegurarse de que los movimientos yang no dañan las articulaciones. Es cuestión de prudencia. Como se demuestra en el ejemplo anterior, los músculos actúan para proteger la articulación y no permitir que se abra.

Sin embargo, pronto veremos que un área del cuerpo que está cerrada de forma crónica, ya sea en la musculatura, la fascia o las articulaciones, termina cerrándose permanentemente. Este proceso se conoce como contractura. Si solo tensamos las articulaciones y nunca les permitimos que retomen su rango de movimiento completo, perderemos el rango de movimiento original. El Yang yoga no está diseñado para abrir las articulaciones. El Yin, sí.

Las curvas de la columna

Los antiguos romanos utilizaban un invento maravilloso en su arquitectura: el arco. Los arcos permitían que se distribuyese el estrés generado por el peso de los materiales de construcción (piedras) y que se necesitasen menos piedras para soportar paredes y bóvedas.

Los arcos distribuyen el estrés, y en nuestro cuerpo se aplica el mismo principio. Si miras un cuerpo, nunca verás una línea recta. Todo tiene un grado mayor o menor de curvatura. Incluso el hueso más largo, el fémur, tiene cierta curvatura. Quizá las curvas más notables sean las de la columna.

La columna tiene cuatro curvas y forma una doble «S», con las curvas del cuello y la zona lumbar que se mueven en sentidos opuestos a las curvas del tórax y el sacro. La curva hacia delante de la columna lumbar y cervical se conoce como lordosis. La curva hacia atrás de la zona torácica se conoce como cifosis. Estas cuatro curvas son muy importantes para los animales que caminan erectos, pues distribuyen el estrés de mantener el torso vertical.

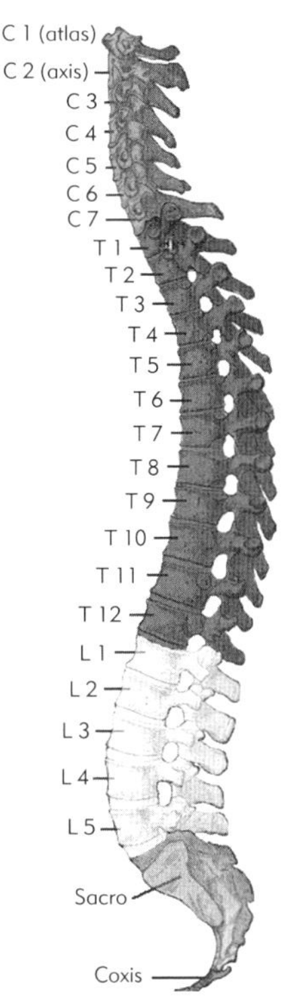

Cuando está sana y posee todas las curvas normales, la columna actúa como un muelle. Cada vez que aumentamos la presión sobre el cuerpo (por ejemplo al andar o caminar), la columna se flexiona. Las curvas se vuelven más pronunciadas y luego se liberan. Si la columna fuese una caña recta, el estrés recaería sobre el espacio entre las vértebras, y los discos que amortiguan las vértebras se desgastarían rápidamente. Por supuesto que los ligamentos que envuelven la columna también reciben parte del estrés, pero la función de estos ligamentos es recibir el estrés de actividades pasivas, como sentarse o estar de pie. Los músculos dan apoyo al movimiento dinámico de la columna.

Todas las formas de yoga pueden ayudar a fortalecer la espalda. El Yin yoga también puede ayudar a restablecer el rango de movimiento normal de los ligamentos lumbares. Pero recuerda que la estructura ósea de cada persona es diferente. Si practicas moviendo la columna en la totalidad de sus rangos naturales de movimiento, ten cuidado de no ir demasiado lejos. Sé consciente del dolor o sus precursores (pequeños pellizcos). No permanezcas en una postura si las sensaciones son demasiado intensas. La esencia de la práctica de Yin es mantener una presión suave, pero persistente, durante un periodo de tiempo prolongado.

Otros beneficios fisiológicos del Yin yoga

Si pensamos en las articulaciones y los huesos, vemos que añadir Yin yoga a nuestra práctica aporta al menos tres grandes beneficios adicionales:

- Combatir las contracturas en las cápsulas articulares.
- Evitar la degeneración interior de los huesos.
- Reducir la fijación de las articulaciones.

Las contracturas

Una contractura es una pérdida de movilidad en una articulación. Existen numerosas posibles causas de contractura: enfermedad, daño en un nervio, atrofia muscular o problemas en el cartílago o los ligamentos de la articulación.

Durante el día a día, podemos crear desgarros microscópicos en los ligamentos. Estas pequeñas heridas se sanan con la inserción de tejido ligamentoso entre los extremos desgarrados. Se trata de una función que se conoce desde hace tiempo. Pero si el cuerpo alarga los ligamentos de forma natural debido a ese constante desgarrarse y reconstruirse, ¿por qué no son extremadamente largos los ligamentos? O como a Paul Grilley les gusta preguntar: «¿Por qué no arrastramos los nudillos por el suelo cuando andamos?».

Laurence Dahners, profesor de la Universidad de Carolina del Norte, investigó este tema y descubrió que existía un mecanismo mediante el cual el cuerpo retractila las articulaciones quitando materiales de los ligamentos. Muchas áreas corporales tienen funciones semejantes; una parte del cuerpo crea materiales (como los osteoblastos de los huesos, que crean tejido óseo) y otra parte consume o elimina materiales (como los osteoclastos, que disuelven hueso). La salud es el equilibrio entre estas dos funciones.

Un ejemplo de contractura retráctil es el clásico síndrome del hombro congelado. El abuelo se cae y se rompe un brazo, el hueso se recoloca y descansa en un cabestrillo durante varias semanas. Cuando llega el momento, se le quita el cabestrillo y el hueso se ha sanado, pero el hombro se ha *congelado*. ¿Qué ha ocurrido? Si bien existen numerosas causas para el síndrome del hombro congelado, como la inflamación, en este caso la causa fue la falta de uso de la articulación del hombro. El cuerpo se llevó los materiales que ya no servían y, cuando llegó el momento de usar el hombro de nuevo, este no podía responder.

El tratamiento para la contractura no es algo que sorprenda a ningún alumno de yoga: la movilización. Puedes hacerla por tu cuenta con técnicas de Yin yoga y estiramientos o mediante procedimientos mecánicos. Entre estos últimos tenemos dispositivos como la máquina de movimiento pasivo continuo, que mueve el miembro en los rangos de movimiento que tolere el paciente. Se trata exactamente de lo mismo que hacemos en Yin yoga: movemos el cuerpo suave y persistentemente en sus rangos de movimiento tolerables y lo mantenemos ahí. Al final, recobramos o incluso expandimos el rango de movimiento original de la articulación y combatimos la contractura.

En un estudio sobre reparación de contracturas se compararon el estrés intenso y corto como el de nuestras prácticas yang de yoga con el estrés moderado y mantenido durante un tiempo de nuestra práctica de Yin yoga. Los investigadores llegaron a la siguiente conclusión: «... el periodo más largo de estiramiento de fuerza baja produce la mayor cantidad de alargamiento permanente, con la menor cantidad de trauma y debilitamiento estructural de los tejidos conectivos. Por lo tanto, el alargamiento permanente del tejido conectivo da lugar a un aumento del rango de movimiento del paciente».[27] Se observó que los tipos de estrés más cortos e intensos daban lugar a «una mayor proporción de respuesta elástica, menos remodelación y mayor trauma y debilitación del tejido».[28] Si nuestro objetivo es remodelar los tejidos conectivos para combatir una contractura, el Yin yoga es el método adecuado.

La degeneración

El cuerpo crea y absorbe constantemente hueso. Si este proceso se desequilibra, ganamos masa ósea, lo cual fortalece el hueso, o bien perdemos densidad ósea, y el hueso se degenera. Hasta aproximadamente entre los veinticinco y los treinta y cinco años, solemos ganar masa ósea. Si nos ejercitamos de forma consciente, podemos continuar manteniendo o incluso añadiendo masa ósea más allá de esta edad. Pero llegará un día en que empecemos a perder densidad ósea. Esta condición se conoce como osteopenia y, en los casos más graves, como osteoporosis, la cual suele darse más entre las mujeres que entre los hombres, sobre todo cuando se acercan a la menopausia.

Según un cálculo, diez millones de estadounidenses sufren de osteoporosis y otros treinta y cuatro millones sufren de osteopenia, la cual conduce a la osteoporosis. El debilitamiento de los huesos da lugar a casi un millón y medio de fracturas anuales, la mayoría de ellas en la parte baja de la espalda. Otros puntos donde los huesos se suelen fracturar son las muñecas y las caderas.

Justo antes de la menopausia, y durante un periodo posterior de cuatro a ocho años, las mujeres empiezan a perder densidad ósea. La osteoporosis afecta actualmente a una de cada cuatro mujeres y uno de cada ocho hombres. A medida que envejecemos, la proporción aumenta: hacia el final de la menopausia, el 30 % de las mujeres sufren esta enfermedad. A la edad de ochenta, la proporción es del 70 %.[29]

Por diversos motivos, la actividad de los osteoblastos (creación ósea) puede disminuir o la actividad de los osteoclastos aumentar (absorción ósea) y causar osteoporosis. La falta de vitamina D o calcio puede conducir a la degeneración ósea. Ciertas deficiencias hormonales relacionadas con la testosterona, el estrógeno o las hormonas paratiroideas pueden también contribuir a la pérdida de hueso. Al igual que la falta de uso.

Afortunadamente, la actividad física puede hacer que los huesos crezcan más fuertes e incluso cambiar de tamaño y forma. Es bien sabido que las personas activas tienen menos probabilidades de desarrollar osteoporosis. En las autopsias se ha visto que los lugares de inserción, donde los músculos se unen al hueso, crecen de tamaño mediante un uso continuado. Un ejemplo es el trocánter menor.[30] En los corredores, este punto está muy desarrollado. Sin embargo, demasiado estrés puede ser peligroso. Se conocen corredores de maratón que han desarrollado osteoporosis más adelante en la vida.[31] Como con todo, es necesario un equilibrio.

Los huesos se han de estresar para que puedan permanecer sanos, y el estrés debe ser el adecuado. El Yin yoga proporciona estrés compresivo a los huesos, especialmente a la columna lumbar. Otras formas de yoga también estresan los huesos; la mayoría de las posturas de pie lo hacen. En Yin yoga el estrés se mantiene más tiempo, lo cual proporciona más tiempo de estrés a los huesos. Esto genera una respuesta de recuperación más larga (los huesos que se han estresado más tiempo se fortalecerán más). Muy pocas posturas de yoga activas estresarán los huesos lumbares como lo hace el Yin yoga.

La fijación

¿Te has preguntado alguna vez qué causa todos esos pequeños estallidos y crujidos que se oyen cuando estás moviendo tu cuerpo?

Hay un sinfín de mitos urbanos sobre las causas, pero en general solo son tres: una liberación de gas, la fricción o la fijación.

A veces se forman burbujas de gas en el líquido sinovial de las articulaciones. Cuando las burbujas se liberan, puede darse un pequeño estallido. Otros sonidos de crujidos provenientes de las articulaciones son causados por la fricción, algo que ocurre cuando una parte de la articulación choca con otra, como cuando crujimos los nudillos. Los crujidos causados por la fricción se suelen oír en las rodillas cuando bajamos para entrar en cuclillas: puede deberse a cartílagos o ligamentos que rozan entre sí y, a veces, es indicativo de una mala alineación de la articulación o los ligamentos.

La fijación es una adhesión temporal de dos superficies. El sonido de crujido se genera cuando las superficies se liberan. Ese pequeño estallido tan agradable que se siente en las costillas o la parte baja de la espalda cuando entras en una torsión quizá esté causada por una fijación que se libera. Suele ser agradable porque se ha liberado tensión.

La fijación se da en tres condiciones: la primera, que las dos superficies que se estén adhiriendo sean lisas; la segunda, que haya algo de líquido lubricante entre las superficies; la tercera, que las superficies estén sometidas a algún tipo de presión que las empuje a acercarse.

Un buen ejemplo de fijación es un vaso de agua helada que crea condensación (el lubricante líquido) en todo el vaso, incluida la base, que es lisa como la superficie del posavasos sobre el que se ha colocado el vaso. El agua proporciona suficiente peso para presionar el vaso contra el posavasos. Cuando levantamos el vaso, el posavasos viene pegado a la base.

Esto es la fijación. Cuando separas el posavasos de la base del vaso, quizá se oiga un sonido. Cuando rompes la fijación entre dos huesos del cuerpo, el sonido puede ser incluso más audible. Y sin duda sentirás la liberación, incluso sin el sonido.

¿Por qué nos tiene que importar romper una fijación? Lo primero, porque es agradable. Pero la principal razón es prevenir la fusión de una articulación.

Una fusión le puede ocurrir a cualquiera. La articulación entre la cadera (el ilion) y el coxis (sacro), llamada articulación sacroilíaca, se puede fusionar. Un estudio realizado en Israel en el año 2006 mostraba que el 34,2 % de los hombres examinados mediante tomografía computarizada habían formado un puente entre el sacro y el ilion.[32] El porcentaje era bastante más bajo para las mujeres: un 4,6 %. La incidencia de fusión, mediante el puente, estaba relacionada con la edad; entre las personas mayores se daba una mayor incidencia de fusión y puente. En algunas personas más mayores, también se empezaban a fusionar las articulaciones de la columna lumbar.[33] La pérdida de flexibilidad en esta zona es muy notable y constituye un grave problema.

La fusión comienza con la fijación, la fijación se cura con movilidad y la movilidad de las articulaciones es uno de los grandes beneficios del Yin yoga.

Resumen

En este capítulo hemos visto diversas razones por las que sería interesante añadir Yin yoga a nuestra práctica. Esta lista resume algunos de los principales beneficios físicos:

- Mejorar nuestro rango de movimiento y nuestra flexibilidad.
- Alargar pasivamente los músculos estresando las bolsas fasciales que envuelven las fibras musculares. Esto último puede ser especialmente útil para los grupos de músculos más grandes y más resistentes, como los isquiotibiales y los aductores.
- Reducir adhesiones que restringen el movimiento entre las superficies deslizantes de los músculos.

- Estimular el crecimiento de fibroblastos, células responsables de la creación de colágeno, elastina y las moléculas hidrófilas que hidratan los tejidos y las articulaciones.
- Hacer que los ligamentos se vuelvan más gruesos y fuertes gracias a una mayor producción de colágeno.
- Mejorar la lubricación gracias a una mayor hidratación de los tejidos, lo cual permite que las articulaciones se muevan y la fascia se deslice con mayor facilidad.
- Mantener la piel con un aspecto más joven gracias a la hidratación, que proporciona espacio para que las células migren a través de la matriz extracelular.
- Comprimir la matriz extracelular para licuar las sustancias fundamentales, que suelen tener textura de gel, y permitir que las toxinas salgan de los tejidos.
- Estimular los condrocitos y los osteoblastos que crean cartílago y hueso, lo cual ayuda a reducir la degeneración de estos tejidos.
- Restablecer las curvaturas lordóticas normales en la columna, en concreto en la zona lumbar, pero también en la zona cervical.
- Prevenir o reducir las contracturas, allá donde los ligamentos y la cápsula articular se encojen y reducen la movilidad de la articulación.
- Reducir la osteopenia y la osteoporosis, que son pérdidas peligrosas de la densidad ósea.
- Reducir la fijación, una condición que limita el movimiento de las articulaciones y, de esta forma, prevenir la fusión, es decir, una pérdida permanente de la movilidad en la articulación.

Notas

1. Limitaremos nuestro análisis de los efectos del Yin yoga al cuerpo físico, por lo que solo estudiaremos superficialmente la naturaleza de los tejidos musculares o el impacto de las formas yang de yoga sobre los músculos. Para saber más sobre musculatura y yoga, ver Michael Alter, *La ciencia de la flexibilidad*.

2. Un mantra más general que nos puede ser útil en cualquier momento es una pregunta parecida: «¿Qué me está parando?». La respuesta a esta pregunta es también muy reveladora, aunque suele ser muy difícil encontrar la respuesta.

3. El DVD de Paul Grilley *Anatomy of Yoga* explica los conceptos de tensión y compresión y el significado de estos términos para la práctica de yoga. Cada persona es diferente. Todos tenemos huesos, articulaciones, físicos e historias vitales diferentes; es imposible que todos estemos igual en todas las posturas de yoga. Comprender dónde están tus límites naturales al movimiento te ayudará a evitar lesiones graves en tu práctica de asana.

4. Johns and Wright (1962): «Relative importance of various tissues in joint stiffness», *Journal of Applied Physiology*, 17 (5), 824-828.

5. Como ahora todos somos yoguis, imagínate que son salchichas de tofu, nada de perritos calientes de ternera o cerdo.

6. Imagina un arcoíris: hay un color que se puede identificar fácilmente como rojo y otro como amarillo, pero no es posible saber el punto exacto en que acaba uno y empieza el otro. El rojo se convierte en amarillo gradualmente. Lo mismo ocurre con la fascia, los tendones y los huesos. En nuestras metodologías científicas, nos encantan los modelos en que se cortan y separan las cosas y se les dan nombres diferenciados, pero el cuerpo no es diferenciado: es una totalidad integrada. Para describirlo, es muy útil darles nombres a ciertas partes, pero sin olvidar nunca que el cuerpo no es una mera colección de partes.

7. Mark Lindsay, *Fascia: Clinical Applications for Health and Human Performance* (Clifton Park, NY: Delmar Cengage Learning, 2008), pág. 96.

8. Laurence E. Holt, *et al.*, *Flexibility: A Concise Guide* (Humana Press, 2008), pág. 118.

9. Alter, *The Science of Flexibility*, pág. 31.

10. Lindsay, *Fascia*, pág. 7.

11. Si te frotas la piel de la parte posterior del antebrazo, notarás algo de movimiento. Lo que permite que la piel se mueva de atrás hacia

delante es la fascia superficial, que es de naturaleza lubricante y permite el movimiento entre las superficies de diferentes grupos de tejidos.

12. Tomo prestado el término *pelusa* (en inglés, *fuzz*) de Gil Hedley. Un término más anatómicamente correcto que pelusa es tejido conectivo suelto. Es más correcto pero no tan poético. Gil es un somanauta que te puede llevar en un viaje al interior del cuerpo (el soma). Sus laboratorios de disección son fascinantes y los recomiendo encarecidamente a cualquiera que desee estudiar anatomía en serio. Puedes ver las charlas de Gil sobre *fuzz* en YouTube buscando «*fuzz speech*».

13. R. Schleip, *et al.*, «Fascia is Able to Contract in a Smooth Muscle-like Manner and Thereby Influence Musculoskeletal Mechanics», *Journal of Biomechanics* 39 (2006), pág. S488.

14. Es difícil de imaginar; mejor ve y encuentra una rama verde e intenta romperla limpiamente. No se puede hacer. Solo las ramas viejas y secas se parten por la mitad. La misma diferencia se da entre los huesos viejos y los huesos jóvenes.

15. Gracias al sulfato de condroitina, una molécula hidrófila que mantiene el agua en los tejidos.

16. Imagínate una tarjeta de crédito: es maleable y flexible, pero se resiste a ser estirada a lo largo o lo ancho.

17. Hay excepciones, por ejemplo y como dijimos anteriormente, los ligamentos de la columna.

18. Los fibroblastos también producen una gran variedad de otras sustancias que se encuentran en la matriz extracelular, como la elastina.

19. W. M. Bryant (1977) Wound Healing, Clinical Symposium, 29 (3)1-36 y R. J. Shephard (1982, *Physiology and Biochemistry of Exercise*. Nueva York: Praeger.

20. Es casi un trabalenguas y fácil de atragantarse cuando se intenta pronunciar. Así que llamémoslos GAG para simplificar.

21. Para estar más al día se podría llamar *hialuronano*.

22. Ver Eric F. Bernstein, *et al.*, «Glycolic Acid Treatment Increases Type I Collagen mRNA and Hyaluronic Acid Content of Human Skin», *Dermatologic Surgery*, volumen 27, n.º 5, págs. 429-433, mayo de 2001.

23. Ver «Coming Soon to a Knee Near You: Cartilage Like Your Very Own», *Science,* 5 de diciembre de 2008, vol. 322 n.º 5907, págs. 1460-1461.

24. Llamados *ama* en yoga.

25. Ver Alter, *The Science of Flexibility*, pág. 54.

26. Un estudio demostró que la tasa de absorción de la ingestión oral de sulfato de condroitina era tan solo del 5 %, lo cual significa que se necesitaban dosis mayores para que tuviese efecto. Los cirujanos también

consideran como un último recurso inyectar AH directamente en la articulación, y solo se utiliza antes de recurrir a una operación.

27. George R. Hepburn, «Contracture and Stiff Joint Management with Dynasplint», *Journal of Orthopaedic & Sports Physical Therapy* 8:10 (abril de 1987), págs. 498-504.

28. La respuesta elástica se da cuando los tejidos retornan a sus longitudes originales.

29. L. J. Melton, 3rd «How many women have osteoporosis now?», *Journal of Bone Mineral Research* 10, (1995), págs. 175-77.

30. Un lugar de inserción en los músculos flexores de la cadera en la cara interna del fémur.

31. Ver arthritis.org para saber más sobre los riesgos de correr.

32. Gali Dar e Israel Hershkovitz, «Sacroiliac Joint Bridging: Simple and Reliable Criteria for Sexing the Skeleton», *Journal of Forensic Science* 51 (2006), pág. 480-483.

33. A veces se utiliza en las articulaciones degeneradas un procedimiento llamado artrodesis para fijarlas intencionalmente, para forzarlas a fusionarse.

Capítulo VII

LOS BENEFICIOS ENERGÉTICOS

Hemos estado hablando de los beneficios físicos del Yin yoga desde la perspectiva occidental, pero existen muchos modelos potenciales que podríamos utilizar para explicar qué ocurre cuando practicamos yoga. La visión occidental, la de la ciencia y la medicina moderna, es especialmente adecuada para examinar nuestra fisiología. Pero si queremos examinar qué ocurre dentro de nuestro cuerpo desde una perspectiva energética, hay otros modelos que pueden ser útiles. En este capítulo compararemos tres modelos diferentes: el de los yoguis indios, el de los taoístas y el de la ciencia occidental. Los beneficios derivados de la práctica de yoga son diversos y dependen de las intenciones iniciales que se tengan.

La visión yóguica

En la India, la práctica conocida como yoga fue evolucionando durante miles de años. Las intenciones de la práctica de yoga son diversas: nunca existió un solo yoga. No hay un árbol del yoga que muestre la evolución de todas las distintas formas que conocemos hoy en día. Más bien, existe un bosque llamado yoga dentro del cual han convivido muchas formas de práctica maravillosas y también aterradoras. Hay decenas de definiciones de la palabra *yoga*. Yoga podía significar enganchar el carruaje, tras la muerte en el campo de batalla, y elevarse hasta perforar el disco solar para convertirse así en un ser inmortal. Muchos yoguis fueron temidos como magos capaces de adueñarse de los cuerpos de los muertos para devolverles la vida. Otros tipos de yoga permitían al yogui volar por los aires, escindirse en muchos cuerpos al mismo tiempo o entrar en otro cuerpo vivo y apoderarse de él. Los padres asustaban a sus hijos para que fuesen obedientes diciéndoles que el yogui vendría y los devoraría si se portaban mal. No era una amenaza vana: algunos yoguis mataban y se comían a la gente. Otros fueron mercenarios, guerreros que causaban temor y tenían armas desconocidas en Occidente, como los discos voladores mortales. Un yogui podía entrar en casa de un hombre, tomar la comida que quisiese, acostarse con su mujer e irse llevándose el dinero o las joyas sin que el propietario de la casa lo amonestase o interfiriese.[1]

Obviamente, estas prácticas son bastante diferentes de lo que entendemos hoy en día por yoga. Actualmente el yoga se considera algo amable y puro y se practica con la intención de crear salud y progresar espiritualmente. Estas formas de yoga existían y existen en el bosque del yoga, pero no eran los únicos árboles en ese misterioso territorio.

Alrededor del 200 d. C., empezó a florecer una forma de yoga Clásico que se resumía sucintamente en un texto conocido como los *Yoga Sutras*.[2] En esta escuela de yoga, un yogui practicaba para conquistar su mente y apaciguar las fluctuaciones internas del remolino de sus pensamientos. Una vez domesticada la mente, el yogui podía entrar en un estado de absorción meditativa profunda llamada *samadhi*. La intención de esta práctica concreta era obtener la liberación de las ataduras de la materia y, una vez abandonado el cuerpo, liberarse. A la liberación solo se podía llegar tras la muerte.[3] El enemigo eran el cuerpo y la mente, formados por *prakriti* (la materia y la energía creadas) que nos atrapa y nos engaña haciéndonos pensar que somos nuestros cuerpos o que somos nuestras mentes.[4] Nuestra sustancia verdadera, llamada *purusha*, es consciencia pura: el testigo. La naturaleza atrapa a la consciencia y, por lo tanto, la naturaleza es nuestro enemigo. Este yoga severo de ascetismo y meditación estrictos no era para todo el mundo; y no todo el mundo coincidía en que la mente y el cuerpo fuesen el enemigo.

Como reacción o contrapunto a las prácticas clásicas de yoga que negaban la vida, una nueva forma de yoga creció en el bosque: el Tantra. El Tantra yoga abrazaba la vida; uno solo se podía liberar si tenía un cuerpo. Para liberarse mientras se estaba vivo, para convertirse en un *jivan-mukta*, se exigía transformar el cuerpo y canalizar las energías interiores. El Tantra creó un sofisticado modelo que incluía todas estas energías interiores, conocidas como energías sutiles porque no es fácil comprenderlas y, menos aún, dominarlas. Una ramificación posterior del Tantra yoga, llamada Hatha yoga (que debatimos brevemente en el Capítulo I), mantuvo el modelo del cuerpo sutil creado por los tantrikas, si bien dejando de lado gran parte de las prácticas esotéricas y socialmente poco aceptables del Tantra. Con el Tantra y el Hatha, los yoguis empezaban a practicar para mejorar la salud y fortalecer el cuerpo, en lugar de hacerlo para matar al cuerpo de inanición hasta que abandonase esta miserable existencia. Una de las claves para gestionar las energías sutiles era la práctica de *pranayama*, es decir, la gestión de la fuerza vital conocida como prana.

Prana

La ciencia psicoespiritual[5] del *pranayama* se desarrolló en torno a los conceptos de energía (prana), los pequeños ríos de energía que fluyen por el cuerpo (*nadis*) y los principales plexos de energía (chacras). Una definición occidental de *energía* es la capacidad de hacer un trabajo. La explicación oriental no difiere tanto: la energía nos permite estar, vivir y actuar en el mundo. Del mismo modo que nosotros utilizamos el término *energía* para designar los diversos tipos de energía que existen, en los modelos yóguicos también se usa un solo término que abarca todas las formas de energía: prana.

Prana es vida, aunque el término también se suele referir a la respiración. Literalmente, significa «fuerza respiratoria». Este entendimiento no es exclusivo de la India. Muchas culturas antiguas equiparan la vida a la respiración. En latín, la palabra *spiritus* también significa «respiración». En el *Rig Veda*, el texto hindú más antiguo, prana se entiende como la respiración del *Purusha* cósmico.[6] *Prana* es un término que abarca diversas subcategorías.

Comprender qué es prana tiene mucha importancia para los yoguis. El control de nuestras energías, de nuestro prana, nos permite mantener o mejorar nuestra salud, tener la energía suficiente para profundizar en los misterios de nuestra existencia y calmar los vendavales internos que arrojan nuestra mente de un lado a otro. El Yin yoga nos ayuda a gestionar las energías pránicas de diversas maneras, tal y como describimos en el Capítulo II.

Aprender cómo funciona el prana y cómo podemos liberar esta energía es parte de la práctica psicoespiritual conocida como *pranayama*. Este vocablo está formada por dos palabras sánscritas: *prana* y *ayama*. El término suele malentenderse, pues muchos alumnos piensan que las dos palabras son *prana* y *yama*. *Yama* quiere decir «restringir» o «controlar» y *ayama* significa no hacer eso. Por lo tanto, en una práctica de *pranayama* buscamos liberar la energía de prana, no restringirla. Esto puede prestarse a confusión, ya que muchos profesores y autores prefieren interpretar *pranayama* como el control de la respiración. Quizá sea mejor pensar en *pranayama* como una forma de regular la respiración para liberar o ampliar el prana controladamente.

En el interior del cuerpo hay cinco tipos principales y cinco tipos secundarios de prana.[7] Aquí trataremos solo los principales:

1. **Prana**: la energía que se mueve hacia arriba y eleva. Esto puede confundir, pues *prana vayu* es un subconjunto del término general que engloba todas las energías y que también se denomina prana.[8] *Prana vayu* es responsable de la energía del corazón y de la respiración. Las ramas de un árbol que se elevan en dirección al sol son una expresión de la energía prana. Cuando inhalamos y el ánimo se nos eleva, junto con los hombros, eso es prana. Prueba a hacer lo siguiente: ponte de pie en la postura de la Montaña; sintoniza con tu prana al inhalar y elevar los brazos por encima de la cabeza; siente la energía ascendente a medida que los brazos suben.

2. **Apana**: la energía que se mueve hacia abajo y enraíza. Apana *vayu* es responsable de la eliminación, tanto a través de los pulmones (dióxido de carbono) como del tracto digestivo. Las raíces de un árbol que buscan estabilidad en su movimiento descendente son una expresión de apana. El enraizamiento descendente de nuestra exhalación comparte esa misma energía. Podemos sintonizar con apana mientras estamos en la Postura de la Montaña y, tras haber elevado los brazos por encima de la cabeza, comenzamos a llevar las manos hacia abajo y hacia el pecho; siente la energía de enraizamiento a medida que los brazos descienden.

3. **Samana**: la energía que equilibra. *Samana vayu* es responsable de la digestión y el metabolismo de las células. Su dirección es hacia dentro. Podemos sintonizar con *samana* cuando llevamos los brazos hacia el centro: entra en el Guerrero II con los brazos separados. Al exhalar lleva las manos al corazón y siente la energía de abrazar los músculos hacia tu centro.

4. **Vyana**: la energía que se mueve hacia el exterior. *Vyana vayu* es responsable del movimiento de los músculos y de equilibrar el flujo de energía a través del cuerpo. Podemos

sintonizar con *vyana* cuando extendemos los brazos como hacemos en el Guerrero II; siente la energía que se mueve hacia el exterior a medida que extiendes los brazos.[9]

5. **Udana**: la energía que se mueve hacia arriba o el aliento. *Udana vayu* es responsable de la producción de sonidos y es la energía de los cinco sentidos. Algunos textos la sitúan únicamente en la garganta, mientras que, según otros, circula por todas las extremidades y articulaciones.

Ninguna de estas energías existen aisladas. Sentir el flujo de energía es una práctica meditativa en sí misma. Sentarse unos minutos sin más y observar prana y apana exige atención. Cuando mantenemos las posturas de Yin yoga durante cinco minutos o más, se nos presenta la oportunidad de practicar esta meditación sobre la energía. El resultado de esta consciencia interior es que los pensamientos se vuelven más lentos, tal y como prometen los *sutras*.

La energía no solo existe. También fluye. Al igual que la manguera de un jardín canaliza el agua, nuestros nervios canalizan energía eléctrica. Y del mismo modo que los vasos sanguíneos canalizan energía química, el prana circula por canales en nuestros cuerpos. Estos canales se llaman *nadis*.

Los nadis

El agua necesita arroyos antes de poder convertirse en un río. El prana también necesita un canal por el que navegar. Estos canales son los *nadis*, una palabra que significa «pequeño río». Según algunos textos antiguos, como el *Shiva Samhita*, existen trescientos cincuenta mil nadis. Muchos otros textos aseguran que hay setenta y dos mil y, según el *Tri-Shikhi-Braha-Mana Upanishad*, el número es incontable.

A pesar del gran número de *nadis* que los sabios yóguicos han detectado, normalmente solo se nombran once o doce de ellos, y de estos, solo tres se suelen debatir. Sin embargo, los textos difieren considerablemente incluso en la descripción de cada uno de estos *nadis*.[10]

Los tres *nadis* más importantes son:

- El *nadi Sushumna*.
- El *nadi Ida*.
- El *nadi Pingala*.

El nadi Sushumna

Es el *nadi* más importante. La mayoría de los textos coinciden en que este canal

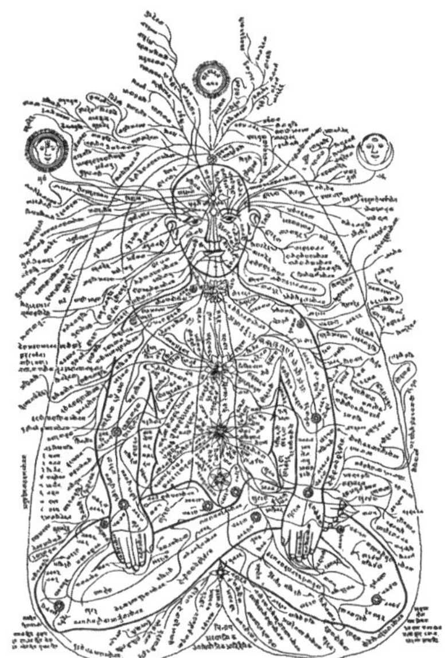

Los *nadis* descritos según el sabio tibetano Ratnasara

comienza en el chacra *Muladhara*, que está ubicado en la base de la columna. El canal se corresponde con el meridiano Vaso Gobernador en la visión taoísta del flujo de energía. El *Sushumna* fluye por el interior de la columna, pero no es la columna, es más sutil. La función atribuida a este *nadi* varía según la escuela de yoga con la que se esté estudiando.

En Tantra y Kundalini yoga, y en muchas escuelas de Hatha yoga, el *Sushumna* es el canal clave por cuyo interior fluye la energía *Kundalini*. Se dice que la energía *Kundalini* es una forma especial de energía, o la forma más elevada de prana. El término se refiere al poder de la serpiente, que se concibe como enroscada en la base de la columna, donde duerme esperando ser despertada. En algunas escuelas, la energía *Kundalini* se conoce como *Shakti*.

Georg Feuerstein sugiere que el prana se podría equiparar a la energía de una bomba atómica, mientras que la energía *Kundalini* sería como la de una bomba de hidrógeno.[11] La energía *Shakti* asciende desde su hogar situado justo debajo del chacra *Muladhara* hacia el chacra *Ajna* (según el doctor Motoyama) o el chacra *Sahas-rara* (según Feuerstein). La intención es subir la *Kundalini* por el *Sushumna* hasta la parte superior de la cabeza, donde Shiva espera reunirse con Shakti.

Una vez que la *Kundalini* se ha despertado y ha ascendido por el *Sushumna* hasta la parte superior de la cabeza, pueden ocurrir muchos fenómenos psíquicos. Quizá se perciban sonidos internos, visiones especiales y revelaciones. *Vibhutis*[12] tales como la clarividencia, la telequinesia, la telepresencia y la telepatía se podrían manifestar. La liberación mientras se sigue viviendo en el cuerpo o *jivan-mukti* se logra de esta forma.

Los nadis Ida y Pingala

En paralelo al *nadi Shushumna*, a ambos lados de la columna, están los *nadis Ida* y *Pingala*. Ida se refiere a las energías *Chandra* (yin) de la luna, mientras que *Pingala* hace referencia a las energías Surya (yang) del sol.[13]

El recorrido de estos dos canales es fuente de disputa. Los maestros modernos suelen enseñar que *Ida* comienza en el *Muladhara*, en la base de la columna, y asciende por el lado izquierdo de la columna hasta que llega a un chacra. En cada chacra, cambia de lado, hasta que alcanza la parte posterior de la cabeza. Luego sube por detrás de la cabeza, cae por la frente y termina en la fosa nasal izquierda. *Pingala* tiene un recorrido similar, pero comienza en el lado derecho y termina en la fosa nasal derecha. Juntos forman un caduceo: dos serpientes que suben en espiral alrededor del *nadi Shushumna*.

La investigación del doctor Motoyama revela que, de hecho, ninguno de los textos yóguicos describe con detalle los recorridos de *Ida* y *Pingala*. Pero en lo que todo el mundo está de acuerdo es en que los *nadis* se cruzan en los chacras y ascienden a ambos lados de la columna, al igual que las líneas de la Vejiga en la medicina china.

Algo interesante le ocurre al flujo de energía por los canales Ida y Pingala. Aproximadamente una vez cada noventa minutos, nuestra respiración cambia de lado. ¿Podrías decir cuál de tus dos fosas nasales se encuentra más abierta en este momento? Cuando estamos sanos, la respiración cambia de fosa nasal cada noventa minutos de forma aproximada. Cuando estamos enfermos, el cambio se da cada pocas horas. Se ha dicho que cuando nos ronda la muerte, la respiración ya no cambia de una fosa nasal a otra.

Cuando la respiración fluye por la fosa nasal *Surya* (derecha), estamos en un estado yang y energizado. Cuando fluye por la fosa nasal *Chandra* (izquierda), estamos en un estado yin y pasivo. Existen diversos tipos de *pranayama* para ayudar a equilibrar las energías *Surya* y *Chandra*, como por ejemplo *Nadi Shodhana* (descrito en el capítulo II). Estas prácticas se suelen hacer tras la práctica de asanas, pero también se pueden añadir a las posturas de Yin sentadas.

Según muchos profesores, hay ciertas actividades en las que no deberíamos participar según qué fosa nasal esté abierta. Por ejemplo, Pattabhi Jois, en el libro *Yoga Mala,** advierte de que no se debe hacer el amor cuando el sol está brillando ni cuando la fosa nasal derecha está abierta. Que la fosa derecha esté abierta equivale a que el sol esté brillando.[14]

Los chacras

En el cuerpo humano hay casi cien plexos. Un plexo es la confluencia (lo opuesto a la ramificación) de nervios que forman una red nerviosa. El más conocido es el plexo solar, una agrupación autónoma de células nerviosas ubicadas detrás del estómago y debajo del diafragma. Algunos científicos llaman al plexo solar el segundo cerebro. Los vasos sanguíneos también pueden formar plexos, como el plexo coroideo en el cerebro. Y los sabios yóguicos

---

* Publicado en castellano por El hilo de Ariadna, con el título *Yoga Mala. Las enseñanzas originales del maestro del Ashtanga yoga.*

nos dicen que los *nadis* forman asimismo una red y crean plexos a los que denominan chacras. Los chacras son ruedas o círculos y constituyen un modelo de la forma en que la energía sutil de nuestros cuerpos se conecta en puntos confluentes, al igual que la energía de los nervios se conecta en el plexo solar.

Hace unos mil quinientos años, los yoguis budistas desarrollaron uno de los modelos más antiguos de los chacras. Estos yoguis ayudaron a desarrollar la escuela de Tantra yoga. El mapa que crearon mostraba cinco chacras, uno para cada uno de los budas de la meditación. En la escuela del Tantra yoga, como lo practicaban en la India los yoguis hindúes, se detectaron siete plexos principales, uno para cada plano celestial de existencia (o *lokahs*) que iban desde la tierra hasta el cielo más elevado.[15]

Las teorías sobre los chacras son variadas y diversas. No existe consenso sobre el número de chacras que tenemos (hay quien describe doce o más), sus ubicaciones, descripciones o incluso el fin y la función de cada uno. Con frecuencia, los chacras se representan en diagramas con un cierto número de pétalos de loto y un color, sonido y símbolo concretos. Pero incluso aquí hay grandes divergencias. En lo que casi todo el mundo está de acuerdo es en que los chacras son centros de energía del cuerpo sutil.

El término *chacra* no designa a los plexos nerviosos ni a las glándulas endocrinas del cuerpo físico, si bien los chacras pueden estar ubicados en la misma zona general. De igual modo, los chacras no son órganos físicos del cuerpo. Se ha hablado mucho de la proximidad en ubicación y función de los chacras y los órganos endocrinos. Sin embargo, los textos yóguicos no afirman nada al respecto, y ha sido solo durante las últimas décadas cuando algunos profesores han establecido este paralelismo.

Actualmente hay disponibles muchos libros que describen los chacras con detalle.[16] Es difícil encontrar una explicación concluyente sobre qué se supone que hacen los chacras, pero podríamos decir, sin miedo a equivocarnos, que un chacra es un centro de energía sutil (prana o *Kundalini*) que ha de ser manipulado para poder lograr una salud física y espiritual completa y, finalmente, para alcanzar la iluminación. En las personas ordinarias, los chacras están infradesarrollados o incluso inactivos. La práctica de yoga ayuda a despertarlos y permite que el prana fluya por ellos. Con el tiempo, cuando los seis chacras más bajos se hayan abierto, la energía (*ayama*) estará libre para alcanzar el chacra más elevado y será posible la liberación.

La visión del doctor Motoyama

Uno de los fines del Tantra yoga y del Hatha yoga es lograr la depuración y la apertura de cada chacra. Cuando estos vórtices de energía estén abiertos, el flujo de la energía *Kundalini* o *Shakti* podrá ascender por el canal central y la consciencia fusionarse con Dios. Es fácil imaginar que estos chacras han de abrirse de forma secuencial, comenzando por el más bajo y siguiendo hacia arriba. Pero no es así como se describe en ninguno de los textos antiguos de yoga. Muchas personas tienen ya abiertos uno o dos chacras, pero los inferiores están bloqueados.

En la experiencia del doctor Motoyama, los chacras se deberían abrir siguiendo una secuencia concreta, pero no empezando por el más bajo, el *Muladhara*.[17] Él considera muy recomendable empezar por el chacra *Ajna*, el que está en el entrecejo. «Si el *Ajna* se despierta primero —nos dice—, las fuerzas kármicas ocultas en los chacras inferiores, que son abrumadoras y potencialmente peligrosas, se podrán controlar de forma segura». Tras despertar el *Ajna*, el yogui seguiría abriendo el *Muladhara* y después el segundo chacra, el *Svadhisthana*, para continuar en orden ascendente.

Según sus visiones clarividentes, el doctor Motoyama relata que los chacras no son exactamente ruedas, sino más bien conos con la raíz ubicada en la columna y el extremo superior del cono, que está abierto, situado en la superficie frontal del cuerpo. Denomina receptor a la parte frontal del chacra.

Existe otra diferencia notable entre la visión del doctor Motoyama de la función de los chacras y la de la mayoría de los autores que escriben sobre yoga. El doctor Motoyama ha establecido que los chacras son puentes entre los tres cuerpos que cada persona posee. Estos tres cuerpos son:

- El cuerpo físico y su mente: la consciencia asociada con lo físico.
- El cuerpo astral o sutil y su mente: la consciencia asociada con la emoción. Este es el hogar de prana o *Chi*. Es interesante observar que *Chi* obedece a las leyes físicas porque sirve de puente entre los cuerpos físicos y astrales. Como el haz de luz de una linterna, *Chi* se debilita con el espacio y el tiempo.
- El cuerpo causal y su mente: la consciencia asociada con la sabiduría y el intelecto. Este es el hogar de una energía psíquica superior que el doctor Motoyama llama *psi*. También es interesante observar que las leyes físicas no afectan a *psi* porque este no toca al cuerpo físico. *Psi* no se debilita con el espacio y el tiempo, sino que permanece enfocada con fuerza allá a donde se la dirija, como un rayo láser.

El doctor Motoyama nos dice que el cuerpo físico es yang si se compara con la naturaleza yin de los cuerpos astral y causal. Son los chacras los que unen estos cuerpos y permiten que la información y la energía fluya entre ellos. Y es gracias a esta unión como los yoguis de todos los tiempos han logrado realizar hazañas que hubiesen sido imposibles en condiciones normales. Por ejemplo, un maestro que ha permanecido enterrado vivo durante semanas sin aire, ni alimento, ni agua sobrevive gracias a su capacidad para transformar la energía astral en energía física.

Los beneficios del pranayama

El interés principal de los yoguis de la India era la liberación espiritual, ya fuese mientras se estaba vivo en este cuerpo (Tantra yoga) o en un estado incorpóreo tras la muerte (yoga Clásico). Para alcanzar dicha liberación, las tradiciones del Tantra y el Hatha exigían purificar y abrir los canales principales, los *nadis*, así como estimular el flujo de prana por ellos. La respiración era la herramienta principal utilizada para estimular el flujo de energía, mientras que la práctica física de Hatha yoga se convirtió en la herramienta principal para acabar con cualquier bloqueo que impidiese el flujo de prana.

Desde el punto de vista de la energía, hay dos razones clave para hacer yoga: la primera es estimular o activar el flujo de energía; la segunda es eliminar bloqueos.[18] Es algo análogo a la manguera de un jardín que lleva muchos años abandonada en el patio trasero. Con el tiempo, el barro y los residuos de los insectos atoran la manguera. Cuando vamos a utilizarla de nuevo y abrimos la llave de paso del agua (que es análogo a estimular el flujo de prana), no ocurre nada. Necesitamos hacer un poco de yoga con la manguera: la doblamos y retorcemos para soltar los bloqueos, abrimos el paso del agua y la energía ya puede fluir libremente. Es lo que hacemos en nuestra práctica de yoga: movemos el cuerpo mediante la práctica de asana y abrimos el paso de la energía mediante la respiración.

Los maestros enseñan muchas formas diferentes de *pranayama*, si bien puede ser peligroso jugar con ellas.[19] Como cualquier herramienta, el *pranayama* se puede utilizar erróneamente: es esencial ser guiados por una maestra con experiencia si queremos explorar los *pranayamas* más esotéricos, sobre todo las versiones muy yang. No obstante, el trabajo de respiración más yin, tal y como se describe en el Capítulo II, puede proporcionar en gran medida los beneficios que los yoguis buscan: una mente tranquila.

La visión taoísta

En el Capítulo I comenzamos a explorar un mapa taoísta que describe la experiencia de los yoguis de la antigua China. Vimos cómo, de las cinco prácticas taoístas principales, la alquimia interior se convirtió en la práctica elegida por aquellos yoguis que buscaban la inmortalidad física.[20] Controlar la energía era uno de los componentes clave de la práctica taoísta, al igual que ocurría en la India. Mientras que las intenciones eran las mismas, los procesos eran diferentes, y los mapas creados por los taoístas muestran distintos conceptos y prácticas. Con el tiempo, los mapas trazados por los antiguos taoístas resultaron de utilidad para que los médicos trataran a sus pacientes. Así evolucionó una rama de medicina que hoy en día llamamos medicina tradicional china.[21] Para entender la medicina china y las prácticas alquímicas de los taoístas (y para comprender los beneficios para nosotros, los *yinsters* modernos), es indispensable familiarizarse con los conceptos más importantes de los mapas taoístas.

Chi

En la medicina china se usa un modelo del cuerpo basado en la energía y los canales por los que esta fluye para nutrir a los órganos. Al igual que el prana adopta muchas formas, en el modelo chino hay tres energías principales: *Chi* (también escrito *Qi*), *Jing* (también escrito *Ching*) y *Shen*. Aquí los canales son semejantes a los *nadis* yóguicos y se llaman meridianos.[22] Donde los modelos yóguicos incluyen centros psicoenergéticos llamados chacras, en los modelos chinos los órganos son los centros principales de almacenamiento y distribución de energía. En el modelo chino, los órganos son en realidad funciones que residen no solo dentro de la ubicación física de los órganos tal y como los conocemos en Occidente, sino dentro de cada célula del cuerpo.

La palabra *Chi*, que deriva de la palabra *respiración*, al igual que *prana* o *espíritu*, designa esta fuerza vital esencial. Pero a diferencia de prana, *Chi* es un concepto mucho más amplio. No solo es fuerza vital: chi es también la fuerza mística y sutil que mueve el universo. Uno de los significados de la palabra es «clima». Otro es «respiración del cielo». *Chi* es el pulso del universo mismo. Se encuentra en todos los sitios y en todas las cosas, animadas e inanimadas. No es exactamente energía o materia; más bien se puede considerar energía a punto de transformarse en materia, o materia a punto de convertirse en energía. *Chi* es lo que va a ser y lo que es. *Chi* no es la causa que da lugar a algo, pues siempre está presente, antes, durante y después de cualquier cambio o evento.[23] Que *Chi* sea algo real o una simple metáfora no tiene importancia: miles de años de uso médico efectivo demuestran la gran utilidad de este mapa.

Cuando hablamos de la visión india de la energía, vimos que existían cinco tipos principales de prana dentro del cuerpo. De igual modo, los médicos y yoguis taoístas distinguieron cinco tipos de *Chi*, conocidos como texturas fundamentales:

- *Chi*.
- Sangre.
- *Jing*.
- *Shen*.
- Fluidos.

Sangre

Se trata de lo que normalmente conocemos como sangre en Occidente, pero con algo adicional. La sangre se mueve constantemente a través del cuerpo, fluyendo tanto por los vasos sanguíneos con los que estamos familiarizados en Occidente como por los meridianos. La sangre sustenta, nutre e hidrata. Es un complemento yin del *Chi* yang. Si el *Chi* activa, la sangre calma. Si el *Chi* avanza, la sangre permanece.

Jing

Hay muchas interpretaciones diferentes sobre qué es exactamente el *Jing* y qué hace. Entendido a veces como esencia, el *Jing* se puede considerar la base material de nuestro cuerpo que nutre y alimenta nuestras células. También enfría el cuerpo y, por lo tanto, es de naturaleza yin. Controla los ciclos a lo largo de la vida, más que los rápidos ritmos diarios. Con una amplia provisión de *Jing*, nos vamos volviendo sabios a medida que maduramos y cumplimos años. Si no poseemos suficiente *Jing*, envejecemos con menos elegancia y luchamos contra los cambios que se dan en nuestro cuerpo.

Una definición de *Jing* establece que es una forma de *Chi* que se encuentra en los fluidos sexuales. Otra posible definición es la de *Jing* como portador de nuestra naturaleza física original. El *Jing* está en el ADN con el que las células trabajan; está almacenado en los riñones y es transportado en el semen y los fluidos menstruales. Desde el Riñón, se distribuye a todos los otros órganos y contribuye a su funcionamiento normal y saludable.

Hay dos tipos de *Jing*: «del cielo anterior» (el *Jing* que recibimos antes del nacimiento) y «del cielo posterior» (el que adquirimos al vivir, comer y ejercitarnos). Desgraciadamente, nuestras existencias de *Jing* prenatal son fijas y no se pueden reponer. Una vez lo utilicemos todo, la vida se acaba. El *Jing* se consume constantemente por el simple hecho de estar vivo, si bien algunas actividades hacen que se consuma con mayor rapidez, como el estrés, la enfermedad, tener sexo en exceso o inadecuadamente o el abuso de sustancias. Hay actividades que restauran el *Jing*, pero solo el posnatal.

Piensa en el *Jing* como en dos cuentas bancarias. Una sería una cuenta de ahorros en la que nunca puedes ingresar dinero. Esta cuenta se encuentra llena al nacer. La segunda es una cuenta corriente de la que puedes retirar y en la que puedes depositar dinero. Cuando tu cuenta corriente entra en números rojos, se transfieren fondos de forma automática desde tu cuenta de ahorros. Cuando la cantidad disponible en tu cuenta de ahorros sea cero, ¡se acabó! Final de la partida.

El secreto de la longevidad es usar tan poco *Jing* del cielo anterior como sea posible, al tiempo que se acumula *Jing* del cielo posterior mediante prácticas taoístas tales como el *chi kung*, el taichí o el Yin yoga. Más allá de estas prácticas concretas, vivir con atención plena alargará tu vida y desarrollará tu sabiduría. Ingiere alimentos saludables, duerme mucho, pasa tiempo con gente que te inspire y evita actividades, individuos y prácticas no saludables.[24]

Shen

Shen es un término amplio. Una traducción que le hace poca justicia sería «alma». A veces, los cristianos chinos utilizan la palabra *Shen* para designar a Dios. Su densidad es la opuesta a la de *Jing*: *Shen* es la forma más refinada y sutil de *Chi*. El shen es la fuerza interior que respalda al *Chi* y al *Jing* y está estrechamente relacionado con la consciencia. El *Shen* es consciencia. También está relacionado con la creatividad. Cuando el *Shen* se debilita, la persona sufre de diversas maneras: se vuelve olvidadiza y su pensamiento se nubla, o puede que se comporte de forma errática.[25]

Fluidos

Los fluidos son el resto de los líquidos de los que aún no hemos hablado. Entre ellos se incluyen la saliva, la orina, el sudor y todos los líquidos digestivos. Algunos fluidos son oscuros y pesados, mientras que otros son ligeros y claros. Los fluidos lubrican, nutren y alimentan la piel, el cabello, los músculos, las articulaciones, el cerebro, los órganos, los huesos y la médula. Están relacionados con la sangre, pero estos otros fluidos no son tan profundos ni tan importantes como ella.

Otras formas de Chi

Las categorías de *Chi* que hemos expuesto no constituyen el único modelo en uso. Algunos practicantes chinos tienen otros mapas de *Chi*. Al igual que los yoguis de la India descubrieron 10 tipos de prana, algunos yoguis daoístas han descubierto 32 tipos diferentes de *Chi*. Las categorías de *Chi* son:

- *Yuan Chi*: el *Chi* original que nos ha sido otorgado antes de nacer y que gobierna nuestros órganos *Zang-Fu*.
- *Gu Chi*: el *Chi* de los alimentos, que también se denomina chi de grano.
- *Kong Chi*: el *Chi* del aire.
- *Zong Chi*: el *Chi* aglutinador que se crea al combinar *Gu Chi* y *Kong Chi*. *Zong Chi* hace circular la sangre.
- *Zheng Chi*: el *Chi* verdadero creado a partir del *Zong Chi* con la participación del *Yuan Chi*. Es a esta forma de *Chi* a la que los textos se refieren con mayor frecuencia.
- *Ying Chi*: el *Chi* nutricio que alimenta a los órganos y produce sangre.
- *Wei Chi*: el *Chi* defensivo que protege y calienta el cuerpo.
- *Chi* del órgano: cada órgano tiene su propia forma de *Chi*.
- *Chi* de la tierra: la forma de *Chi* de la que suele ocuparse el *Feng Shui*, el arte de organizar el hogar de forma armónica con el flujo de *Chi* en la naturaleza.
- *Chi* del sol o del cielo: la energía que nos llega desde arriba.

La lista no es exhaustiva. Muchas de estas formas de *Chi* se combinan para crear diferentes tipos de *Chi*. Como sucede con *jing*, al nacer se nos adjudica una cierta cantidad de *Chi*, pero podemos obtener más mediante la dieta, la respiración, el ejercicio y la meditación.

La función del Chi

Una importantísima finalidad del *Chi* es dar apoyo al funcionamiento de los órganos. El *Chi* ayuda a que se digieran los alimentos y se transformen en sangre y energía, defiende al cuerpo de las infecciones y los patógenos, mantiene la circulación y la temperatura corporales y hace que los órganos permanezcan en su sitio y la sangre en los vasos sanguíneos y se encarga de la eliminación de materiales sobrantes. El *Chi* posibilita todos los movimientos y el crecimiento. Cuando está desequilibrado, puede estancarse o volverse insuficiente; es entonces cuando se abre la puerta a la enfermedad y los trastornos.

Existen cuatro condiciones patológicas claves de *Chi*:

1. *Chi* deficiente: se manifiesta en forma de dificultades respiratorias, mareos, fatiga y palidez.
2. *Chi* hundido: se manifiesta como un prolapso de los órganos.
3. *Chi* estancado: se manifiesta en distintos tipos de dolor.
4. *Chi* rebelde: se manifiesta en forma de tos, eructos, vómitos o hipo.

La importancia del *Chi* para la salud está clara. Desde una perspectiva meramente pragmática, aprender a adquirir y utilizar correctamente el *Chi*, y a mantenerlo fuerte y móvil, contribuirá a acrecentar la longevidad de la persona. La calidad de la vida dependen también de otros aspectos del *Chi*, como son la fuerza de la energía *Shen* (espíritu) y la salud de los órganos.

Describir el alcance total de los mapas que los taoístas crearon para la energía requeriría varios volúmenes. Dejaremos aquí nuestro estudio sobre el concepto taoísta de la energía y pasaremos a examinar el siguiente concepto de importancia: los Órganos. A diferencia del concepto de chacras desarrollado por los yoguis indios, que se ubican en el cuerpo sutil, los Órganos son físicos.

Los Órganos

En el concepto taoísta, los Órganos no son simplemente entidades físicas, sino que son funciones. Estas funciones residen en todo el cuerpo, no en un solo lugar. Del mismo modo que el cuerpo en general necesita de estas funciones para mantener la salud, cada célula las necesita también. No podemos simplificar y decir que el cuerpo necesita oxígeno y necesita eliminar productos de desecho. Las funciones de la respiración (mediante el Pulmón) y la eliminación (mediante el Riñón) están generalizadas: cada célula de nuestro cuerpo precisa ser alimentada y nutrida y que se eliminen sus productos de desecho.

Ya hemos visto que los modelos de la medicina china suelen referirse a los Órganos con una mayúscula inicial para diferenciarlos de los órganos en el modelo occidental, donde se los designa con una minúscula inicial. Cuando veas la palabra *Corazón*, sabrás que se refiere a la función del Órgano del Corazón y no al órgano físico del corazón, tal y como lo conocemos en Occidente.

ÓRGANO	TIPO	COMPAÑERO	EMOCIÓN	ELEMENTO	FUNCIÓN
Estómago	*Fu*	Bazo	Preocupación/ Creatividad	Tierra	Reserva de alimentos y agua
Bazo	*Zang*	Estómago		Tierra	Controla la digestión, almacena intención o determinación
Hígado	*Zang*	Vesícula Biliar	Ira/Bondad	Madera	Almacena sangre, regula el flujo de *Chi*, controla los tendones, hogar de *Shen*

ÓRGANO	TIPO	COMPAÑERO	EMOCIÓN	ELEMENTO	FUNCIÓN
Riñón	*Zang*	Vejiga	Miedo/Sabiduría	Agua	Regula el volumen de agua, coordina la respiración, almacena *Jing*
Vejiga	*Fu*	Riñón		Agua	Almacenamiento y evacuación
Vesícula Biliar	*Fu*	Hígado		Madera	Reserva de bilis (*Chi* del Hígado)
Corazón	*Zang*	Intestino Delgado	Susto/ Amor	Fuego	Circulación sanguínea, funciones mentales
Pulmón	*Zang*	Intestino Grueso	Tristeza/ Belleza	Metal	Controla el *Chi* y la respiración, regula el flujo de agua
Intestino Delgado	*Fu*	Corazón		Fuego	Recibe y contiene alimentos y agua
Intestino Grueso	*Fu*	Pulmón		Metal	Participa en el transporte y la transformación
San Jiao	*Fu*				Digestión
Pericardio					Circulación

Las funciones del cuerpo se basan en cinco Órganos sólidos u órganos *Zang*. Son el Corazón, el Bazo, el Pulmón, el Riñón y el Hígado. En la vida todo necesita yin y yang para tener un equilibrio. Por lo tanto, estos órganos *Zang* de naturaleza yin tienen sus compañeros yang que son los Órganos *Fu* huecos: la Vejiga, la Vesícula Biliar, el Intestino Delgado, el Estómago y el Intestino Grueso. Cada par de Órganos está conectado mediante canales o meridianos. Cada par de Órganos *Zang* también está asociado con uno de los cinco elementos de la cosmología taoísta y, a través de estos elementos, con nuestras emociones.

Órganos Zang

Son las vísceras del cuerpo, los órganos sólidos que almacenan nuestras energías y fluidos. Estos Órganos se pueden considerar yin en relación con sus compañeros, los Órganos *Fu*, porque son sólidos. Los Órganos *Zang* regulan lo siguiente:

El Corazón (y el Pericardio)

El Corazón es el gobernante de todos los Órganos *Zang*. Controla nuestra actividad mental y la circulación de la sangre. Los problemas de corazón se suelen poder ver en la cara, la complexión y la lengua. En este modelo, nuestros pensamientos no están regidos por el cerebro. El cerebro es simplemente un lugar donde se reciben y almacenan pensamientos. Nuestra salud mental, nuestra capacidad para pensar y el vigor de la sangre están relacionados directamente con la fuerza del *Chi* de nuestro Corazón. Un *Chi* débil provoca insomnio y sueño de mala calidad, pesadillas, torpeza y palpitaciones en el corazón. Si el Corazón está débil, puede ser que nos sobresaltemos o asustemos fácilmente; si el Corazón está fuerte, nos es más fácil amar. Amar y sentirse amado pueden fortalecer el corazón.

El Bazo

En la medicina china, el Bazo tiene un papel crucial en el proceso de digestión y distribución de los nutrientes. Si el *Chi* del Bazo está fuerte, la esencia de los alimentos se distribuye por todo el cuerpo. Si su *Chi* está débil, el cuerpo se vuelve desnutrido y débil. La misma distribución tiene lugar para el agua. El Bazo garantiza la hidratación adecuada de las células y la eliminación de agua mediante los riñones. Como la sangre es agua en su mayor parte, el Bazo afecta directamente a la calidad de nuestra sangre. El Bazo controla también el buen funcionamiento de nuestros miembros y mantiene el sistema musculoesquelético. Afecta a las funciones mentales de la intención, la fuerza de voluntad y la consciencia de las posibilidades de cambio.

La debilidad del Bazo se suele poder ver en los labios y la boca. Si los alimentos saben bien, el Bazo está trabajando bien. Si el *Chi* del Bazo es débil, la preocupación puede ser una compañera habitual. A su vez, la preocupación debilita al Bazo (además de crear problemas de estómago).[26] Si el Bazo está fuerte, tenemos una gran capacidad creativa.

El Pulmón

El Pulmón controla el *Chi* (respiración) y, al ser el primer contacto con los vientos externos, tiene que ser vigilante. Está asociado con el *Chi* defensivo que garantiza que no entre nada dañino en el cuerpo. El Pulmón ayuda a controlar el agua y los fluidos. El edema (retención de agua) puede venir causado por una debilidad del Pulmón.

La calidad del *Chi* del Pulmón se suele poder ver en la piel y el pelo. La tristeza continua y persistente puede ser una señal de debilidad en el Pulmón. Sentir mucha aflicción y tristeza puede debilitarlo; basta notar lo que ocurre cuando estamos tristes y lloramos: los pulmones sufren espasmos involuntarios. Nuestra capacidad para ver y apreciar la belleza denota un Pulmón sano. A su vez, percibir y disfrutar la belleza puede fortalecer al Pulmón.

El Riñón

El Riñón almacena *Jing*. Aquí es donde la esencia de nuestro cuerpo se puede convertir en *Chi* del Riñón, que sirve para ayudar a este a controlar el agua. El Riñón envía agua limpia y sana hacia arriba para que circule por el cuerpo, así como aguas usadas y turbias hacia abajo para su eliminación. El Riñón también gobierna el uso del agua. Como la sangre y los huesos están estrechamente relacionados con el agua, el Riñón es asimismo responsable del funcionamiento correcto de ambos. Se dice que la determinación está almacenada en el Riñón, el cual está también conectado directamente con la salud y la función reproductiva.

Los problemas de Riñón se suelen poder ver en las orejas y los genitales. Estos problemas pueden dar lugar a ansiedad o miedo que surgen en momentos inapropiados.[27] A su vez, sentir demasiado miedo puede debilitar al Riñón que, por otro lado, puede también ser una fuente de gran sabiduría: cuando el Riñón funciona bien, maduramos con dignidad.

El Hígado

El Hígado es el hogar de *Shen*, el alma. Cuando nuestro *Shen* está tranquilo, el Hígado está funcionando bien y podemos observar imparcialmente cómo transcurre la vida. El Hígado tiene muchas funciones fisiológicas, pero la principal es regular la cantidad de sangre en circulación. Si el Corazón gobierna el flujo de sangre, el Hígado la almacena y la libera. Esta es la razón por la que el *Chi* del Hígado es importante para la vitalidad de todas las partes del cuerpo.

La debilidad del Hígado se suele poder ver en los ojos y los tendones. El dolor en las rodillas es una señal de debilidad, al igual que tener los ojos amarillentos. Cuando el *Chi* del Hígado es débil, podemos irritarnos o enfadarnos en exceso o bien ser incapaces de expresar ira.[28] A su vez, los problemas de gestión de la ira pueden ocasionar problemas de Hígado. Pero cuando el Hígado está saludable, ser amables es fácil; y siendo amables podemos ayudar a sanar nuestro hígado.

Los Órganos Fu

Los Órganos *Fu* son los Órganos receptores. Son Órganos huecos de naturaleza yang que reciben los fluidos y las energías de sus compañeros *Zang*. Estos Órganos excretan desechos y reciben, digieren, absorben y transmiten nutrientes. Podemos generalizar y decir que los Órganos *Fu* transforman y transmiten.

El Intestino Delgado

El Intestino Delgado, que está emparejado con el Corazón, recibe y almacena agua y alimentos. Tal y como lo entendemos en Occidente, en la medicina china el Intestino Delgado digiere alimentos, los convierte en nutrición y envía lo que no se puede aprovechar hacia abajo para ser excretado. Un médico chino llamaría «turbio» a lo que no se puede aprovechar y «claro» a lo nutritivo. Si padecemos de mucho calor o mucha humedad, pueden surgir problemas en el sistema urinario y la turbidez aumentará.

El Estómago

El Estómago, que está emparejado con el Bazo, recibe y digiere alimentos. También almacena alimentos y agua. Si el *Chi* del Estómago es débil, la comida se estanca y surge todo tipo de problemas digestivos.

El Intestino Grueso

El Intestino Grueso, que está emparejado con el Pulmón, compacta nuestros desechos sólidos. Al igual que el *Chi* del Pulmón controla el agua, el Intestino Grueso también afecta al agua mediante su capacidad de absorberla. Si la absorción es poca, sufrimos de diarrea, pero si es mucha, sufrimos de estreñimiento.

La Vejiga

La Vejiga, que está emparejada con el Riñón, almacena y excreta la orina. Cuando hay problemas con el *Chi* del Riñón, pueden aparecer trastornos tales como micción frecuente o la necesidad de levantarse repetidamente de noche para orinar.

La Vesícula Biliar

La Vesícula Biliar, que está emparejada con el Hígado, almacena y excreta bilis. En la medicina china, la bilis se considera *Chi* del Hígado, y no un subproducto de la digestión de grasas del hígado, tal y como creemos en Occidente. Junto con el Hígado, la Vesícula Biliar genera y controla la sangre y los niveles generales de *Chi*. Si está débil, la Vesícula Biliar puede hacer que nos volvamos indecisos o inseguros. Si está fuerte, la Vesícula Biliar nos permite ser decididos y valientes.

El *San Jiao*

Este Órgano no tiene un compañero occidental. A veces se lo conoce como Triple Calentador y su función está relacionada con la digestión y la eliminación en general. Existen numerosas opiniones sobre qué es y qué hace el Triple Calentador. Normalmente se le atribuyen tres ubicaciones y funciones separables:[29]

- El *Jiao* superior, ubicado sobre el diafragma, distribuye agua en forma de neblina por todo el cuerpo y ayuda al Corazón y al Pulmón.
- El *Jiao* medio, ubicado entre el diafragma y el ombligo, ayuda al Estómago y al Bazo con la digestión y el transporte de nutrientes;
- El *Jiao* inferior, ubicado debajo del ombligo, ayuda al Riñón y la Vejiga en sus tareas de eliminación.

Además de los Órganos *Zang* y Fu que listamos aquí, en los modelos chinos existen otros seis Órganos diferentes. Estos Órganos de consciencia están asociados con la energía *Jing* y son: el Cerebro, la Médula Ósea, los Vasos Sanguíneos, el Útero, la Vesícula Biliar (¡de nuevo!) y los Meridianos, que se describen a continuación.

Los meridianos

Meridiano es la traducción al español de la palabra china que designa a los canales que conducen la energía a través del cuerpo. Estos conductos forman una red. Si la red se perturba o si hay bloqueos, el cuerpo no funcionará correctamente: si el *Chi*, el *Jing* y el *Shen* no fluyen como es necesario, los Órganos no realizarán su función y se ocasionará un desequilibrio. Cuando los meridianos están limpios y abiertos, la energía fluye libremente y todo está como tiene que estar.

Si prestamos atención a los caminos que hay en nuestro cuerpo sutil desde la perspectiva yóguica, descubriremos que los yoguis de la Antigüedad intuyeron miles y miles de caminos individuales que llamaron *nadis*. Tanto los mapas indios como los taoístas muestran que el cuerpo está recorrido por conductos en los que las energías sutiles fluyen en nuestro interior.[30]

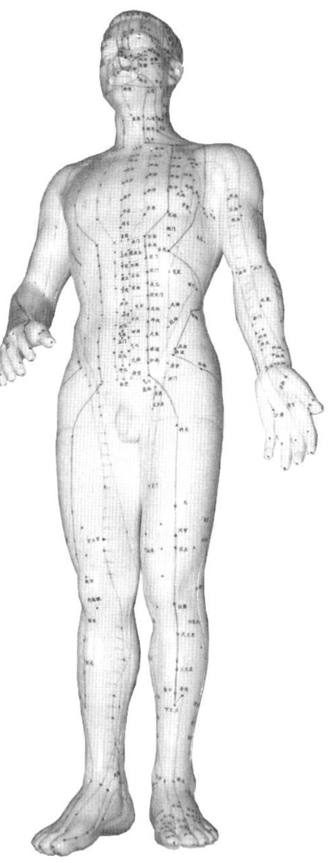

El Sr. Meridiano

Como en la India, los psiconautas chinos se dieron cuenta de que no todos los canales tienen la misma importancia. En China, donde había más interés en el bienestar físico y en la longevidad, se nombraron setenta y un meridianos, siendo catorce de ellos los más importantes. Cada uno de los diez Órganos principales tiene su meridiano asociado. El meridiano puede ser yin o yang, según la naturaleza *Zang* o *Fu* del Órgano. El Pericardio y el *San Jiao* también tienen sus meridianos asociados que, junto con el resto, constituyen los doce meridianos principales conocidos como *Jing Mai*. Más tarde hablaremos de los dos canales adicionales importantes que elevan el número de meridianos principales a catorce.

De momento, limitaremos nuestro estudio a los doce meridianos principales. Seis de ellos comienzan o terminan en los pies. Por su ubicación en el cuerpo, estos meridianos se consideran yin, mientras que los otros seis que comienzan o terminan en las manos se consideran yang. Al ser yin, los meridianos de la parte inferior del cuerpo se ven más afectados durante la práctica de Yin yoga que los meridianos yang de la parte superior del cuerpo. Comenzaremos nuestro estudio con estas seis líneas inferiores.[31] Describiremos cada meridiano como una línea sencilla, aunque normalmente hay dos meridianos, uno en cada lado del cuerpo.

Los meridianos de la parte inferior del cuerpo

Estas seis líneas son las que se ven más afectadas por las asanas de Yin yoga. Eso no quiere decir que no podamos estresar las otras líneas de los meridianos durante nuestras posturas de Yin yoga; podemos hacerlo y lo hacemos. Pero como el Yin yoga incide principalmente sobre la región que va del ombligo a las rodillas, solemos trabajar con más frecuencia con estas seis líneas inferiores.

El meridiano del Hígado

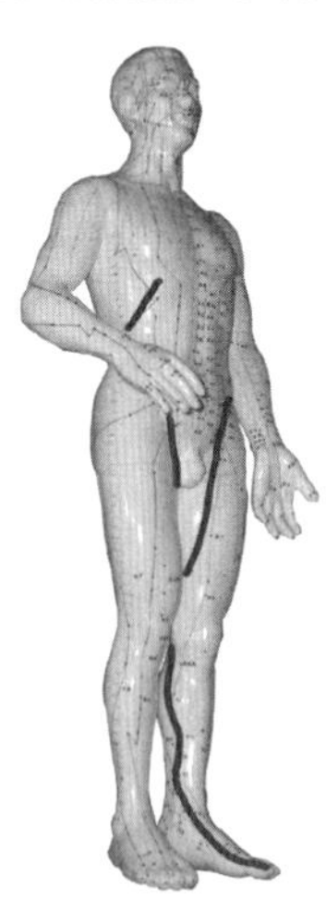

El meridiano del Hígado empieza en la parte interna de la uña del dedo gordo y recorre el empeine del pie. Desde aquí sube por delante del tobillo para seguir su recorrido ascendente por la parte interna de la pierna hasta que alcanza la zona del pubis. Aquí hace una curva alrededor de los genitales externos y sigue hacia el abdomen bajo,[32] donde entra en el hígado y la vesícula biliar. Luego sigue ascendiendo y se ramifica en varias direcciones. Una de estas ramas conecta con el meridiano del Pulmón. En su camino ascendente, sigue por la garganta y conecta con los ojos antes de volver a ramificarse. Una rama baja atraviesa las mejillas y rodea los labios, mientras que otra más alta cruza la frente hasta la coronilla, donde se une con el meridiano Vaso Gobernador.

El dolor de la parte baja de la espalda o de abdomen y los trastornos mentales pueden ser una señal de un desequilibrio del Hígado. Sentir ira o irritación frecuente o desproporcionada también puede ser una señal de una disfunción del Hígado.

El meridiano de la Vesícula Biliar

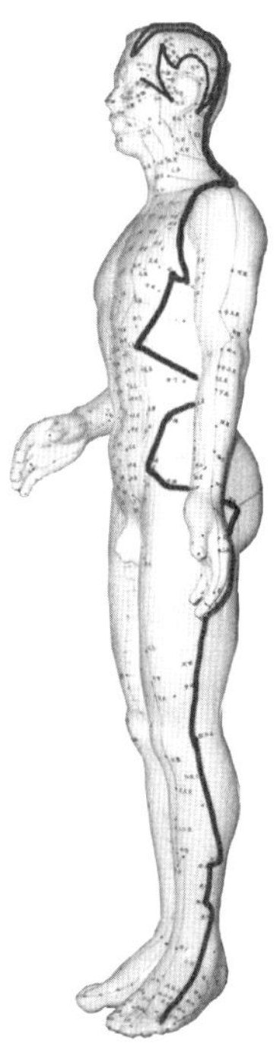

El meridiano de la Vesícula Biliar empieza en la esquina externa del ojo para inmediatamente ramificarse en dos. Una rama principal permanece superficial haciendo curvas por el lateral de la cabeza y por encima de la oreja, para después ir bajando por el lateral del cuello. Desde aquí sigue la parte alta del hombro y pasa por debajo del hombro zigzagueando por el lateral de las costillas hasta las caderas. La otra rama penetra en el cuello y desciende hasta el hígado y la vesícula biliar. Desde ahí sigue descendiendo hasta volver a unirse con la primera rama en la parte delantera de la cadera. Ya convertido en una línea única, desciende por el exterior del muslo y la rodilla hasta alcanzar el tobillo. A continuación recorre el empeine hasta el cuarto dedo del pie; otra rama se separa en el tobillo para recorrer el empeine y unirse al meridiano del Hígado en el dedo gordo.

El dolor de cabeza, la visión borrosa y los dolores en la parte lateral del cuerpo, incluidos los ojos, los oídos y la garganta, pueden ser una señal de problemas en el meridiano de la Vesícula Biliar.

El meridiano del Riñón

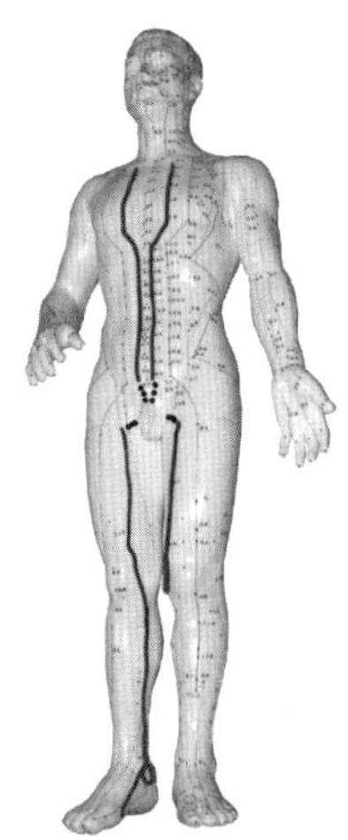

El meridiano del Riñón empieza en la parte externa del dedo pequeño del pie e inmediatamente pasa por debajo de la planta del pie. Sigue el arco del pie, rodea la parte interior del tobillo, recorre el talón y sube por la parte más interna de la pierna hasta el coxis. Luego sigue la columna hasta el riñón y se ramifica. Una rama se dirige hacia la vejiga, donde vuelve a la superficie del abdomen y sube por el pecho para terminar en la clavícula. La otra rama toca el hígado y el diafragma y sube a través de los pulmones y la garganta hasta acabar junto a la raíz de la lengua.

Aquí la desarmonía viene indicada por problemas ginecológicos, trastornos genitales y problemas en los riñones, los pulmones y la garganta. Algunos ejemplos serían la impotencia, orinar con frecuencia y debilidad en las extremidades inferiores. También puede haber ansiedad y miedo.

El meridiano de la Vejiga

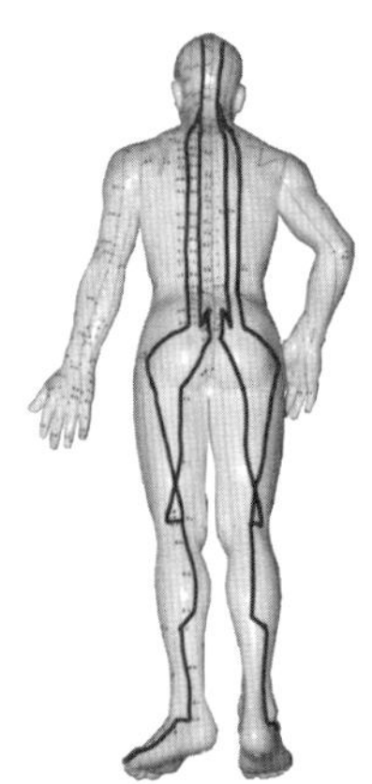

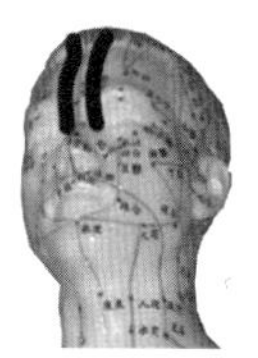

El meridiano de la Vejiga empieza en la parte interna del ojo y sube atravesando la frente hasta la coronilla. Aquí se separa una rama y entra en el cerebro, para luego emerger en la escápula y recorrer la línea interna de la escápula hacia abajo por la columna, hasta los glúteos, donde vuelve a entrar en el cuerpo y avanza hasta la vejiga y el riñón. La segunda rama baja desde la coronilla por la parte trasera del cuello y el hombro y sigue su recorrido por fuera y en paralelo a la primera rama. Esta rama continúa bajando por la parte trasera de los glúteos y las piernas, rodea la parte exterior del tobillo, pasa por el borde externo del pie y termina en el dedo pequeño del pie.

Las señales de desarmonía en la Vejiga pueden ser dolores de espalda, dolores de cabeza, imposibilidad de orinar, problemas mentales y enfermedades en las extremidades inferiores.

El meridiano del Bazo

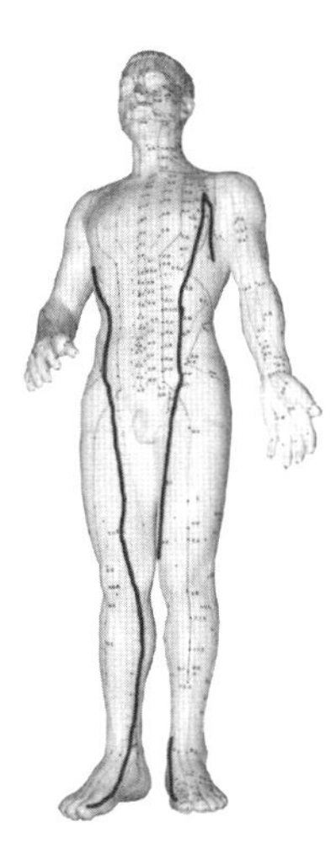

El meridiano del Bazo empieza en el interior del dedo gordo del pie, recorre el interior del pie y luego gira y sube por la parte interna del tobillo y la espinilla. Llega a la rodilla, pasa justo por encima del meridiano del Hígado, sigue por la parte delantera del muslo y entra en la cavidad abdominal justo encima del hueso púbico. Se conecta con el bazo y luego con el estómago, donde se ramifica. La rama principal sale a la superficie y sube por el pecho hasta la garganta, donde vuelve a entrar en el cuerpo y se dirige hasta la raíz de la lengua, donde se expande. La segunda rama permanece interna, llega hasta el corazón y se conecta con el meridiano del Corazón.

Las señales de desarmonía en el Bazo son problemas de estómago, flatulencia, vómitos e hinchazón. También puede haber preocupación desproporcionada.

El meridiano del Estómago

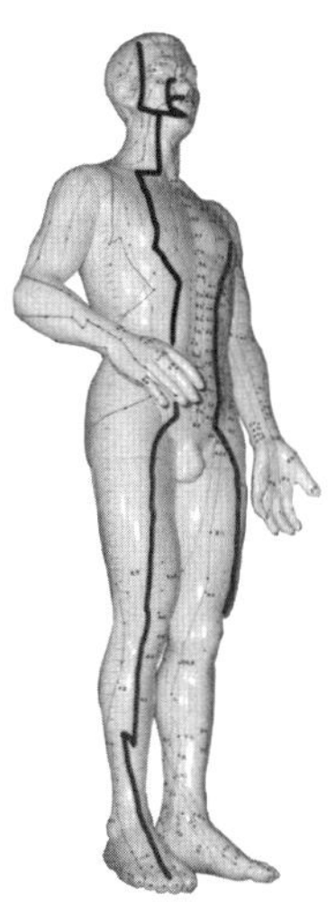

El meridiano del Estómago empieza en el lateral de la nariz y sube hacia la esquina del ojo antes de descender por el lado de la nariz. Entra por la encía superior y sigue por la parte exterior del labio hasta la mandíbula inferior y hacia la articulación de la mandíbula. Desde aquí, una rama asciende por la parte delantera de la oreja hasta la frente. La otra rama desciende por el cuerpo hasta el diafragma y llega al estómago y el bazo. Una tercera rama emerge desde la mandíbula inferior y recorre el exterior del cuerpo, cruzando el pecho y el abdomen hasta terminar en la ingle. La línea que va por el estómago se reconecta con esta tercera rama, baja por la parte delantera de la pierna y llega al empeine. Aquí se divide de nuevo. La rama principal termina en la punta externa del segundo dedo del pie. La otra rama alcanza el interior del dedo gordo del pie. Justo debajo de la rodilla, una rama adicional se divide para buscar el lado externo del tercer dedo del pie.

Las señales de problemas en el meridiano del Estómago pueden ser hinchazón, vómitos, dolor en cualquiera de las áreas que atraviesa el meridiano (boca, nariz, dientes, etc.) y problemas mentales.

Los meridianos de la parte superior del cuerpo

Hay seis meridianos que comienzan o terminan en los dedos de las manos. Todos ellos pasan por el hombro o la axila. Aunque la práctica normal de Yin yoga no incide sobre estas líneas en particular, sí es posible trabajar con todos los meridianos durante una sesión de Yin yoga.[33]

El meridiano del Corazón

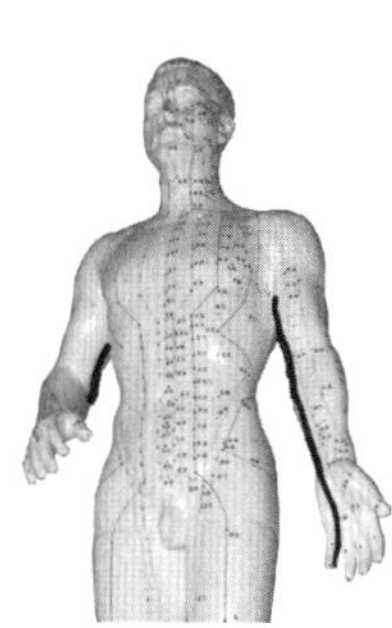

Las tres ramas del meridiano del Corazón comienzan en el corazón. Una rama baja atraviesa el diafragma para encontrarse con el intestino delgado. Otra se eleva por la garganta y termina en el ojo. La tercera atraviesa el pecho y los pulmones para salir por la axila. Luego sigue por la línea media del interior de la parte superior del brazo, por el interior del codo y por la línea media interna del antebrazo hasta cruzar la muñeca y la palma de la mano para acabar en la parte interna de la punta del dedo pequeño de la mano, donde se conecta con el meridiano del Intestino Delgado.

Los trastornos relacionados con el corazón y el pecho, como por ejemplo palpitaciones, así como dolor, insomnio, sudor nocturno y problemas mentales pueden ser señales de desequilibrio en este meridiano.

El meridiano del Intestino Delgado

El meridiano del Intestino Delgado empieza en la punta externa del dedo pequeño de la mano. Recorre el borde posterior de la mano, pasa por la muñeca, sube por el exterior del antebrazo y la parte superior del brazo y llega al hombro. Tras rodear la parte posterior del hombro, se reúne con el meridiano del Vaso Gobernador. 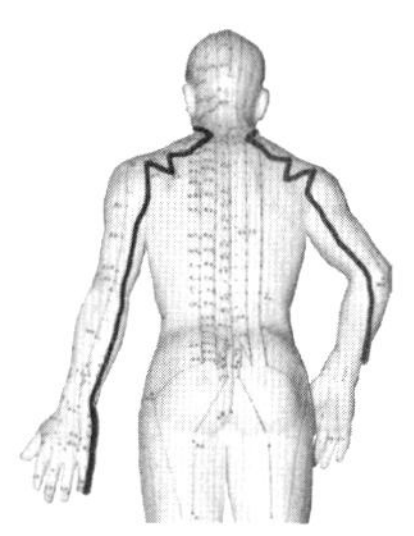 Aquí se ramifica. Una rama entra en el cuerpo y desciende a través del corazón, el diafragma y el estómago para acabar en el intestino delgado. Otra rama asciende por el lateral del cuello hasta la mejilla y la esquina externa del ojo y luego va hasta la oreja. Otra rama pequeña parte de la mejilla y va a la parte interna del ojo, donde se encuentra con el meridiano de la Vejiga.

La desarmonía en este meridiano puede manifestarse en forma de problemas de oído, ojos o estómago, como son sordera, dolor en el abdomen bajo o dolor en los hombros o el cuello. 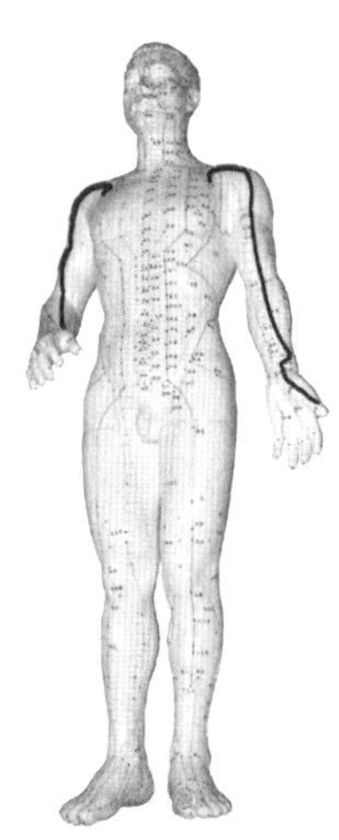

El meridiano del Pulmón

El meridiano del Pulmón empieza en el abdomen, justo encima del ombligo, y baja hasta el intestino grueso. Desde ahí vuelve a subir para atravesar el diafragma y se conecta con el estómago. Luego asciende a través de los pulmones y sigue por la garganta antes de llegar a la parte delantera del hombro desde debajo de la clavícula. Continúa por el lateral del brazo superior (dedo pulgar) y la parte delantera del antebrazo. Cruza la muñeca y termina en la punta externa del pulgar. Una rama pequeña va desde la muñeca hasta la punta del dedo índice, donde se conecta con el meridiano del Intestino Grueso.

Los problemas respiratorios como la tos, el asma y el dolor de pecho pueden indicar disfunción. La aflicción y la pena extrema o persistente pueden también indicar problemas en este meridiano.

El meridiano del Intestino Grueso

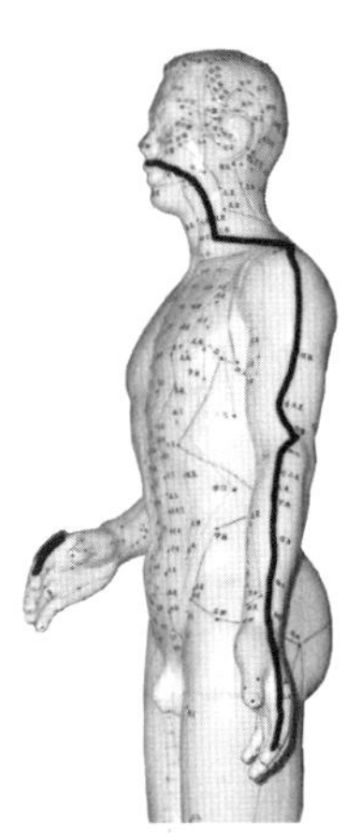

El meridiano del Intestino Grueso comienza en la punta del dedo índice y pasa entre el dedo pulgar y el índice y por la parte exterior del brazo. Luego pasa por encima de la parte superior externa del hombro y por detrás de los omóplatos y llega a la columna. Aquí, una rama desciende a través de los pulmones, el diafragma y el intestino grueso. La segunda asciende por el cuello y la parte inferior de la mejilla y entra por la encía inferior para rodear los dientes inferiores. Por la parte externa, esta línea también rodea el labio superior, cruza por debajo de la nariz y se eleva para unirse al meridiano del Estómago.

Los problemas en la boca, los dientes, la nariz y la garganta, tales como dolor de muelas y garganta irritada, así como problemas con el cuello y los hombros, pueden indicar desarmonía en ese meridiano.

El meridiano del Pericardio

El Pericardio rodea al corazón y, en la medicina china, está considerado como un Órgano con identidad propia. El meridiano del Pericardio empieza en el pecho y conecta con el pericardio. Desde aquí, desciende por el pecho y se conecta con las tres secciones del meridiano del *San Jiao*. Otra rama atraviesa horizontalmente el pecho, llega a la superficie de las costillas, sube rodeando la axila y desciende por la parte delantera del bíceps y el antebrazo hasta 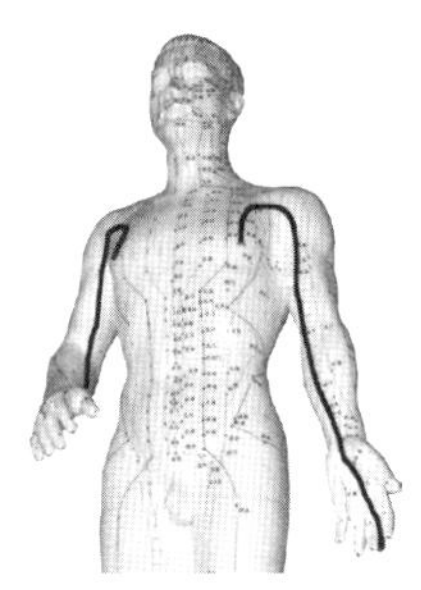 la palma de la mano, para terminar en la punta del dedo corazón. Una rama pequeña va desde la palma de la mano hasta la punta del dedo anular, donde se conecta con el meridiano del *San Jiao*.

Dolor en esta zona, mala circulación y problemas estomacales y mentales pueden ser una señal de desarmonía en el meridiano del Pericardio.

El meridiano del *San Jiao*

Al meridiano del *San Jiao* se lo suele llamar Triple Calentador o Triple Estimulador. Empieza en el dedo anular, donde termina el meridiano del Pericardio. Recorre la parte posterior de la mano, la muñeca y el antebrazo. Pasa por la punta externa del codo y la parte posterior de la parte superior del brazo hasta llegar a la parte posterior del hombro. Desde aquí cruza por encima el hombro hasta la parte frontal del cuerpo y entra en el pecho debajo del esternón. Cuando se ramifica, la rama principal va hasta el pericardio y continúa bajando a través del diafragma hasta los tres calentadores: superior, medio e inferior. La segunda rama asciende por el lateral del cuello, rodea la parte trasera de la oreja y luego rodea el lado de la cara. Otra pequeña rama emerge desde la parte trasera de la oreja y conecta con el meridiano de la Vesícula Biliar en la esquina externa del ojo.

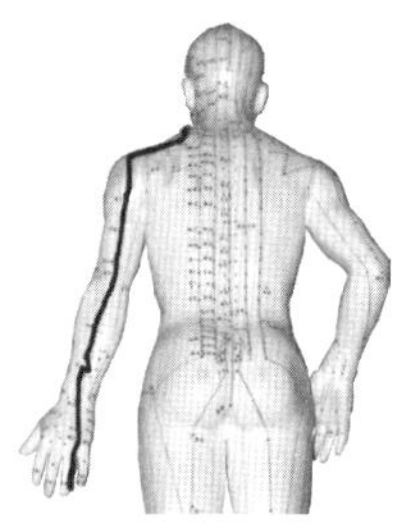
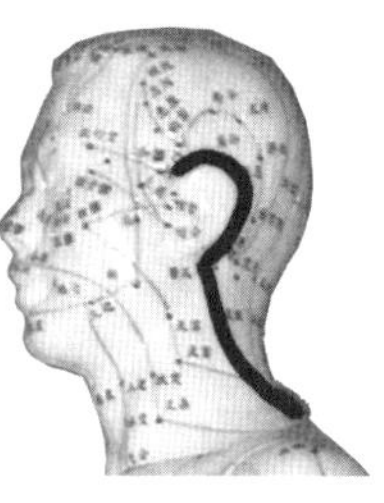

Los problemas asociados con este meridiano pueden darse en el lateral de la cara, el cuello, la garganta o el abdomen. Por ejemplo, sordera, zumbido en los oídos, hinchazón y dificultades urinarias.

Los meridianos adicionales

El sistema de meridianos está formado por líneas que conectan los cinco Órganos yin con los seis yang, más el Pericardio. Más allá de estos doce, hay ocho meridianos adicionales que todo médico chino debe conocer. Prestaremos atención a los dos más importantes: los meridianos del Vaso Gobernador y el Vaso Concepción. Ambos son importantes porque tienen puntos de acupuntura diferentes de los encontrados en cualquiera de los otros doce meridianos principales. El resto de los meridianos adicionales comparten los puntos de acupuntura con los meridianos principales.

El Vaso Gobernador

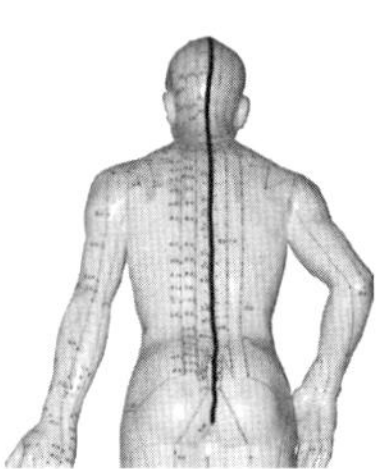

El Vaso Gobernador empieza en el interior del abdomen y se divide en tres. Dos ramas pequeñas ascienden para conectarse con cada riñón. La tercera y principal desciende hasta el perineo, donde entra en la punta de la médula espinal y se eleva hasta el cerebro. Esta rama pasa por encima de la parte superior del cráneo, baja por mitad de la frente y la nariz para terminar en la encía superior. El doctor Motoyama recomienda la práctica de *Nadi Shodhana* para purificar este meridiano.[34]

El Vaso Concepción

Este meridiano también comienza en el abdomen bajo junto al Vaso Gobernador. Solo tiene una rama, que desciende asimismo hasta el perineo y luego emerge desde el *Muladhara* y asciende por la línea media frontal del cuerpo, a través del cuello y la barbilla hasta la boca. Se divide en la boca y rodea los labios antes de enviar sus ramas hasta la parte inferior de los ojos. El Vaso Gobernador y el Vaso Concepción recorren la parte frontal y la parte trasera del torso. Ambas líneas también contienen la parte delantera y la parte trasera de cada chacra. Cuando respiramos y llevamos la energía hacia arriba por el Vaso Gobernador y hacia abajo por el Vaso Concepción, estamos realizando la órbita microcósmica.

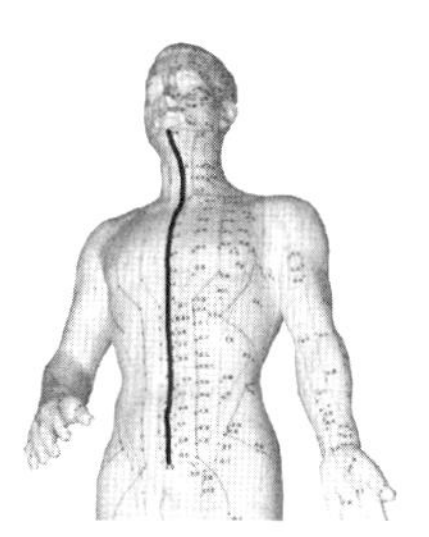

Acupuntura y acupresión

Las líneas de los meridianos que acabamos de explicar recorren tanto la superficie del cuerpo como sus profundidades internas. Las líneas interiores son más importantes que las exteriores, pero en los recorridos externos hay lugares concretos especiales que se conocen como puntos de acupuntura y que, al estimularlos, se aumenta o mejora el flujo de las diversas texturas a través de los meridianos. Existen dos maneras de estimular estos puntos: acupuntura y acupresión.

La práctica de la acupuntura tiene más de dos mil años de historia. Si bien muchas civilizaciones avanzadas utilizaron masaje, trabajos respiratorios, ejercicios, plantas especiales y otras prescripciones alimentarias para mejorar la salud y lograr la longevidad, el uso de las agujas es algo exclusivo de los taoístas. Es probable que las primeras agujas estuviesen hechas de hueso o bambú, pero las agujas de metal no tardaron mucho en estar en boga, siendo las de plata y oro las preferidas. Actualmente se utilizan agujas desechables de acero inoxidable.

La profundidad con que se insertan las agujas depende de dónde se utilicen: unos milímetros puede ser suficiente en las manos, pero en los glúteos se necesita de 5 a 7 cm. En una sesión se suelen emplear una docena o más. A veces se dejan las agujas puestas sin más y otras se mueven o calientan. Normalmente se siente un dolor pequeño o apagado: eso demuestra que las agujas están haciendo algo. Y lo que están haciendo es reequilibrar las energías: lo que está estancado comenzará a moverse, lo que está deficiente aumentará y lo que está frío se calentará. *Chi* y Sangre se verán afectados y, por lo tanto, también las texturas del cuerpo. Cada línea de meridiano sobre la que hay puntos de acupuntura pertenece a un par concreto de Órganos, por lo que dichos Órganos también se beneficiarán del procedimiento.

Hay otras formas de estimular el flujo de energía, tal y como vimos en la sección sobre movilizar la energía en el Capítulo II. En nuestra práctica de Yin yoga estimulamos el fluyo de *Chi* mediante la acupresión. Si bien no tiene la misma precisión que la acupuntura, el masajear, comprimir o estirar los tejidos que hay en las líneas de los meridianos también puede estimular el flujo de energía y reequilibrar nuestros sistemas. Por ejemplo, si sentimos una tirantez fuerte en la parte interna de las ingles en la postura del Sillín, estamos estimulando los meridianos del Hígado y el Riñón. Si sentimos la tirantez en la parte externa de las caderas mientras hacemos el Cisne completo, a la vez que compresión en la parte baja de la espalda debido a la extensión de la columna, estamos estimulando los meridianos de la Vesícula Biliar y la Vejiga.

Cada vez que entremos en una postura de Yin yoga, deberíamos prestar atención a dónde sentimos el estrés. Mira las imágenes anteriores para ver cuáles son las líneas de los meridianos que recorren las áreas en las que sientes el estrés con mayor intensidad; así descubrirás cuáles de estas líneas estás estimulando. Verás que es frecuente estimular varias líneas a la vez. Recuerda también que las líneas de los meridianos llevan energía a más de un Órgano: estimular la Vesícula Biliar en el Cisne también beneficia al Hígado. Siempre que estimulemos el Riñón beneficiamos a todos los otros Órganos, pues es el hogar de *Jing*.

¡Si lo sientes, lo estás haciendo! El resto es saber dónde lo estás sintiendo.

Las emociones

A veces, lo que estamos sintiendo no son solo sensaciones físicas en el cuerpo, sino emociones intensas. Los yoguis taoístas observaron que las emociones viven en el cuerpo. Los yoguis modernos han podido observar lo mismo y han inventado la expresión *temas en los tejidos*. Los Órganos albergan emociones: el Corazón contiene amor y vitalidad, el Hígado contiene bondad e ira, el Riñón puede ser una fuente de miedo o de una sabiduría profundamente arraigada. Cada Órgano no solo alberga ciertas emociones, sino que las emociones pueden afectar a los Órganos correspondientes. Demasiado miedo puede agotar la energía del Riñón (*Jing*). Y a la inversa: si estamos a falta de *Jing*, podemos sentirnos asustados.

Los yoguis indios observaron una correlación entre nuestros cuerpos y nuestro corazón. No te sorprenda si, durante la práctica profunda de Yin yoga, empiezan a emerger emociones, pues esto también forma parte de la práctica. Del mismo modo que tenemos tejido cicatricial que necesitamos romper para sanar, quizá tengamos tejido cicatricial emocional que requiera nuestra atención. Las aperturas de cadera suelen provocar sentimientos de frustración, enfado e ira, pues este tipo de posturas tiende a masajear el meridiano de la Vesícula Biliar y su compañero, el Hígado, el hogar de la ira y la frustración. Las extensiones profundas de la columna pueden crear sentimientos de miedo o ansiedad. Con ellas estamos trabajando profundamente el Riñón, el hogar del miedo y la sabiduría. Si puedes reconocer tu miedo, crecerás en sabiduría. Si puedes estar con tu ira, la bondad podrá florecer.

Si estás atravesando una época muy emocional, quizá quieras estructurar tu práctica de yoga de forma que trabajes con las líneas de los meridianos que nutren al Órgano que alberga esa emoción. La aflicción y la tristeza, que residen en el Pulmón, se podrían aliviar trabajando el meridiano del Pulmón con posturas para la parte superior del cuerpo, en concreto para los brazos y los hombros.

La preocupación se podría moderar trabajando los meridianos del Estómago y el Bazo, con posturas que estiren profundamente los muslos y la parte delantera del torso.

Recuerda explorar tus límites: no vayas demasiado lejos demasiado deprisa. Si sientes que no estás preparada para soltar emociones, no lo fuerces. Espera a que el corazón se abra con el tiempo. Si las sensaciones emocionales son soportables, permítete sentirlas sin rechazarlas. No tenemos que reaccionar ante las emociones que surjan en la práctica, solo tenemos que observarlas. Admite lo que estás sintiendo y sé curioso. Yin es aceptar: acepta lo que surja sin intentar escaparte o querer cambiarlo (si esa es la respuesta apropiada).

Cuando sanamos el cuerpo también sanamos el corazón. Los desequilibrios emocionales se puede afrontar con la práctica, que a su vez podría sanar algunos desequilibrios fisiológicos. Los mapas taoístas explican cómo ocurre esta sanación: las emociones están enraizadas en los órganos, y los órganos afectan a las emociones. Lo que hacemos a uno, se lo hacemos al otro. El Yin yoga trabaja con la totalidad de la persona: el cuerpo, el corazón, la mente y el alma.

La visión occidental

En la India, los sabios yóguicos observaron diez tipos de prana mediante la experiencia subjetiva. En China, los taoístas esquematizaron treinta y dos tipos de *Chi*, aunque algunos videntes han intuido un número aún más elevado. Para nuestras formas de pensar occidentales y sin corroborar por estudios, estas afirmaciones subjetivas resultan fantasiosas. Si se les pregunta, la mayoría de los occidentales dirá que el cuerpo humano utiliza dos tipos de energía: la química y la eléctrica. ¡No hay más! Pero ¿realmente no hay nada más?

La energía química se transmite mediante el sistema sanguíneo y la energía eléctrica mediante el sistema nervioso. Estos son los dos grandes sistemas de comunicación que conocemos. Pero pensemos en una ameba: no tiene sistema vascular interno y, aun así, si se daña, se repara a sí misma. Un animal primitivo, como es una esponja, también se repara a sí mismo a pesar de no tener sistema nervioso central. Es obvio que mucho antes de que hubiese sistemas sanguíneos y nerviosos, la comunicación y la sanación eran posibles dentro de un organismo. En nuestros cuerpos están sucediendo más cosas de las que están esquematizadas en nuestros modelos occidentales. Es maravilloso que haya numerosos investigadores trabajando incesantemente para ampliar nuestros mapas e incluir funciones energéticas como las que los yoguis de Oriente podrían haber descrito.

En esta sección examinaremos solo algunos de los nuevos descubrimientos que se están llevando a cabo en un campo llamado medicina energética. Comenzaremos con una breve mirada a la electricidad y el magnetismo.

Nuevos paradigmas

La integridad (es decir, la salud) requiere que haya comunicación interna y la capacidad de movilizar sustancias. Las células del organismo necesitan comunicarse unas con otras. Si esta comunicación se rompe, no podemos permanecer sanos. Lo mismo se puede decir del transporte de energía y materiales dentro del cuerpo. Pongamos el ejemplo de una ciudad durante un apagón. Cuando la corriente se corta, el transporte colapsa, la comunicación se para y la ciudad deja de funcionar. El cuerpo humano es semejante a la ciudad: necesitamos que fluya la información y la energía, ya sea información química en forma de sustancias que se mueven de una zona a otra del cuerpo o información eléctrica que notifica a una zona qué está ocurriendo en otra. En este modelo, la enfermedad se puede considerar un fallo en la red de comunicación y transporte del cuerpo.

La vida compleja lleva más de quinientos millones de años evolucionando y encontrando maneras de mejorar la capacidad de comunicar y transportar energía e información dentro del cuerpo. Por ensayo y error, la vida ha ido encontrando formas de hacerlo cada vez mejor, es decir, más rápido, con más precisión y con un sistema de *backup* para enfrentarse a posibles problemas. La naturaleza y sus leyes de la física proporcionan posibles métodos entre los que elegir. Las formas de vida con más éxito adoptan naturalmente el mayor número posible de estos métodos.

Las primeras formas de vida multicelulares utilizaban medios químicos para comunicarse. Los materiales pasaban físicamente de una célula a la siguiente. Luego se creaban conductos internos por los que estas sustancias podían viajar más lejos y con mayor rapidez y seguridad. Estos conductos evolucionaron hasta convertirse en nuestro sistema sanguíneo. El sistema nervioso evolucionó de forma similar.

En Occidente está surgiendo un nuevo paradigma que amplía el ámbito de los mecanismos de información y transporte de energía más allá de los simples modelos químicos y eléctricos. El nuevo paradigma incluye otras muchas formas de movimiento de energía y comunicación a las que ya apuntaban los médicos en siglos pasados.[35] Con nuestros instrumentos modernos y sensibles capaces de detectar niveles de energía diminutos, podemos poner a prueba estos nuevos modelos. Vamos a explorar solo algunos de ellos, comenzando con la bioelectricidad, la electricidad del cuerpo.

La bioelectricidad

¿Has visto esos zapatos que llevan los críos que se iluminan cuando corren? A los niños les encanta el espectáculo de luces de sus zapatos, y a los padres el hecho de que no necesiten pilas. ¿De dónde viene la electricidad para estas luces brillantes? La respuesta es de la piezoelectricidad, es decir, de una electricidad creada por presión. La palabra viene del griego *piezein,* que significa «apretar» o «comprimir». No requiere pilas.[36]

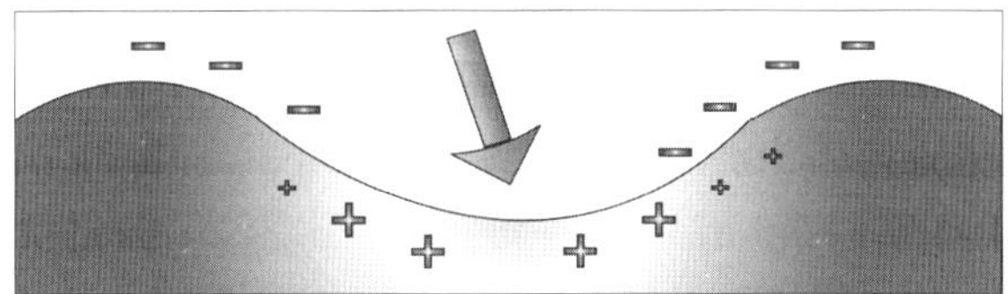

Ciertos tipos de cristal, al ser sometidos a una fuerza deformante, crean campos eléctricos o provocan un flujo de electricidad. Lo mismo ocurre en sentido contrario: cuando se aplica un campo eléctrico a estos cristales, responden doblándose. Cuanto mayor es el campo, mayor es la deformación; cuanto mayor es la fuerza, más fuerte es el campo.

Los cristales piezoeléctricos no se tienen que recargar. Una vez recuperan su forma original, el potencial de energía se acaba, pero cuando se los deforma de nuevo, se regenera el campo. Esta asombrosa capacidad de algunos cristales se aprovecha en muchas tecnologías actuales: desde el espectáculo de luces de los zapatos hasta el sistema de encendido de barbacoas, pasando por micrófonos eléctricos y sofisticados sistemas de sonar, el uso de la piezoelectricidad es algo habitual.

Un cristal es un conjunto estructurado de moléculas que se repite en la totalidad del material. Lo que se suele pasar por alto es que los tejidos de nuestro cuerpo también están alineados en estructuras y repiten patrones. Las moléculas de nuestros músculos, huesos, ojos, membranas celulares, colágeno, elastina e incluso ADN tienen todas estructuras similares a los cristales.

James Oschman, en sus magníficos libros que resumen la investigación científica y la medicina energética, afirma que los tejidos vivos de nuestros cuerpos se pueden describir mejor como cristales líquidos o materiales en un estado intermedio entre sólido y líquido que presentan propiedades de ambos.[37] Oschman explica que casi la totalidad del cuerpo está compuesta por materiales en forma de cristal líquido, y cita varios estudios que confirman este modelo.

Cuando nuestros tejidos cristalinos líquidos se someten a estrés, generan energía potencial piezoeléctrica y diminutas corrientes eléctricas. Como ocurre en los zapatos de los niños, cada movimiento que hacemos y cada respiración que tomamos crea diminutas corrientes de energía.

Que estas energías piezoeléctricas de las que estamos hablando muevan materiales en el cuerpo o nos afecten considerablemente podría ser difícil de concebir. Pero contemplemos la siguiente metáfora. Estás cocinando un pavo grande para el Día de Acción de Gracias (o si eres un yogui vegetariano, un Tofurky™). Tienes que precalentar el horno pero no sabes a qué temperatura ponerlo. Así que llamas a tu madre desde tu móvil y ella te dice que pruebes a doscientos grados. El móvil consume una cantidad muy pequeña de electricidad, digamos que cincuenta milivatios. El horno produce una gran cantidad de calor y necesita mil vatios para funcionar bien.[38] Y aun así, hasta que la pequeña corriente del móvil te proporcione la información que necesitas, todo ese potencial que hay en el horno estará latente. Está claro que el teléfono no podría poner a funcionar el horno. Pero sin la inteligencia del móvil, la energía del horno no se podría haber activado. Una pequeña cantidad de información puede crear grandes cambios. Y esta pequeña cantidad de información necesita muy poca energía comparada con el efecto mucho mayor que estimula.

Si entendemos nuestros cuerpos como cristales líquidos y si incluso pequeños movimientos generan campos y corrientes eléctricas, tenemos una base para modelos científicos de transferencia de energía e información más allá de los mecanismos meramente químicos o eléctricos que dependen únicamente de nuestros sistemas nervioso y sanguíneo. Con dichos modelos, podemos empezar a ver cómo modalidades que manipulan el cuerpo físicamente, como el yoga y el masaje, pueden tener un efecto en el funcionamiento de nuestros organismos y nuestra salud.

La bioelectricidad y los huesos

Ya hemos visto que el Yin yoga puede luchar contra la degeneración de los huesos. Uno de los muchos tejidos que están estructurados en forma de conjunto cristalino es el tejido óseo. Cuando aplicamos estrés sobre los huesos creamos pequeñas corrientes piezoeléctricas dentro del hueso mismo. Estas corrientes hacen señas a las células de los huesos y afecta a sus comportamientos. En los huesos hay células llamadas osteoblastos, cuyo trabajo es generar hueso nuevo. También hay células llamadas osteoclastos, cuyo trabajo consiste en limpiar los huesos viejos y desgastados. Si estresamos activamente los huesos, mediante yoga, caminando o con otros ejercicios que pongan peso en ellos, les decimos a los osteoclastos que ralenticen la destrucción del hueso viejo, lo cual permite que los osteoblastos continúen construyendo hueso nuevo, con lo que nuestros huesos se vuelven más gruesos y más fuertes. Si los huesos no se someten a estrés, se van volviendo huecos por la acción continua de los osteoclastos. Necesitamos estresar los huesos para crear corrientes eléctricas que ralenticen la degeneración.

Esto no solo ocurre dentro de los huesos: las corrientes piezoeléctricas se dan en la totalidad del cuerpo y provocan que las células se vuelvan más activas o más lentas. Otra forma de señalización eléctrica, que también ocurre fuera de nuestro sistema nervioso central, es la corriente de reparación de lesiones. Se trata de una pequeña corriente que se crea en los tejidos cuando se han dañado y que envía señales de ayuda a varias células. Esta corriente no fluye por el sistema nervioso pero tiene la capacidad de atraer células inmunitarias, fibroblastos y otras células que son necesarias para reparar el daño. Cuando la reparación se ha terminado, la corriente se apaga.

El electromagnetismo

Hay dos tipos básicos de imanes: imanes permanentes y electroimanes. Todos conocemos los imanes permanentes; son los que usamos para pegar notas en la puerta del frigorífico. Los electroimanes solo tienen campo magnético en presencia de una corriente eléctrica. Cuando pasamos una corriente a través de un cable, se crea un campo magnético en todo el cable. Si invertimos la dirección de la corriente, la orientación del campo magnético también se invierte.

Un electrón en movimiento crea tanto campos eléctricos como magnéticos. Por lo tanto, es mejor entender los campos eléctricos y magnéticos como aspectos de un tipo de campo más general que se conoce como campo electromagnético. Al utilizar este término, nos referimos a uno o ambos de los campos eléctrico o magnético.

Hay campos electromagnéticos que se dan de forma natural y otros que se crean artificialmente. La Tierra tiene un campo magnético enorme comparado con los campos que hay en el interior del cuerpo. El campo terrestre proviene de muchas fuentes, incluida la iluminación, que crea campos electromagnéticos incluso más fuertes que el de la Tierra mismo, pero que duran un tiempo muy limitado. Los cables eléctricos que hay dentro y fuera de nuestras casas tienen todos sus propios campos electromagnéticos. Estos campos provienen también de los imanes que tenemos en el frigorífico y de los altavoces del equipo de música. Estos campos de las casas son mucho más fuertes que el campo magnético terrestre, pero no están tan extendidos.

Nuestros corazones tienen una corriente eléctrica que los regula, así como un campo electromagnético. El tamaño del campo magnético del corazón es un millón de veces más pequeño que el campo magnético de la Tierra, algo que también varía de persona a persona y, en la misma persona, de un momento a otro. A pesar de su debilidad, el campo magnético del corazón se puede medir. Los electrocardiogramas (ECG) se utilizan para medir la fuerza eléctrica en diversos puntos del cuerpo.[39] El cerebro también es una fuente de actividad eléctrica y tiene un campo mensurable. El campo magnético del cerebro es alrededor de mil veces más débil que el del corazón y no se detectó hasta bastante después de que se descubriese el campo del corazón.

Cualquier electrón que esté en movimiento originará un campo electromagnético. ¿Qué hay de esos diminutos campos piezoeléctricos que describíamos en una sección anterior? ¿Crean campos electromagnéticos y, si es así, se pueden medir? Al ser tan pequeños, estos campos diminutos no se han detectado hasta hace poco. Pero existen, y sus campos electromagnéticos asociados se han medido gracias a la invención de un dispositivo con un nombre genial, el SQUID.*[40] Su inventor fue John Zimmerman en los años setenta del siglo XX. Un SQUID permite que magnetómetros detecten campos electromagnéticos muy pequeños. Zimmerman, y otros después que él, consiguieron detectar un aumento en el campo electromagnético de un toque terapéutico proveniente de las manos de un terapeuta.[41] El estudio de estos campos electromagnéticos generados se llama bioelectromagnetismo.

El bioelectromagnetismo

Nuestra sangre es en su mayor parte agua con muchas sales y minerales disueltos en ella. Un agua saturada de este tipo es un conductor excelente para la electricidad, por eso no es de sorprender que un ECG recoja las señales del corazón en todo el cuerpo: el campo se propaga mediante el sistema sanguíneo. El campo eléctrico del corazón toca cada rincón de nuestro cuerpo, y su campo magnético está igual de extendido. Se ha especulado que las señales del corazón envían información por la totalidad de nuestra matriz. El corazón no solo es una bomba: es el centro de un sistema de comunicación que puede informar a todo el organismo de lo que está sucediendo.

______

* N. de la T.: *squid* significa «calamar» en inglés.

Por desgracia, en los primeros paradigmas médicos estándares, la presencia de los campos eléctricos del cuerpo solo era útil como herramienta de diagnóstico. Dichos modelos no podían predecir procedimientos terapéuticos que utilizasen los campos eléctricos o magnéticos corporales. Como veremos, los practicantes de medicina alternativa han utilizado este conocimiento de forma terapéutica.

De momento solo hemos prestado atención a cómo un electrón en movimiento da lugar a un campo magnético. Lo contrario también se da. Un campo magnético puede crear una corriente eléctrica. Así es como funcionan los generadores eléctricos: se coloca un imán dentro de una bobina de alambre y, cuando el imán rota, se crea electricidad. Inversamente, si se hace pasar electricidad a través de la bobina, el imán rota; esta es la base del motor eléctrico. Nuestros cuerpos no solo crean campos magnéticos, también pueden afectarlos.

Tras inventar el SQUID, Zimmerman comenzó una investigación muy interesante sobre los campos magnéticos del toque terapéutico. Más tarde se llevó a cabo un estudio similar pero más detallado en Japón.[42] El estudio japonés no solo incluía a terapeutas, sino también a maestros de *chi kung*, maestros zen, yoguis y meditadores. Los resultados de dichos estudios demostraban que una especialista en toques terapéuticos emitía desde sus manos campos magnéticos de cien a mil veces más fuertes que el campo del corazón. También revelaron que los campos magnéticos pulsaban a frecuencias bajas que iban de 0,3 a 30 Hz.[43] La mayoría de las frecuencias de los campos magnéticos se centraban alrededor de los 7 a 8 Hz, pero los campos abarcaban continuamente el rango de frecuencias. Por supuesto, los terapeutas no tenían ni idea de lo que estaban haciendo; solo hacían su trabajo.[44]

La sanación electromagnética

Todo esto es fascinante, pero ¿qué importancia tiene? Desde principios del siglo XIX, los científicos y los médicos han experimentado con imanes buscando posibles beneficios terapéuticos. A finales del siglo XIX, cuando se estandarizó la medicina, se abandonó esta investigación. Pero recientemente se ha retomado. Los hallazgos de los investigadores modernos han reivindicado antiguas creencias que afirmaban que el magnetismo puede ayudar a las personas a sanar ciertas situaciones.

Hay una terapia llamada campo electromagnético pulsado (CEMP) que funciona de la siguiente manera: en algunos casos, cuando alguien se rompe un hueso, el hueso no sana. El médico lo pone en su sitio, quizá lo escayola, pero meses después, el hueso sigue fracturado. Pasan los años y el hueso sigue roto. Esto se conoce como retardo de consolidación. Algo no funciona en el mecanismo de reparación del cuerpo. La información necesaria para sanar la fractura no está llegando a los tejidos responsables de arreglar la rotura. Hoy en día muchos médicos saben que la terapia CEMP puede ayudar. Lo que se hace es colocar un generador de campo magnético alrededor del hueso roto y aplicar un campo magnético oscilante de ocho a diez horas cada día. Las pruebas clínicas muestran que incluso huesos que han permanecido rotos durante más de cuarenta años se pueden reparar con esta técnica.[45]

La frecuencia del campo magnético aplicado a un hueso roto es de 7 Hz. Esta frecuencia sanadora se denomina ventana de frecuencia de especificidad (FWS, por sus siglas en inglés). Sisken y Walker establecieron en 1995 que varias FWS afectan a diversos problemas.

FRECUENCIAS	EFECTOS
2 Hz	Regeneración nerviosa
7 Hz	Crecimiento óseo
10 Hz	Reparación de ligamentos
15-20 Hz	Reparación de la piel
25 y 50 Hz	Apoyo al crecimiento nervioso

Aunque las investigaciones de Zimmerman sobre los campos magnéticos emitidos por el toque terapéutico no demostraban que hubiese sanación, revelaban que los terapeutas emitían campos magnéticos que abarcaban las mismas frecuencias que otros científicos habían descubierto que estimulaban la sanación. Sería necesario realizar más estudios para demostrar que el toque sanador puede realmente sanar, pero estos resultados apuntan hacia un área de investigación prometedora.

Reflexionemos un momento sobre el significado que todo esto tiene para nosotros, los practicantes de yoga. Todas las prácticas de yoga estresan los tejidos, y esta presión crea corrientes piezoeléctricas. Estas corrientes envían información a través de nuestros tejidos y comunican lo que está ocurriendo para que puedan darse respuestas celulares adecuadas. Las corrientes también crean campos magnéticos que pueden, a su vez, desencadenar respuestas sanadoras. Cuando estiramos, torsionamos y comprimimos la musculatura y los tejidos conectivos, estamos, literalmente, encendiéndonos energéticamente.

Los canales energéticos

Cuando la información requerida no llega a una zona dañada o enferma del cuerpo, los recursos de este último no se movilizan para responder, o bien el cuerpo responde de forma inefectiva o incluso inapropiada. Las modalidades de sanación alternativas como son el yoga, el taichí, los masajes, las terapias de manipulación energética y muchas otras podrían ser formas de inyectar la información que falta mediante la generación de un campo electromagnético de baja frecuencia y muy débil. Completemos pues la construcción de un modelo posible examinando más de cerca, a nivel celular, cómo se podría transmitir esta información.

Los campos eléctricos siguen el flujo de la electricidad. Como hemos visto, los nervios no son los únicos conductores de electricidad en el cuerpo. Un ECG mide la actividad eléctrica del corazón en lugares bien alejados del pecho. Estas señales son posibles porque el sistema sanguíneo mismo conduce la información electromagnética. Por lo tanto, el sistema circulatorio es un posible canal de energía electromagnética, no solo de energía química. Curiosamente, los taoístas ya identificaron hace mucho tiempo el sistema de Sangre como un conductor de *Chi*. Si el *Chi* no es solamente energía química, quizá ya intuían esta conducción de energía electromagnética por los vasos sanguíneos. O quizá la definición de *Chi* se tendría que ampliar para abarcar todas estas formas de energía: química, eléctrica y electromagnética.

¿Y se acaba aquí? El sistema circulatorio ¿nutre a todas las partes del cuerpo? ¿Qué hay del interior de las células? ¿Cómo se puede transmitir esta información al interior de las células mismas? Para responder a esta pregunta necesitamos observar la corriente y ver los modelos celulares cambiantes.

El modelo del caldo primitivo

En la mayoría de los libros donde se describe la anatomía de una célula encontrarás bonitos diagramas que muestran todos los orgánulos, los componentes principales de una célula, flotando en una balsa de líquido. Estos modelos son muy elegantes y detallados, pero… ¿qué es esa sustancia acuosa que hay dentro de la célula? ¡Caldo! En un modelo temprano muy extendido de la célula, todo el mecanismo interno flota en este caldo. Los materiales externos a la célula pasan fácilmente por la membrana celular permeable y luego flotan en el caldo hasta que casualmente chocan con algo importante. El modelo de energía química de comunicación requiere el movimiento aleatorio de estas sustancias químicas hasta que encuentran su destino y se adhieren a él.

No es un modelo muy satisfactorio, ya que depende de momentos fortuitos en los que se da la transferencia de información. James Oschman observa que numerosas actividades celulares tienen lugar con mucha mayor rapidez de lo que permitiría un paseo fortuito. En este modelo falta algo.[46]

Si echamos un vistazo a la mayoría de los libros de anatomía, veremos que, en la forma en que se representa el cuerpo, también «falta algo». Las imágenes muestran con excelente detalle el sistema circulatorio o trazan los sistemas esquelético, muscular o nervioso. Pero en todos estos modelos falta el material en el cual están integrados: el tejido conectivo. El tejido conectivo une el sistema circulatorio con el sistema nervioso, con el sistema muscular y así sucesivamente. El tejido conectivo está en todo el cuerpo y, como hemos visto, está constituido por fibras de colágeno, fibras de elastina y muchos otros componentes organizados en matrices cristalinas. Estas matrices forman los cristales piezoeléctricos que crean y conducen las energías eléctricas sobre las que hablábamos en la sección anterior.

Estas matrices son exactamente lo que falta en los modelos celulares del caldo primitivo. Necesitamos un nuevo modelo que llene los espacios vacíos y que explique completamente los procesos celulares.

El citoesqueleto

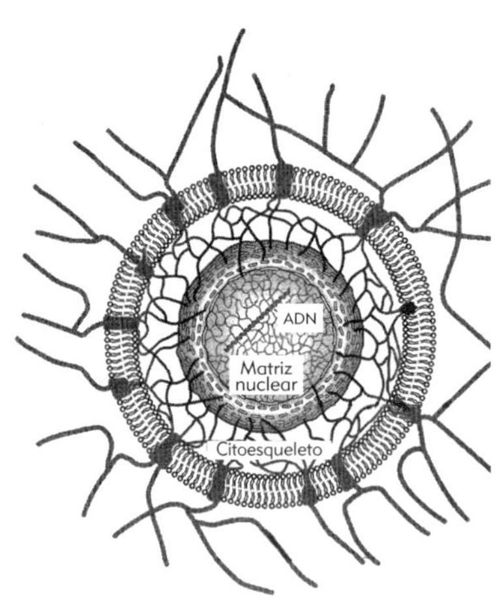

Los modelos más recientes de anatomía celular reconocen que la célula no es solo una bolsa de viscosidad. En su interior hay una estructura. Como se ilustra a continuación, la célula está llena de fibras y filamentos, de tubos y estructuras. Esto se conoce colectivamente como citoesqueleto o matriz citoplasmática y, al igual que el huesudo esqueleto de nuestro cuerpo, proporciona rigidez y apoyo a la totalidad de la célula. Además, el citoesqueleto proporciona canales por los que la información circula. Ya no es preciso que nos imaginemos la información química flotando a la deriva en una especie de mar de sopa a la espera de un encuentro fortuito. Ahora vemos que la información química puede ser guiada hasta su destino por las enzimas que recubren el citoesqueleto.

Fíjate en que las líneas que forman el citoesqueleto se extienden más allá de las paredes de la célula. Estos elementos de enlace se llaman integrina y conectan los mundos interno y externo de las células. Ya hemos visto que la matriz extracelular se conecta mediante la fascia con la totalidad del cuerpo. Con cada célula conectada dentro y fuera, con la sustancia fundamental que fluye por todos los rincones del cuerpo, vemos que todas las células están interconectadas. No hay punto en nuestro interior que no esté conectado a otro punto.

Hemos señalado que esta interconexión completa es así potencialmente. Hemos postulado que la enfermedad es un bloqueo de información, una incapacidad del cuerpo de transmitir señales de sanación al área afectada. Si el problema aísla una parte del cuerpo de las otras, la información no llega a su destino. Como una ciudad que sufre un apagón, las líneas de comunicación pueden estar fuera de servicio y los sistemas de transporte averiados. La ciudad puede sobrevivir un tiempo, pero si no llega ayuda externa, está sentenciada a sucumbir. Nuestro cuerpo no es muy diferente. Salud significa integridad. La enfermedad surge cuando una parte del cuerpo está aislada del flujo de información que circula por todo él.

Los meridianos revisados

Los científicos occidentales que investigaron inicialmente los postulados orientales sobre meridianos y *nadis* regresaron a sus mesas de disección para buscar las manifestaciones físicas de estos canales. En sus disecciones descartaron los supuestamente inertes tejidos conectivos. Buscando algo que simplemente no estaba ahí, pasaron por alto estos tejidos. Buscaban canales y tubos conductores semejantes a nervios y vasos sanguíneos y no pudieron encontrarlos. Así, llegaron a su conclusión: no hay canales ni meridianos. Es irónico que descartasen los tejidos mismos que formaban los canales que estaban buscando. Las energías fluyen por los tejidos conectivos, por las fibras hidrófilas de las sustancias fundamentales.

Los sabios de la Antigüedad nos dijeron que había setenta y dos mil *nadis*. Según algunos eran trescientos mil; según otros, trescientos cincuenta mil. Pero todos estaban equivocados: el número de conexiones entre los trillones de células de nuestro cuerpo no se puede contar.[47] ¿Son estas conexiones los *nadis* y meridianos que exploraron los sabios? ¿Son los conductos de las energías prana y *Chi*? ¿Son estas energías y estos canales los que los primeros psiconautas intentaban cartografiar con los conceptos culturales que tenían a su disposición?

¿Y qué hay de los treinta y dos tipos diferentes de *Chi* que los taoístas detectaron? En sus estudios, el doctor Oschman también investigó la información gravitacional, los rayos infrarrojos, la fotónica, las microondas y muchas otras formas de energía que el cuerpo parece utilizar para comunicar información. De hecho, parece que durante cientos de millones de años de evolución, la vida en la Tierra se ha adaptado a todo lo que la madre naturaleza ha puesto a nuestra disposición y lo ha adoptado. Cuando añadimos estas formas de energía a aquellas de las que ya hemos hablado (química, eléctrica y magnética), así como el sinfín de formas que estamos descubriendo que las células utilizan para enviarse señales unas a otras, el total excede el número que los sabios nos indicaban. Aquí también, en lugar de pensar que los yoguis indios y taoístas estaban exagerando, podríamos especular que más bien estaban siendo conservadores en sus descripciones de lo que ocurre en el interior del cuerpo humano.

La acupuntura revisada

En 1997, el Instituto Nacional de Salud (NIH por sus siglas en inglés) eliminó la etiqueta de «experimental» de la acupuntura y señaló que esta práctica puede ser efectiva para reducir las náuseas durante el embarazo y tras la quimioterapia, además de aliviar el dolor relacionado con ciertas enfermedades. El NIH llevó a cabo un estudio multidisciplinar sobre los diversos beneficios de la acupuntura, pero si bien hubo algunos estudios científicos realizados con los controles pertinentes, la mayoría de ellos carecieron de control y eran inadecuados. Aunque se descubrió que la acupuntura era eficaz para el dolor y las náuseas, los tratamientos médicos occidentales convencionales, como los analgésicos, también trataban estos problemas sin la necesidad de someter a los pacientes al dolor y la incomodidad de ser «perforados por agujas».[48]

Para el 2009 se habían realizado varios estudios rigurosos que mostraban que la acupuntura puede realmente cambiar la percepción que tiene el cerebro del dolor. También evidenciaron indicios de que la acupuntura puede ayudar con otras condiciones tales como el síndrome del colon irritable y la depresión.[49] Otro estudio demostró que puede ser eficaz ¡incluso sin agujas![50] Lo único que se necesita es estresar el punto de acupuntura, es decir, acupresión. En algunos casos se encontró que un pequeño pellizco era más que suficiente para estimular la liberación de endorfinas en el cerebro.[51]

Está claro que la visión occidental sobre la acupuntura aún está evolucionando. Es poco probable que sobrevivan todas las extravagantes afirmaciones sobre el amplio arsenal de beneficios de la acupuntura cuando se hagan más estudios, pero tampoco cabe duda de que algo sucede cuando estimulamos estos puntos de acupuntura y meridianos, con o sin agujas. ¿Qué podría ser ese «algo»?

No hay consenso sobre cómo funciona la acupuntura; además, puede que haya diversos mecanismos implicados. Una teoría es que la aplicación de las agujas simula una lesión, lo cual hace que se genere una corriente de lesión-reparación. Si esta corriente se genera en un lugar donde hay un canal de comunicación, quizá un canal de baja resistencia a través de la matriz extracelular acuosa, la corriente puede viajar por el cuerpo hasta algún otro lugar donde puede estimular una respuesta sanadora.[52] Otra teoría es que cuando comprimimos un punto (acupresión), o cuando se mueve o tuerce una aguja de acupuntura, se tira mecánicamente de las fibras de colágeno y elastina en los tejidos conectivos. El tirón mecánico afecta a las células cercanas y sus integrinas, por lo que el estrés penetra en el interior de las células. La reorganización del citoesqueleto puede causar la migración celular, la contracción y la secreción de diversas proteínas. Todos estos cambios pueden crear un efecto dominó dentro de la matriz extracelular.[53]

Tanto si entendemos el mecanismo como si no, nuestra propia experiencia es lo más importante. A veces no hay un mapa del lugar al que vamos y tenemos que crear nuestro propio mapa. En Occidente hay evidencia de algunos de los beneficios reconocidos de la acupuntura y la acupresión. De Oriente llegan muchos más informes anecdóticos sobre sus beneficios. Cuando practicamos Yin yoga, deberíamos estar abiertos a los cambios que podamos experimentar, y ser conscientes de ellos, tanto durante la práctica como durante los días siguientes.

El sistema nervioso

Los yoguis indios tenían bien claro que los mapas que estaban cartografiando eran parte del cuerpo sutil, no eran fáciles de detectar y sin duda no eran los nervios. Los taoístas tenían la misma certidumbre de que los meridianos que estimulaban mediante la acupuntura no eran nervios. En ese caso ¿qué ocurre con los nervios? Si el yoga es bueno para todos nuestros tejidos, ¿cómo se beneficia el sistema nervioso de la práctica?

A los científicos les encanta desglosar cosas y encontrar componentes. Es más fácil estudiar subsistemas y desde ahí intentar dilucidar cómo se comporta la totalidad del sistema. El sistema nervioso está formado por dos subsistemas principales: el sistema nervioso central (SNC), que incluye el cerebro y la médula espinal, y el sistema nervioso periférico, que incluye los nervios que inervan el cuerpo y que conectan con el SNC. A su vez, el sistema nervioso periférico se divide en el sistema nervioso somático, que permite el control consciente de la musculatura, y el sistema nervioso autónomo (SNA), que proporciona el control involuntario de las vísceras: órganos, glándulas y músculos lisos. El mapa del SNA muestra que está formado por otros tres subsistemas: el sistema nervioso entérico, que controla el tracto digestivo; el sistema nervioso simpático (SNS), que es el responsable de la respuesta de lucha o huida, y el sistema nervioso parasimpático (SNP), que se suele conocer como la respuesta de descanso y digestión. Ahí va un buen número de acrónimos, pero solo hablaremos con más detalle de los dos últimos.

El sistema nervioso simpático

«Se podría argumentar que, hoy en día, el estrés es la causa número uno de muerte en el mundo occidental». Esta cita se atribuye al doctor Timothy McCall. En su libro *Yoga as Medicine*,[*] McCall relata que el estrés exacerba algunos de los mayores problemas de nuestros días, incluidos los ataques al corazón, la diabetes, la depresión, la osteoporosis, las embolias y las enfermedades autoinmunes, como la esclerosis múltiple o la artritis reumatoide. También afirma que, aunque no exista mucha evidencia de que el estrés causa cáncer, sí parece aumentar las posibilidades de morir de cáncer.[54]

---

[*] Publicado en español por Paidotribo con el título *Yoga y medicina. Prescripción del yoga para la salud.*

El estrés es inevitable en nuestra cultura y se necesita cierta cantidad de estrés para que el cuerpo esté fuerte y saludable. Todo ejercicio debe incluir los dos componentes de estrés y descanso. Sin embargo, si experimentamos demasiado estrés y no descansamos lo suficiente, surgen los problemas. En términos fisiológicos, estamos hiperactivos en nuestro SNS e hipoactivos en nuestro SNP.

El SNS es nuestro sistema básico de lucha o huida: es de naturaleza yang. Cuando nuestros antepasados se veían perseguidos por un tigre devorador o eran atacados por la tribu del valle vecino, sus SNS se activaban y les proporcionaban la energía y la concentración necesarias para luchar o huir. La amígdala del cerebro reconoce la amenaza y estimula el hipotálamo, que a su vez libera hormonas que activan la glándula pituitaria. La pituitaria libera hormonas que causan que las glándulas suprarrenales liberen otras hormonas, incluidas la adrenalina, que acelera el corazón y la frecuencia respiratoria, así como el cortisol, que mejora temporalmente el sistema inmunitario.

Cuando el SNS se estimula, la sangre se desvía de los órganos digestivos a los músculos: ¿quién necesita hacer la digestión cuando lo más importante es salir corriendo para salvar la vida?

EL SISTEMA NERVIOSO SIMPÁTICO
Dilata las pupilas
Reduce el flujo salival
Acelera la frecuencia cardíaca
Constriñe las arteriolas
Dilata los bronquios
Inhibe las secreciones estomacales
Relaja la vejiga

EL SISTEMA NERVIOSO PARASIMPÁTICO
Contrae las pupilas
Estimula las glándulas lacrimales
Estimula las glándulas salivales
Reduce la frecuencia cardíaca
Constriñe los bronquios
Estimula las secreciones estomacales
Contrae la vejiga
Estimula la excitación sexual

Actualmente, nuestro cuerpo reacciona de la misma forma a las señales de peligro del entorno, aunque haya pocos tigres devoradores sueltos para asustarnos de verdad. Lo que nos causa estrés es, principalmente, la forma en que percibimos nuestra vida, no tanto amenazas externas reales. La tribu vecina puede ser tu exsuegra o tu jefe. Si nuestros ancestros podrían encontrarse con una situación estresante una o dos veces a la semana, nosotros las afrontamos constantemente. Sin ir más lejos, oír música demasiado alta, ver las noticias, escuchar a una amiga quejarse de su vida, mirar los anuncios comerciales, discutir con un miembro de la familia, desplazarse hasta el trabajo, comer alimentos picantes o ver películas de acción... todo puede activar nuestro SNS. Vivimos en un estado de constante activación del SNS, de excesivo estrés.

El resultado del estrés crónico es un nivel alto prolongado de cortisol. Y los niveles altos de cortisol están asociados a niveles elevados de azúcar en sangre en ayunas, presión arterial alta y resistencia a la insulina. Debido al estrés, es posible que entremos en modo «comportamiento de búsqueda del alimento». El doctor McCall menciona un estudio en el que se descubrió que los niños estresados consumen más del doble de alimentos que sus compañeros de clase más tranquilos.[55] Si bien un repunte temporal de cortisol es capaz de agudizar nuestro enfoque mental, un nivel elevado de cortisol continuo empobrecerá las capacidades mentales, disminuirá la memoria y debilitará el sistema inmunitario. La viscosidad de la sangre seguirá siendo demasiado densa, lo cual ocasionará muchos problemas cardíacos. Las consecuencias serán la pérdida ósea, el insomnio, la mala cicatrización de heridas, la subida de peso, la depresión y la fatiga.

El sistema nervioso parasimpático

El SNP es de naturaleza más yin y trabaja en sentido complementario al SNS: es nuestra respuesta de descanso y digestión. Mediante un estímulo a través de los nervios que llega a los órganos internos (sobre todo el nervio vago) y mediante la liberación de acetilcolina, la frecuencia cardíaca se desacelera y la presión arterial cae. El flujo sanguíneo que se desvió de los intestinos y los órganos reproductivos, cuya función no es esencial en caso de emergencia, vuelve a ellos. Cuando nos relajamos, brotan las lágrimas. La memoria a corto plazo retorna y podemos pensar con claridad. En resumen, una vez que se desactiva el SNS y se activa el SNP, reconstruimos y recuperamos la salud.

Las actividades clave para desactivar el sistema de lucha o huida y activar el sistema de descanso y digestión son la respiración y el pensamiento. Pero no cualquier tipo de respiración, sino la respiración yóguica adecuada. La respiración oceánica, que es lenta, profunda y uniforme, dará lugar a un sistema nervioso relajado y una mente tranquila, que a su vez ayudarán a la respiración a volverse aún más lenta y uniforme. Tampoco sirve cualquier tipo de pensamiento: nuestros pensamientos deben ser tranquilos. Si se establece un bucle de retroalimentación positiva entre la respiración y los pensamientos, la eficacia del SNP aumentará, así como la producción de un neurotransmisor conocido como GABA.

El cerebro y el yoga

El neurotransmisor más corriente de nuestro sistema nervioso central se denomina GABA.[56] El GABA reduce la actividad cerebral: ayuda a apagar las luces una vez nos vamos de casa. Si estamos estresados, se encienden todas las luces, incluso si no nos encontramos en casa. Tal y como ocurre con el sistema nervioso parasimpático, el GABA ayuda a disminuir nuestra respuesta de estrés. Las personas con niveles bajos de GABA pueden sufrir de depresión y trastornos emocionales o ansiedad. Es frecuente que se receten medicamentos para aumentar los niveles de este neurotransmisor. Nuestra práctica de yoga, si se hace correctamente, puede aumentar los niveles de GABA y activar el SNP.

El Centro Médico de la Universidad de Boston informaba en el 2010 que la práctica de yoga tenía un efecto positivo sobre los niveles de GABA y las emociones.[57] Los investigadores del estudio demostraron que el yoga aumenta los niveles de GABA del cerebro y mejora nuestro estado de ánimo. Pero no nos hace falta un estudio (y ya ha habido varios)[58] que nos diga que después de hacer yoga nos sentimos mejor. Solo hemos de saber cómo conectar con la práctica de forma más profunda. ¿Qué tiene el yoga que nos hace sentir tan bien? Un factor que se ha demostrado que tiene un efecto positivo sobre nuestro ánimo es la respiración. Cómo respiramos mientras hacemos yoga es crucial. En concreto, lo que necesitamos convertir en un hábito siempre que practiquemos yoga es la respiración oceánica descrita en el Capítulo II, ya sea en la práctica de Yin o de Yang.

Luciano Bernardi, catedrático de la Universidad de Pavía, en Italia, informaba en un estudio del año 2001 que ralentizar el ritmo respiratorio tiene un efecto positivo sobre la variabilidad de la frecuencia cardíaca[59] y aumenta la sensibilidad del barorreflejo.[60] Bernardi estudió los efectos del canto del mantra tibetano *Om Mani Padme Hum* y descubrió que los beneficios eran idénticos a los derivados de cantar el *Ave María*. En ambos casos, el canto de mantras volvía la respiración más lenta, hasta las seis respiraciones por minuto. Su conclusión fue que las «fórmulas de ritmo en las que se tomaban seis respiraciones por minuto inducían efectos psicológicos y posiblemente fisiológicos favorables».[61]

Si conseguimos que nuestra respiración sea de diez segundos de duración (seis por minuto), obtendremos los mismos beneficios que se describen en el estudio de Bernardi. Así lograremos desactivar el SNS y activar el SNP. Una vez te establezcas en tu postura de Yin yoga, comienza con la respiración oceánica: cuenta hasta cuatro al inhalar, pausa contando uno, cuenta hasta cuatro al exhalar y pausa de nuevo contando uno. Así, tendrás una respiración de diez segundos, la respiración que el estudio de Bernardi demuestra ser excelente para el corazón y los pulmones.

Resumen de los beneficios energéticos

Independientemente de si es la visión india, la taoísta o la occidental la que más resuena contigo, la respiración oceánica lenta mientras mantienes tus posturas de Yin yoga reducirá el estrés, activará el sistema de descanso y digestión, mejorará el funcionamiento del corazón y los pulmones, bajará la presión arterial y conducirá a una vida más saludable y más feliz. Entre los beneficios que podemos obtener de la práctica de Yin yoga desde la perspectiva energética hay muchos otros:

- Despertar, mejorar y equilibrar el prana.
- Desacelerar el remolino de pensamientos de la mente.
- Estimular y despertar la serpiente *Kundalini*, lo cual conduciría finalmente a la liberación y la iluminación.
- Estimular la producción y el flujo de las energías *Chi* y *Jing*.
- Nutrir los órganos con acupresión mediante la compresión de las líneas de los meridianos.

- Reponer el almacenamiento de *Jing* en el Riñón, que a su vez ayuda a que todos los Órganos funciones correctamente.
- Crear diminutas corrientes de piezoelectricidad que estimulan las respuestas celulares óptimas.
- Crear campos magnéticos pulsados internos que pueden restaurar la salud celular.
- Desactivar el sistema nervioso simpático (lucha o huida) y activar el sistema nervioso parasimpático (descanso y digestión).
- Aumentar los niveles del neurotransmisor GABA.

Notas

1. Ver *Sinister Yogis,* de David Gordon White, para mayor información sobre el alcance del yoga que ha existido.

2. Las raíces del yoga Clásico se pierden en las profundidades de los bosques, y muchas de las prácticas descritas en los *Yoga Sutras* existieron durante siglos antes de que se compilase el texto. Para saber más sobre la historia de los *Yoga Sutras*, ver *The Yoga Tradition,*[*] de Georg Feuerstein.

3. Esta forma de liberación incorpórea se conoce como *videha-mukti*.

4. *Prakriti* es todo lo que existe fuera de la consciencia pura: todo lo que vemos, tocamos, sentimos, pensamos, recordamos o percibimos con los sentidos en forma alguna es *prakriti*. Desde el elemento más obvio, la tierra, hasta el pensamiento más sutil, las emociones, el sentido de la identidad (ego) o la inteligencia. Todo lo que podemos percibir es *prakriti*.

5. Lo podemos considerar una ciencia porque satisface los requisitos clásicos de cualquier investigación científica. Es decir, plantea un modelo que predice ciertos comportamientos comprobables que pueden ser verificados por cualquiera que replique las condiciones de la investigación. El reto es que muy pocas personas están equipadas con las capacidades necesarias para satisfacer estas condiciones de investigación, ni las pueden desarrollar.

6. *Purusha* se refiere aquí al hombre cósmico o Ser original del que todo proviene. Durante la era clásica del yoga, y en especial en la filosofía Samkhya de aquellos tiempos, vino a hacer referencia a nuestra propia consciencia individual, separada de todos los otros *purushas*. Hubo muchos debates sobre si existían muchos *purushas* o tan solo un gran *Purusha*. Este último se conoció más tarde como Brahman, Ishvara, Paramatman o uno de los grandes dioses: Vishnu o Shiva.

7. Para saber más sobre los cinco pranas menores, visita www.YinYoga.com.

8. *Vayu* significa «viento» o «aire».

9. John Friend llama a *samana* «energía muscular» (al llevar los músculos hacia el hueso) y a *vyana* «energía orgánica» (el fluir de la energía hacia fuera desde los huesos).

10. Ver *Theory of the Chakras*, del doctor Hiroshi Motoyama.

11. Georg Feuerstein, *The Shambhala Encyclopedia*, pág. 162.

12. *Vibhutis* son poderes especiales que se obtienen a través del yoga y otorgan al yogui habilidades mágicas.

---

[*] Publicado en castellano por Herder con el título *La tradición del yoga. Historia, filosofía, literatura y práctica.*

13. Las dos palabras que forman el término *Hatha* en Hatha yoga son *ha* y *tha*. La mayoría de los profesores explican que *ha* significa «sol» y *tha* «luna». Sin embargo, como es habitual en el mundo del yoga, no existe un criterio unánime. T. K. V. Desikachar, en su libro *El corazón del yoga*, define *ha* como la luna y *tha* como el sol. Pero hasta él admite que la fosa nasal izquierda es el canal lunar.

14. Siempre hay formas de cambiar el flujo de la respiración, así que no hace falta que le digas a un ansioso amante que se espere un par de horas. El reflejo sinusal se puede estimular para permitir que la respiración cambie de lado en tan solo unos minutos. Hay varias formas de activar este reflejo. Una de ellas es recostarse sobre el lado que ya está abierto con el brazo estirado debajo de la cabeza como si fuese una almohada. Otra sería sentarse y poner el peso del cuerpo sobre el glúteo del mismo lado que el canal más abierto. Si ninguno de los dos procedimientos funciona, por favor, no le eches a tu profesora de yoga la culpa de la frustración de tu amante.

15. La expresión *estar en el séptimo cielo* viene de esta jerarquía y su significado es de alegría máxima.

16. Georg Feuerstein, en *Tantra: The Path of Ecstasy* (Boston: Shambhala, 1998), tiene una buena introducción a este tema. Otra fuente que también se puede investigar es *Transformation of Myth through Time* de Joseph Campbell (Nueva York: Harper Perennial, 1999).

17. Ver Hiroshi Motoyama, *Awakening of the Chakras and Emancipation* (Tokio: Human Science Press, 2003). Su libro *Theory of the Chakras: Bridge to Higher Consciousness* (Wheaton, IL: Quest Books, 1988) también es interesante. Otra buena introducción a esta visión de la energía y los chacras es el DVD de Paul Grilley *Chakra Theory and Meditation.*

18. En sánscrito estos bloqueos se conocen como *granthis* (pronunciado «grantis»).

19. El *Hatha Yoga Pradipika* (2.15) advierte: «Al igual que se domestican gradualmente leones, elefantes o tigres, la fuerza vital se controla gradualmente o de lo contrario acaba matando al practicante».

20. Al menos inicialmente, cuando la inmortalidad en el cuerpo presente se volvió algo elusivo, la intención evolucionó y pasó a ser la búsqueda de la inmortalidad espiritual.

21. Hay que destacar que lo que actualmente conocemos como medicina tradicional china no es la medicina china original. Para saber más sobre este tema está el libro de Mark Seem *Acupuncture Imaging: Perceiving the Energy Pathways of the Body* (Rochester, VT: Healing Arts Press, 2004).

22. El término *meridiano* que usamos no es la elección ideal. La palabra china es *Jing-luo* y una mejor traducción sería «canal». *Jing* aquí significa

«pasar a través» y *luo* significa «como una red», por lo que *Jing-luo* es más como una red que permite que el *Chi* fluya por todo el cuerpo. La palabra *meridiano* invoca la idea de que las líneas son imaginarias, como los meridianos que vemos en nuestros mapamundis, y no transmite esa impresión de energía canalizada.

23. En el libro de Ted Kaptchuk *The Web That Has No Weaver: Understanding Chinese Medicine* (Nueva York: McGraw-Hill, 2000) se puede encontrar una introducción completa a *Chi*.

24. Los buenos alimentos son los que están «llenos de *Chi*» y contrastan con aquellos «vacíos de *Chi*» que consumimos en nuestra dieta típica occidental. La comida rápida está vacía de *Chi*. Lo mismo podemos decir de la gente. Todos conocemos a personas que están llenas de *Chi* y otras que nos agotan, que están vacías de *Chi*. Hay trabajos, libros, películas, sitios, etc., que están llenos de *Chi* y otros que están vacíos.

25. Para terminar deberíamos explorar las cinco subcategorías de *Shen*: *Yi*, o consciencia de potencial; *Hun*, nuestras almas no corpóreas; *Zhi*, nuestra voluntad; otra vez *Shen*, pero en esta ocasión es nuestro espíritu, y *Po*, nuestra alma animal que muere al mismo tiempo que el cuerpo. Desafortunadamente, estos niveles de investigación están más allá de nuestro alcance. Ver Ted Kaptchuck, *The Web That Has No Weaver,* para saber más.

26. En Occidente se solía creer que la preocupación constante daba lugar a úlceras en el estómago. Después los científicos descubrieron que la fuente de las úlceras era una bacteria llamada *Helicobacter pylori* (*H. pylori*) y que la preocupación no causaba úlceras. No obstante, en Japón, tras el fuerte terremoto de Kobe en 1995, la incidencia de úlceras se disparó: no hubo un aumento considerable de *H. pylori* en los estómagos de la gente, pero el estrés resultante de preocuparse por los hogares, los trabajos y las familias hizo que las condiciones estomacales propiciaran el desarrollo la bacteria, que luego se multiplicó y causó un aumento de las úlceras. Ver el estudio *Peptic ulcers after the hanshin-awaji earthquake: Increased incidence of bleeding gastric ulcers*, de Nobuo Aoyama *et al.*

27. Los chinos nunca desarrollaron el concepto de glándula, pero lo que ellos atribuyen a debilidad en el Riñón es lo que los médicos occidentales atribuyen al agotamiento suprarrenal.

28. Pongamos el ejemplo de los alcohólicos que acaban destrozándose el hígado: muchos de ellos tienen problemas de gestión de la ira.

29. Otro nombre dado a estos puntos es el *tan tien*, que ya explicamos en el Capítulo I.

30. En Tailandia evolucionó un modelo de movimiento de energía semejante y resultante del intercambio de influencias indias y chinas. Las líneas de energía que se manipulan en el masaje tailandés se llaman *sen*. El masaje tailandés se puede considerar una forma de acupresión que estimula el flujo de energía por las líneas *sen*.

31. Entre los seis meridianos de la parte inferior del cuerpo encontramos que tres son de naturaleza más yin (los que recorren el interior de las piernas), mientras que los otros tres son de naturaleza más yang. Aquí vemos de nuevo que hay yang dentro de yin y viceversa.

32. En estas imágenes no podemos ver las líneas internas del Sr. Meridiano, así que resulta imposible seguir visualmente estas rutas interiores de los meridianos.

33. En las secciones de Yin yoga para la parte superior del cuerpo del Capítulo III, así como en la secuencia para la totalidad del cuerpo en el Capítulo IV.

34. Ya hablamos de la práctica de *Nadi Shodhana* en el capítulo II.

35. El libro de James Oschman, *Energy Medicine*, tiene una reseña breve pero interesante de la historia de la medicina y el uso que hacían de imanes y electricidad los médicos del siglo xix.

36. El fenómeno de la piezoelectricidad se conoce desde hace más de cien años y fue David Brewster, en 1824, quien le dio este nombre.

37. James Oschman, *Energy Medicine in Therapeutics and Human Performance*, pág. 87.

38. Es veinte mil veces más fuerte que el teléfono móvil.

39. Si alguna vez te han hecho un electrocardiograma, quizá hayas observado que los electrodos se colocan sobre el corazón y también en puntos más distantes, como los tobillos o las muñecas. Estos electrodos recogen el campo electromagnético del corazón cuando se mueve por la totalidad del cuerpo.

40. SQUID es el acrónimo en inglés de Dispositivo Superconductor de Interferencia Cuántica. Gracias a este invento se pudieron hacer realidad las máquinas de imágenes por resonancia magnética.

41. Tales como Kusaka Seto, de Japón.

42. Ver Oschman, *Energy Medicine*, pág. 78.

43. Un hercio (o Hz) se refiere al número de veces por segundo que late el campo magnético. Por ejemplo, 30 Hz quiere decir que el campo late treinta veces por segundo. Una medición de 0,3 Hz significa que el campo late cada tres segundos.

44. Una teoría que intenta explicar cómo podían generar un campo magnético tan grande estos terapeutas sugiere que, de alguna forma, se conectaban con el propio campo electromagnético terrestre.

Curiosamente, a veces los terapeutas perdían sus habilidades. Una causa posible de este fenómeno es la frecuencia en constante cambio del campo magnético terrestre. Normalmente, el campo de la Tierra late en una frecuencia que se conoce como la frecuencia de Schumann, y que está en el rango de 7 a 10 Hz. Sin embargo, algunos eventos como las erupciones solares pueden causar un cese de la fluctuación, y esto puede dar lugar a que terapeutas y otros maestros de *Chi* tengan una menor habilidad en esos momentos.

45. Ver «Pulsed electromagnetic field (PeMF) treatment for fracture healing», Current Orthopaedic Practice by Boopalan, *PRJVC et al.*, agosto de 2009.

46. Ver el libro de Oschman, *Energy Medicine,* capítulo XIV, para saber más sobre este tema.

47. Según un artículo de *Science* (11 de febrero de 2011), hay 80 mil millones de neuronas en el cerebro humano que se comunican entre sí mediante ciento cincuenta billones de sinapsis, que son los puntos de comunicación entre las células. ¡Al igual que en el interior del cerebro!

48. Ver «Thumbs Up for Acupuncture» y «Thumbs Down for Acupuncture» en *Science*, noviembre de 1997 y enero de 1998.

49. Ver «Study Maps effect of Acupuncture on the Brain» en *Science Daily*, febrero de 2010.

50. Ver «Acupuncture Just as Effective Without Needle Puncture» en *Science Daily*, diciembre de 2008.

51. Ver una investigación más escéptica sobre las afirmaciones de la acupuntura en el informe del Committee for Skeptical Inquiry durante su visita a China para investigar la medicina tradicional china y la acupuntura, titulado *Traditional Medicine and Pseudoscience in China,* 1996.

52. Ver Oschman, *Energy Medicine*, pág. 77.

53. H. M. Langevin, *et al.*, «Mechanical signaling, etc.», *FASEB Journal* 15 (2001), págs. 2275-2282.

54. Timothy McCall, *Yoga as Medicine: The Yogic Prescription for Health and Healing*, pág. 49.

55. Ibíd.

56. GABA son las iniciales de ácido gamma-aminobutírico.

57. C. C. Streeter, *et al.*, «Effects of Yoga Versus Walking on Mood, Anxiety, and Brain GABA levels: A Randomized Controlled MRS Study», *The Journal of Alternative and Complementary Medicine*, (noviembre de 2010), págs. 1145-1152.

58. Ver otras ediciones de *The Journal of Alternative and Complementary Medicine*.

59. La variabilidad de la frecuencia cardíaca (VFC) se refiere a las diferencias en frecuencia cardíaca que tienen lugar cuando respiramos. Quizá pienses que un corazón sano mantiene un compás, como un metrónomo, pero la realidad es que se acelera cuando inhalamos y late más rápido, para desacelerarse cuando exhalamos. Este cambio de ritmo es la VFC o intervalo RR, como también se lo conoce. Las personas con cardiopatías tienen muy poca VFC.

60. Nuestro barorreflejo ayuda a mantener la presión arterial. Por ejemplo, cuando nos levantamos de repente, el barorreflejo aumenta la presión arterial para que no nos desmayemos.

61. Ver *British Medical Journal*, (diciembre de 2001), vol. 323, págs. 1446-1449.

Capítulo VIII

LOS BENEFICIOS EMOCIONALES Y MENTALES

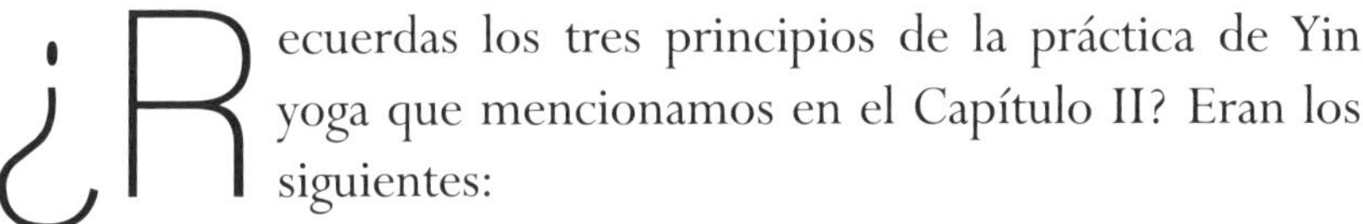

¿Recuerdas los tres principios de la práctica de Yin yoga que mencionamos en el Capítulo II? Eran los siguientes:

1. Entrar en la postura hasta una profundidad apropiada.
2. Comprometerse a permanecer en quietud.
3. Mantener la postura durante un tiempo prolongado.

Mantener las posturas un buen tiempo es el ingrediente mágico del Yin yoga que nos beneficia psicológicamente. Cuando mantenemos el estrés de una postura durante un tiempo considerable, los tejidos se deforman, se reforman y se vuelven más fuertes, más gruesos y más largos. Entrar en la postura hasta un límite adecuado es el ingrediente mágico que nos beneficia energéticamente. De esta forma estimulamos puntos de acupresión y líneas de meridianos para enviar energía a nuestros órganos. Comprometerse a permanecer en quietud es el ingrediente mágico que nos beneficia mental y emocionalmente. De esto trata el capítulo final de nuestra investigación.

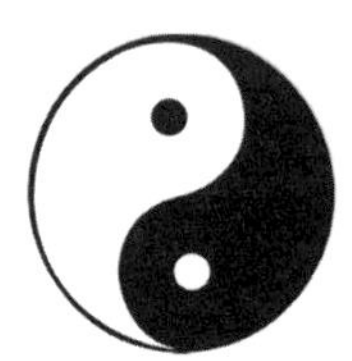

Mira de nuevo este símbolo de yin/yang y, en concreto, ese pequeño punto negro yin que hay dentro del lado blanco yang. Este es el punto de quietud. Imagínate un huracán poderoso y destructivo. En el centro está el ojo, el punto de quietud absoluto. Piensa en un trompo que gira a gran velocidad; en el momento en que gira a mayor velocidad, el trompo está en completa inmovilidad. Ahora piensa en todos los dramas y las actividades que están ocurriendo en tu vida en este momento: ¿dónde está tu punto de quietud? ¿Dónde vas a encontrar el ojo de tu propia tormenta?

Podemos practicar ese encontrar el punto de quietud en el centro de nuestros dramas cuando mantenemos una postura de Yin yoga durante el tiempo suficiente como para que se convierta en un reto. El deseo de moverse crece cada vez más y la mente parlotea, pero nosotros seguimos respirando con consciencia hasta que, finalmente, el ojo aparece. Los vientos siguen azotando todo lo que está a nuestro alrededor, pero nosotros hemos entrado en calma.

Cuando practicamos yoga y encontramos la calma en mitad de un mar embravecido, aprendemos cómo hallar ese mismo punto de quietud centrada en otros momentos de nuestras vidas en que los dramas amenazan con superarnos. Cuando estamos en calma, nuestra visión se amplía y somos capaces de decidir con mayor sabiduría el curso de acción que deseamos seguir. Cuando estamos estresados, el sistema nervioso simpático permanece activo, la mente piensa frenéticamente, la respiración es rápida, superficial o desigual y nuestra visión entra en modo túnel: sentimos el impulso de agarrarnos a la primera solución que se nos presente, a la más rápida. En estos momentos no tenemos la capacidad de buscar un camino más sabio porque estamos reaccionando en lugar de reflexionar. Cuando practicamos la atención plena, inicialmente en el contexto de la práctica de yoga para aprender a hacerlo luego en otros momentos de nuestra vida, descubrimos cómo pausar y ver qué está ocurriendo realmente y nos abrimos a tomar decisiones más sabias.

Los beneficios de la atención plena *(mindfulness)*

Durante las últimas décadas ha habido numerosos estudios que muestran los efectos físicos y psicológicos de las prácticas de reducción del estrés basadas en la atención plena.[1] Ya hemos mencionado muchos de ellos:

- Mejora de la presión arterial y disminución de la frecuencia cardíaca.
- Reducción de la respuesta de lucha o huida.
- Activación de la respuesta de descanso y digestión.
- Mejora de la digestión.
- Atenuación de las inflamaciones.
- Mejora del sistema inmunitario.

Estos son los beneficios físicos de la atención plena. ¡Y son maravillosos! ¿Quién no quiere tener un sistema inmunitario más fuerte o una mejor salud cardiovascular? También hemos visto que prestando atención a las sensaciones y a la respiración podemos mejorar el flujo de energía a través del cuerpo, lo cual nutre nuestros órganos internos y mejora la comunicación entre las células. La atención plena nos favorece física y energéticamente, pero también podemos beneficiarnos emocionalmente de esta práctica.

Conectar los puntos

El corazón, la mente y el cuerpo no son tres entidades separadas. A los científicos les es muy útil dividir un sistema en componentes para comprender la totalidad del conjunto; no obstante, a veces esta técnica de clasificación requiere desmontar el todo para crear los subsistemas. El todo es siempre mayor que la suma de las partes. Para investigar los beneficios emocionales y psicológicos del Yin yoga, es útil usar un modelo donde el corazón, la mente y el cuerpo estén conectados. Digamos que estos son los tres puntos.

El primer punto es el corazón: el hogar de las emociones. El segundo es la mente: el hogar de los pensamientos. El tercero es el cuerpo: el hogar físico. Los tres están conectados: cuando estimulamos uno de ellos, los otros reaccionan. Por ejemplo, cuando alguien nos grita, inmediatamente sentimos una emoción, que puede ser miedo o ira. La emoción surge en el cuerpo emocional, que digamos que es el corazón.[2] El cuerpo emocional estimula rápidamente al cuerpo físico y las glándulas suprarrenales empiezan a segregar hormonas que nos preparan para luchar, discutir o batirnos en retirada. Nuestra frecuencia cardíaca aumenta, nos sentimos acalorados, las pupilas se dilatan. Estamos preparados para algún tipo de acción. Esta respuesta física crea ciertos patrones de pensamientos en la mente. Comenzamos a generar pensamientos sobre lo que está ocurriendo y cómo somos nosotros quienes tenemos la razón mientras que la otra persona está equivocada, o sobre lo injusta que es la situación, etc.

Las emociones estimulan al cuerpo físico, el cuerpo físico estimula a la mente y la mente estimula a las emociones. Este ciclo se puede volver incontrolable y convertirse en un bucle de retroalimentación negativa donde una molestia sin importancia se transforma en una furia monumental. La mayoría de nosotros no podemos controlar conscientemente las glándulas suprarrenales o la amígdala. Tampoco podemos evitar que surjan emociones fuertes. Lo que sí podemos hacer es cambiar la forma en que pensamos. Podemos interrumpir este bucle de retroalimentación desactivando el flujo de *feedback* negativo entre la mente y el corazón, es decir, cambiando los pensamientos. Es posible hacerlo, pero no es fácil.

Prestar atención

Podemos cambiar los pensamientos, pero antes que nada debemos prestarles atención. Hemos de observar qué está ocurriendo realmente justo aquí y justo ahora. En el Capítulo II vimos cómo hacer un inventario interior de lo que estamos sintiendo. Empezar es muy sencillo: prestamos atención a la respiración en el momento presente. Desde aquí comenzamos a notar la sensación de la respiración, a notar qué ocurre a medida que respiramos. A continuación, nos volvemos conscientes del trasfondo emocional que hay presente en el espacio del corazón. Finalmente, nos volvemos conscientes de los pensamientos y vemos que siempre hay pensamientos que van y vienen. Nunca buscamos cambiar lo que estamos viviendo: simplemente estamos abiertos a todo lo que surge y pasa. Esto es el principio de la utilización terapéutica de la atención plena, que nos puede ayudar en el día a día a afrontar los dramas inevitables que tienen lugar de vez en cuando.

Hay cuatro maneras de reaccionar frente a las sensaciones fuertes que surgen durante la práctica de Yin yoga: dos son de naturaleza yin y dos de naturaleza yang. Solo una de ellas es sabia; las otras tres son más un hábito que una elección. La reacción que asumimos por defecto en nuestra práctica es muy probablemente la reacción que asumimos por defecto en otros momentos de nuestras vidas cuando nos enfrentamos a un gran reto:

1. Huir de lo que está ocurriendo.
2. Intentar cambiar lo que está ocurriendo.
3. Rendirse ante lo que está ocurriendo y sufrirlo.
4. Aceptar lo que está ocurriendo.

Durante nuestra práctica de Yin yoga, cuando el drama llega a su punto álgido, cuando realmente sentimos que queremos salir, si prestamos atención a lo que está sucediendo podremos ver nuestros anhelos y nuestras aversiones. Empezamos a ver cómo queremos que suceda algo diferente a lo que está sucediendo en ese momento. ¿Estás huyendo mentalmente y escondiéndote en alguna fantasía? ¿Te estás moviendo para adoptar una postura ligeramente diferente? ¿Te quedas quieta pero te vas enfadando y pensando que es una postura estúpida, igual que la profesora, y que no te mereces que te traten así? ¿O aceptas que, en este momento de tu vida, eso es lo que estás sintiendo?

Para algunos de nosotros, la respuesta preferida es cambiar el mundo, algo que está altamente valorado en nuestra cultura. Para otros, la respuesta preferida a una crisis vital es esconderse: la técnica de la huida. Ambas son estrategias yang que utilizamos para lidiar con los desafíos. La tercera sería una estrategia yin: rendirse y darnos pena a nosotros mismos por ser víctimas indefensas.

Ninguna de estas tres estrategias es sabia, pero las tres son corrientes. La estrategia final también es de naturaleza yin pero sí es sabia: prestar atención y aceptar lo que está ocurriendo. Esto no quiere decir que tengamos que seguir sin hacer nada, en el caso de que no hacer nada sea inapropiado. Quizá elijamos hacer algo, pero será una decisión consciente basada en nuestro mejor criterio en ese momento. En una postura yin, después de varios minutos, quizá decidamos, sabiamente, que realmente es el momento de movernos, pero sería una decisión consciente y no una reacción por defecto a lo que está ocurriendo. Esta decisión solo puede tomarse cuando nuestra atención es plena y prestamos atención a la respiración, al cuerpo y a los pensamientos.

Dukkha

Dukkha es una palabra pali que se ha traducido de diversas formas.[3] En el budismo se utiliza con frecuencia y se suele traducir como «sufrimiento».[4] El Buda dijo que toda la existencia tenía tres características: *dukkha*, *anicca* y *anatta*: sufrimiento, impermanencia e insustancialidad. *Dukkha* es parte de la vida. Si estás vivo, estará en tu experiencia.

Una traducción más adecuada para esta palabra podría ser «insatisfactoriedad» o «inestabilidad». La vida no siempre es triste o está llena de sufrimiento, pero habrá momentos en que surja el dolor, momentos en los que ocurran cosas que preferiríamos que no sucediesen. Eso es *dukkha*. Cómo reaccionamos es lo que crea el sufrimiento y la tristeza. El dolor no es más que dolor: cuando lo convertimos en un drama es cuando hacemos que el dolor se vuelva sufrimiento.

Hay una parábola del Buda que ilustra bien la diferencia entre dolor y sufrimiento. El Buda estaba un día sentado frente a un grupo de monjes y les preguntó:

—Imaginaos que a un hombre le acaban de disparar una flecha en la pierna. ¿Cómo creéis que se siente?

—Herido, con dolor —respondieron los monjes.

—Exacto —dijo el Buda—. Ahora imaginaos que le disparan otra flecha, justo en el mismo sitio. ¿Cómo creéis que se sentirá ahora?

—Peor, con un dolor agudo —contestaron los monjes.

—Exactamente —dijo el Buda—. El nombre de esa segunda flecha es sufrimiento… ¡y es opcional!

La primera de las dos flechas del Buda es *dukkha*: en la vida siempre habrá momentos en los que surja el dolor. La segunda flecha, a la que él llamó sufrimiento, viene causada por cómo reaccionemos a la primera, y por eso es opcional. Podríamos elegir quedarnos con el dolor que ha surgido en nuestra vida, pero no lo hacemos: le añadimos algo extra. Nos encanta crear dramas. Un cómico dijo una vez que Navidad es la época en que las familias disfuncionales se reúnen para volver a traumatizarse mutuamente. ¡Es opcional!

El Buda es famoso por ser el primero, pero no el último, en señalar que somos lo que pensamos. Si permitimos que nuestros pensamientos permanezcan negativos con respecto a lo que está sucediendo, o peor aún, si permitimos que permanezcan siendo negativos con respecto a lo que pueda suceder o lo que ha sucedido, nos estamos disparando esa segunda flecha. Si quieres ser desdichado, piensa en algo desdichado. Si quieres ser dichoso, piensa en todo lo que ya tienes.[5] Si se mira superficialmente, esta estrategia puede parecer una variante de la primera estrategia antes descrita, la de huir o ignorar lo que está ocurriendo. Pero realmente es la última estrategia: prestar atención a lo que está ocurriendo de verdad, observando cuál es nuestra reacción, valorando si la reacción es sabia o no y, si no lo es, cambiándola al cambiar nuestros pensamientos.

¿Qué tiene todo esto que ver con nuestra práctica de Yin yoga? Durante las posturas de Yin yoga tenemos la oportunidad de practicar este nivel avanzado de prestar atención a nuestras vidas. Cuando permanecemos en nuestro límite sintiendo la intensidad de la postura, estamos simulando una situación desafiante. En ese momento podemos observar nuestro patrón habitual de reacción y, si no es sabio, esforzarnos para cambiar la reacción y crear un nuevo patrón.

Crear rutas

Adivinanza. ¿Qué diferencia hay entre estar atascado en una rutina y estar en sintonía con el momento presente? Estar estancados en la rutina y hacer todos los días lo mismo no le gusta a nadie. Estar en sintonía con el momento presente quiere decir que se está motivado y que todo marcha sobre ruedas. Los atletas lo llaman «estar en la zona»: cuando practican los mismos movimientos una y otra vez hasta que se vuelven automáticos. Los bailarines y los músicos también buscan ese lugar donde sienten que pueden fluir sin más. La única diferencia entre estar atascado en una rutina y estar en sintonía con el momento es la actitud hacia lo que estemos haciendo: si no nos gusta lo que hacemos, es una rutina, pero si nos encanta, estamos en sintonía.

Nuestros patrones habituales son rutas. Los llamamos estar en sintonía o estancarse en la rutina según nos sean útiles o no. Hay un concepto muy antiguo llamado karma y que viene a representar esta idea: nuestras acciones actuales son el resultado de nuestras acciones pasadas. Es exactamente así como se crea una ruta. Para ilustrarlo, piensa en un bonito bosque. Imagínate que quieres ir de un extremo al otro y eres la primera persona o animal que va a atravesarlo. No es fácil caminar por bosques vírgenes. Tienes que trazar un sendero y la primera vez que caminas por él, es difícil. Quizá tengas que abrirte tu propio camino. La segunda vez es un poco más fácil. Después de caminar por ese sendero cien veces, ya es muy sencillo andar por él y se vuelve difícil dejarlo para ir en otra dirección. Ir a otro lugar requiere trazar un nuevo sendero, con todo el esfuerzo que eso supone.

No es de extrañar que la gente se mantenga dentro de sus rutinas. Crear un nuevo sendero es complicado. Los atletas y los músicos tienen que trabajar muy duro para trazar nuevas rutas en sus redes neuronales y que sus ejecuciones sean fáciles. Pero si la ruta que sigues ya no te es útil, ¡salte de ese camino y traza uno nuevo! Nuestros pensamientos también crean rutas en el cerebro. No es fácil dejar de pensar como se ha hecho toda la vida. Si tu estrategia estándar para afrontar los desafíos de la vida es la primera, la segunda o la tercera de las expuestas anteriormente, has creado una ruta que será difícil de cambiar. ¡Pero no imposible!

El Yin yoga nos presenta la oportunidad de practicar ese cambio de rutas: nos permite trazar nuevas rutas y entrar en sintonía con mayor sabiduría. Este proceso tampoco es tan sencillo. Hay que observar qué está ocurriendo, escoger no entrar por defecto en nuestra respuesta habitual, plantearse cuál sería la acción más sabia en ese momento preciso y luego actuar.

Regar las flores

Regar es una metáfora excelente para ilustrar cómo seguimos, por defecto, una ruta mental que no nos es útil. A medida que vamos ganando experiencia en la observación de los pensamientos y los estados emocionales, descubriremos que pasamos mucho tiempo regando malas hierbas. Si fueses jardinero, sabrías que es una pérdida de tiempo, que lo inteligente es regar las flores y no los hierbajos. Pero la ruta hasta la zona de los hierbajos está bien abierta tras años de caminar por ella. Llegar a la zona de las malas hierbas es fácil, así que permitimos a nuestros pensamientos que vayan hasta allá.

¿Qué son las malas hierbas del jardín de tu mente? Siempre que permitas que persistan los pensamientos de pesar, miedo, ansiedad, ira, frustración, envidia, celos, tristeza o culpa estarás regando las malas hierbas. Siempre que permitas que tus pensamientos se detengan en situaciones que ya pasaron y que hubieses preferido que fuesen diferentes, o cuando fantaseas sobre un futuro que sabes que no puede ser, estás regando las malas hierbas. Y cuanto más riegues estos hierbajos, más altos y más espinosos se vuelven. Cuanto más camines la ruta que lleva a la zona de las malas hierbas, más fácil será seguir yendo allí. El Yin yoga te ofrece la oportunidad de dejar de regar tus hierbajos y comenzar a regar tus flores.

Recuerda: no es fácil salirse de una rutina, pero es posible hacerlo. Cuando notes que la mente está pensando en hierbajos, toma tu regadera y vete hacia la zona de las flores y comienza a regarlas. Generar un nuevo hábito y abandonar uno antiguo lleva tiempo. Requiere intención y atención. ¡Recuerda por qué lo estás haciendo! Usa el poder de la intención para darte la fuerza que necesitas para salir de esa vieja rutina mental y trazar una nueva ruta hasta tu jardín.

Cuando hayas dejado la zona de las malas hierbas, puedes dirigir la mente para que permanezca en pensamientos de dicha, bondad, amabilidad, ecuanimidad y amor. Todos tenemos flores que regar. Si esta práctica te resulta difícil, comienza con la bella flor de la gratitud. Piensa en todas las cosas de tu vida por las que te sientes agradecido. Una vez empieces a pensar en la gratitud, descubrirás muchas flores a tu alrededor. Piensa en tus padres, tus hijos, tus amigos, tu salud.[6] Puedes meditar sobre lo agradecida que estás por tu trabajo, tu hogar, tu ciudad o país, tus aficiones y el placer que te proporcionan, tus libros y tu música, tus deportes y la naturaleza, tu capacidad para aprender cosas nuevas y, por supuesto, piensa en lo agradecida que estás por tu práctica de yoga.

Si no se te ocurre ninguna flor que regar ahora mismo, una que siempre está contigo es tu respiración. Siente gratitud por la respiración que estás teniendo ahora mismo. Disfruta de tu respiración. Obsérvala. Con solo volver a la flor de la respiración, ya dejas de regar hierbajos. Cuando dejamos de regar nuestras malas hierbas, estas se secan y se mueren. Cuando dejas de visitar esta zona, la ruta hacia ella termina llenándose de maleza y se vuelve más difícil de seguir, mientras que la ruta hacia el jardín de flores se vuelve cada vez más fácil de transitar. Llegará un día en que no vayamos más a la zona de las malas hierbas, porque es mucho más fácil y placentero ir a regar nuestras preciosas flores.

Mindfulness o atención plena

Mindfulness o atención plena significa, simplemente, prestar atención: es la práctica de la presencia. Durante nuestra práctica de yoga, vamos generando el hábito de la atención plena para luego poder invocar esta capacidad en cualquier momento en que necesitemos estar presentes. Thich Nhat Hanh, un maestro de budismo comprometido en la atención plena que es muy conocido mundialmente, lo explica de la siguiente manera:

La atención plena es la energía de estar conscientes y despiertos ante el momento presente. Es la práctica continua de estar en profundo contacto con la vida en cada momento. Tener atención plena es estar vivo de verdad y ser uno con los que nos rodean. Practicar la atención plena no requiere que nos desplacemos a otro lugar. Podemos practicar en nuestro cuarto y también mientras vamos de un lugar a otro. Podemos hacer las mismas cosas que hacemos siempre: caminar, sentarnos, trabajar, comer, hablar. La diferencia está en que aprendemos a hacerlas con consciencia de lo que estamos haciendo.[7]

Es este mismo objetivo el que tenemos cuando mantenemos en quietud las posturas de Yin yoga: despertar al momento presente. En las posturas de Yin entramos en contacto con lo que está ocurriendo en nuestro cuerpo, así como en nuestro corazón y nuestra mente. No hace falta que vayamos a ningún lado. La vida está ocurriendo justo aquí y justo ahora.

Resumen de los beneficios emocionales y mentales

El acto de practicar la presencia, de prestar atención plena a lo que está ocurriendo en el momento presente, nos puede ayudar psicológica, energética, mental y emocionalmente. Tan pronto como prestamos atención a la respiración y permitimos que vaya más lenta, el estrés se evapora. Cuando los niveles de estrés descienden, se cosechan muchos beneficios para la salud: la presión arterial se reduce, la frecuencia cardíaca disminuye, el sistema inmunitario se reactiva, la digestión mejora y las inflamaciones bajan. Al prestar atención a las sensaciones en nuestro interior, podemos estimular y potenciar el movimiento de energía. Y, al estar presentes, podemos elegir cambiar nuestro cerebro.

Todos tenemos reacciones habituales a la vida en las que ya ni pensamos. Son reacciones inconscientes que pueden habernos sido útiles en el pasado, pero llega el momento en que dejan de ser la mejor opción en el presente. Como no somos conscientes de esas reacciones, no nos paramos a pensar cómo podríamos mejorar y seguimos viviendo la vida como siempre lo hemos hecho. Pero si sentimos que la vida no es tan satisfactoria como podría ser, o como lo era antes, quizá haya llegado el momento de observar más de cerca la forma en que estamos respondiendo a la vida. En lugar de dejar que la vida sea simplemente algo que sucede, podemos descubrir que somos libres para crear hábitos nuevos que mejoren nuestro gozo de vivir. Es algo que podemos lograr a través de la atención plena que desarrollamos en la quietud de nuestra práctica de yoga.

En Yin yoga llegamos a un límite en una postura y entramos en quietud. Mientras mantenemos la postura, llevamos la atención hacia dentro. Comenzamos a notar qué está ocurriendo en la vida, justo aquí, justo ahora, sin añadir dramas ni sustraer nada de la experiencia. Vemos con claridad qué es lo que realmente necesitamos, más allá de los anhelos y aversiones que nos suelen motivar. Ahora somos libres para crear una nueva respuesta y, con el tiempo, crear nuevas rutas que podamos seguir.

Los verdaderos beneficios del yoga son bienestar y salud física, emocional y mental. Con el yoga creamos hábitos que duran toda la vida. Empezamos a estar presentes y disfrutamos del momento, del momento que está dándose justo ahora. Empezamos a sentir gratitud por este maravilloso regalo. Y quizá decidamos compartir con otros lo que hemos descubierto para que ellos también puedan vivir bien la vida.

Notas

1. Para conocer en detalle los beneficios de estas prácticas, consulta el trabajo de John Kabat-Zinn.

2. En este mapa no dividimos el hogar de nuestras emociones según los órganos internos principales como hacen los mapas taoístas. Aquí estamos hablando de los centros del cerebro, como la amígdala, en la cual los científicos saben que comienza la cadena de reacciones cuando estamos asustados. Nuestra propuesta es un modelo mucho más simple en el que todas las emociones surgen del corazón.

3. En sánscrito se escribe *duhkha*. Como los textos budistas originales se escribieron en pali, aquí utilizamos la ortografía pali.

4. El uso inicial de la palabra se refería al centro de una rueda, como la rueda de un alfarero o la de un carro. Si el centro no estaba bien centrado, la rueda no giraba bien: eso era *dukkha*. Cuando el centro estaba justo en la mitad, la rueda giraba perfectamente: esto se llama *sukha* y se suele traducir como «felicidad».

5. Rabbi Schwartz dijo en una ocasión: «La verdadera felicidad consiste en querer algo que ya se tiene». Ahí tienes un atajo a la felicidad.

6. Incluso si tu salud es más bien pobre en estos momentos, ¡aún podría ser mucho peor! Da gracias por lo que tienes.

7. De *Happiness: Essential Mindfulness Practices*, de Thich Nhat Hanh. (Publicado en castellano por Kairós con el título *Felicidad. Prácticas esenciales de mindfulness*).

BIBLIOGRAFÍA

Alter, Michael. *The Science of Flexibility* (Champaign, IL: Human Kinetics, 2004).

Becker, Robert O. y Marino, Andrew A. *Electromagnetism and Life* (Stony-Brook, NY: SUNY Press, 1982).

Campbell, Joseph. *Transformation of Myth Through Time* (Nueva York: Harper Perennial, 1999).

Desikachar, T. K. V. *Health, Healing and Beyond* (Nueva York: North Point Press, 1998).

Doniger, Wendy. trad., *Rig Veda* (Nueva York: Penguin, 1981).

Feuerstein, Georg. *Tantra: The Path of Ecstasy* (Boston: Shambhala, 1998).

————. *The Yoga Sutra* (Rochester, VT: Inner Traditions, 1989).

————. *The Yoga Tradition: Its History, Literature, Philosophy and Practice* (Prescott, AZ: Hohm Press, 2001).

————. *The Shambhala Encyclopedia of Yoga* (Boston: Shambhala, 2000).

Freeman, Richard. *The Yoga Matrix Audio CD* (Boulder, CO: Sounds True, 2003).

Grilley, Paul. *Anatomy of Yoga DVD* (San Francisco: Pranamaya, 2008).

————. *Yin Yoga: Outline of a Quiet Practice* (Ashland, OR: White Cloud Press, 2002).

Hedley, Gil. *The Integral Anatomy Series*, vols. 1-4 (Beverly Hills, FL: Integral Anatomy Productions, 2005-2009.

Holt, L., Pelham, T. y Holt, J. *Flexibility: A Concise Guide* (Humana Press, 2008).

Iyengar, B. K. S. *Light on Yoga: Yoga Dipika* (Nueva York: Schocken Books, 1979).

Johnson, Robert. *Owning Your Own Shadow: Understanding the Dark Side of the Psyche* (Nueva York: HarperCollins, 1993).

Jois, Sri K. Pattabhi. *Yoga Mala: The Original Teachings of Ashtanga Yoga Master Sri K. Pattabhi Jois* (Nueva York: North Point Press, 2000).

Kaptchuk, Ted. *The Web That Has No Weaver: Understanding Chinese Medicine* (Nueva York: McGraw-Hill, 2000).

Lindsay, Mark. *Fascia: Clinical Applications for Health and Human Performance* (Clifton Park, NY: Delmar Cengage Learning, 2008).

Mallinson, James. *The Gheranda Samhita* (Woodstock, NY: YogaVidya.com, 2004).

—————. trad., *Shiva Samhita* (Woodstock, NY: YogaVidya.com, 2007).

McCall, Timothy. *Yoga as Medicine: The Yogic Prescription for Health and Healing* (Nueva York: Bantam Books, 2007).

McGill, Stuart. *Low Back Disorders* (Champaign, IL: Human Kinetics, 2002).

Mohan, A. G. *Krishnamacharya: His Life and Teachings* (Boston: Shambhala, 2010).

Motoyama, Hiroshi. *Awakening of the Chakras and Emancipation* (Tokio: Human Science Press, 2003).

—————. *Measurements of Ki Energy, Diagnosis, and Treatments* (Encinitas, CA: California Institute for Human Science, 1997).

—————. *Theory of the Chakras: Bridge to Higher Consciousness* (Wheaton, IL: Quest Books, 1988).

Oschman, James. *Energy Medicine: the Scientific Basis* (Philadelphia: Churchill Livingston, 2000).

—————. *Energy Medicine in Therapeutics and Human Performance* (Waltham, MA: Butterworth-Heinemann, 2003).

Powers, Sarah, *Insight Yoga* (Boston: Shambhala, 2008).

—————. *Insight Yoga DVD* (San Francisco: Pranamaya, 2005).

Seem, Mark. *Acupuncture Imaging: Perceiving the Energy Pathways of the Body* (Rochester, VT: Healing Arts Press, 2004).

Strom, Max. *A Life Worth Breathing: A Yoga Master's Handbook of Strength, Grace, and Healing* (Nueva York: Skyhorse Publishing, 2010).

Swatmarama, Swami. *Hatha Yoga Pradipika* (Seattle, WA: Pacific Publishing Studio, 2011).

Thich Nhat Hanh. *Happiness: Essential Mindfulness Practices* (Berkeley: Parallax Press, 2009).

White, David Gordon. *Sinister Yogis* (Chicago: University of Chicago Press, 2009).

Wilhelm, Richard. *Tao Te Ching* (Nueva York: Prentice Hall, 2002).

—————. *The Secret of the Golden Flower* (Nueva York: Harcourt & Brace, 1962).

Wong, Eva. *The Shambhala Guide to Taoism Yoga* (Boston: Shambhala, 1996).

—————. *Taoism: An Essential Guide* (Boston: Shambhala, 2011).

SOBRE EL AUTOR

Bernie lleva enseñando yoga y meditación desde 1998. Posee una licenciatura en Ciencias por la Universidad de Waterloo y combina su gran interés por el yoga con una comprensión del enfoque científico en la investigación de la realidad que nos rodea. Sus continuos estudios lo han llevado a adentrarse en la mitología, las religiones comparadas y la psicología. Todas estas vías de investigación han aportado claridad a su entendimiento de las antiguas prácticas orientales del yoga y la meditación. Sus enseñanzas, talleres y libros han ayudado a un gran número de estudiantes a ampliar su propio entendimiento de la salud, la vida y la fuente de la dicha verdadera.

La práctica de yoga de Bernie abarca tanto los estilos yang más exigentes, tales como el *Ashtanga* y el *Power* yoga, como los estilos yin más suaves de los que el Yin yoga es representativo. Su experiencia con la meditación se remonta a principios de los años ochenta, cuando empezó a explorar la práctica de la meditación zen. Por aquel entonces, mientras lidiaba con el conflicto entre la práctica y la teoría, trabajaba también como miembro del equipo ejecutivo de una de las empresas de alta tecnología más antiguas y grandes de Canadá. Actualmente reside en Vancouver (Columbia Británica).

Para saber más sobre Bernie, visita www.yinyoga.com.